全国名老中医药专家传承书系

U0211522

临心汇要

王皓光临床实践录

主编 马俊 刘志霞 李丰艳 王轶男 李晓日

西安交通大学出版社
XI'AN JIAOTONG UNIVERSITY PRESS
国家一级出版社
全国百佳图书出版单位

图书在版编目(CIP)数据

临心汇要:王皓光临床实践录 / 马俊等主编. —
西安 :西安交通大学出版社,2023. 1
ISBN 978 - 7 - 5693 - 2847 - 9

Ⅰ. ①临… Ⅱ. ①马… Ⅲ. ①中医临床—经验—
中国—现代 Ⅳ. ①R249. 7

中国版本图书馆 CIP 数据核字(2022)第 198292 号

LINXINHUIYAO WANGHAOGUANG LINCHUANG SHIJIANLU

书　　名　临心汇要　王皓光临床实践录
主　　编　马　俊　刘志霞　李丰艳　王轶男　李晓日
责任编辑　秦金霞
责任校对　郭泉泉

出版发行　西安交通大学出版社
（西安市兴庆南路 1 号　邮政编码 710048）
网　　址　http://www. xjtupress. com
电　　话　(029)82668357　82667874(市场营销中心)
(029)82668315 (总编办)
传　　真　(029)82668280
印　　刷　西安五星印刷有限公司

开　　本　720mm × 1000mm　1/16　　印张　16. 875　　字数　315 千字
版次印次　2023 年 1 月第 1 版　　2023 年 1 月第 1 次印刷
书　　号　ISBN 978 - 7 - 5693 - 2847 - 9
定　　价　98. 00 元

如发现印装质量问题,请与本社市场营销中心联系。
订购热线:(029)82665248　(029)82667874
投稿热线:(029)82668805

《临心汇要　王皓光临床实践录》
编委会

序

王皓光教授是山东省名中医药专家，山东省十大名医提名奖获得者。他医术精湛，精于脉理，详于辨证，中医功底扎实、深厚。其学术思想一直影响着后学。他医德高尚，专注于临床治病。自谓：“一天不看病，若有所失；三天不看病，若有所病”，这反映了他钟爱中医事业，又时刻心系着患者。他勤于治学，精于医术，为人正直，成绩斐然，不仅在患者中享有盛誉，而且在社会其他领域也产生了深远的影响。

《临心汇要　王皓光临床实践录》是王皓光教授从医四十余年的学术经验总结，由从医经历、学术思想、认识经典、临证心得、医案汇录等部分构成，内容丰富，切合实际，充分反映了他四十余年来一心一意在继承和发扬中医药的领域中不断学习、不断实践、不断创新的成果，反映了他在临床中运用辨证论治和理法方药的中医特色，且临床疗效显著，实属难能可贵。相信该书的出版，对于中医药界的朋友，尤其是中青年医生，拓宽临床思路、提高临床诊治疾病的能力大有裨益！

虎年正月，王皓光教授邀我为该书作序，作为同窗，盛情难却，我乐为之序。

王学军

黑龙江省中医药学会会长

原黑龙江省卫生厅副厅长

原黑龙江省中医药管理局局长

2022年2月23日

前言

山东省名中医药专家王皓光就读初、高中时就喜欢学习古文,并研读过很多医古文书籍,从而产生了立志学医的想法。王老经常说:“学医必须精,不精就不能弄懂、弄通其中的深刻道理,并且不仅要精,同时要博,学问渊博更有助于弄通医学的奥妙。”王老从医四十余载,潜心治学,致力于岐黄之学,和善谦恭,学风严谨,对待患者慈爱有加、细致周到,对待弟子宽和又严肃,临证灵活又严谨。在临床工作中,通过对中医经典内容实践的深刻体会,对临床疾病诊疗日渐得心应手,王老逐渐形成了自己独特的中医治疗思路,不仅表现在对常见的心肺系疾病的治疗,而且在中医整体观念和异病同治理论的指导下,王老还在皮肤病这个疑难病症较多的领域有着自己丰富的临床诊治经验。中医药学是一个博大精深的宝库,王老不仅在中医药治疗方面拓宽了视野,形式多样,采用饮片、散剂、药茶、丸剂、膏方等多种剂型来满足患者的不同需求,而且在中医外治法方面也总结了丰富的穴位治疗方案,这种勤求医理、开拓创新的精神也深深地影响着我们工作室的每一位成员。

随着国家对中医药事业传承的日渐重视,王老被山东省中医药管理局授予“山东省五级中医药师承教育工作第一批指导老师”,烟台市中医医院建立了“王皓光省名老中医工作室”。王老指导各批学员学经典、述心得,形成了系统的临床常见病诊疗方案,总结了多个协定方的临床资料,并将协定方依次申报了院内制剂,整理了临床科研思路。作为中医传承者的我们,也意识到中医药文化传承的重要性和紧迫性,《临心汇要　王皓光临床实践录》就是基于传承的必要性应运而生的。本书分为两大部分:上半部分是从王老的从医经历、学术思想、认识经典、临证心得、院内制剂等方面来阐述；下半部分是从工作室建设与创新、常见疾病诊疗方案、治未病理念、膏方、中医外治法、临床医案等方面展示了多年来学子们传承与创新的成果。虽然将经验汇总成书，是多年整理的结果，但书中仍有一些不成熟之处，以期同道们批评指正！

感谢王皓光老师的悉心传授，感谢黑龙江省中医药学会王学军会长为本书作序，感谢黑龙江省自然资源厅副厅长姜杨和鲁东大学原党委书记刘大文为本书题词！同时，也感谢西安交通大学出版社对中医药学术传承工作的大力支持！

“王皓光省名老中医工作室”全体成员

2022 年 2 月 22 日

目录

上篇　学习与总结

下篇　传承与创新

—上 篇—

学习与总结

第一章

从医经历

王皓光，出生于哈尔滨市，1978 年毕业于黑龙江中医学院（现黑龙江中医药大学）中医系，1999 年晋升为主任中医师，2007 年获“山东省名中医药专家”称号，2011 年获首届“山东省十大名医”提名奖，2012 年被聘为“山东省五级中医药师承教育工作第一批指导老师”，2017 年建立了山东省首批中医药重点传承工作室——王皓光省名老中医工作室（以下简称工作室）。从医四十余载，王老在医、教、研方面为中医药事业做出了无私的奉献，医人无数，桃李芳菲，现仍以旺盛的精力工作在临床第一线。

一、立志学医，治病救人

王老初、高中时就喜欢学习古文，并接触、研读过很多医古文书籍，从而产生了立志学医的想法。大学期间他勤奋学习，刻苦钻研，各科皆优，为以后的临床工作打下了坚实的理论基础。大学毕业后，他一直在临床实践并探索，医治了许多疑难杂症患者。在工作中，他理论联系实践，逐渐积累了丰富的临床经验，于 1999 年被聘为山东省中医药大学教授，2009 年被山东中医药大学聘为中医内科学专业硕士研究生导师。他认为，医学是直接关系到生命的大事，必须因人而异，详加辨证，愈辨愈明，才能使病无遁形，药无虚发。王老经常说：“学医必须精，不精就不能弄懂、弄通其中的深刻道理，同时要博，学问渊博更有助于弄通医学的奥妙。”

二、治学严谨，学以致用

王老坚持运用中医理论，结合现代医学知识，不断总结、提高、发展。早在任临床科室主任期间，他便带领科室人员建立了课题研究组，并指导科室人员及学生对多种疾病进行临床验证和实验探索，先后研制了大力救心丹Ⅰ～Ⅳ号系列、大力调脂胶囊、定哮平喘方系列等院内制剂，广泛应用于临床，并获得省、市级多项科技进步奖。其中，“定喘平喘方系列治疗支气管哮喘急性发作期临床与实验研究”被评为2000年山东省卫生科技成果推广计划项目。他在大量医、教、研实践中及时总结经验，先后在全国性医疗刊物上发表论文30余篇，并有多篇科研论文在一些省、市学术会议上宣讲和交流。

三、医术精湛，医德高尚

王老胸襟博大，视野开阔，治学兼收并蓄。他平时注重搜集民间偏方，从中汲取丰富的“营养”。他的处方不拘一格，出奇制胜，往往收到意想不到的效果。他运用先进的临床和科研思维，不拘于传统的灵活处方，四十余年来救治了无数的患者，其精湛的医术受到广大患者的好评，慕名求医者甚多。

王老一直奋斗在临床第一线，对每位患者都是认真地望、闻、问、切。他时常教诲学子们要“活到老，学到老”，若想成为一名好的中医医生，首先要有高尚的医德医风，再者要具备扎实的中医学基础，并在临床上不断充实自己，达到理论与实践的有机结合，方可实现“左右逢源，触类旁通”的境界。他经常对学子们说：“辨证论治乃中医之特色，丢掉了它，就不能成为一名真正的中医。”他多次被评为“山东中医药大学优秀带教老师”，2003年被烟台市委市政府授予“专业技术拔尖人才”，2003年被授予“烟台市五一劳动奖章”。2004年因在烟台市中医工作中做出了突出贡献，王老被授予“烟台市中医工作先进个人”的称号。如今王老依旧耕耘于临床，每日都可以看见他忙碌的身影。王老高尚的医德和行医的态度永远是后辈们学习的榜样。

四、学无止境，有容乃大

王老精于中医典籍，旁及诸子百家，博采众长，自成一格，他的诊治特色与临床经验积累于临床，升华于临床，渗透于临床。他不因循守旧，也不故步自封，更不保守己学，对学子们谆谆教导、循循善诱。他认为，有许多有效方剂久经临床验证，屡试屡验，但只记住这些方剂，用方套病是无效的。疾病是复杂的，每位患者情况各有不同，不可能一方对一病，必须掌握验方的适应证、禁忌证，用于疾病的哪一阶段，才能达到预期效果。王老认为，患者是衣食父母，充分理解、尊重患者是临床取得好疗效的根本。无论贵贱贫富，无论中国人还是外国人，无论患者是恶语相加还是知书达理，这些都不会成为他诊治患者的障碍，他总是一视同仁，认真倾听患者的心声，不随意打断患者的话语，进而耐心回答患者的问题。无论是学习博大精深的中医学的毅力，还是对待患者的态度，抑或是做人，王老教给学子们的不只是知识，更是受用一生的财富。

（王轶男　金　鑫）

第二章 学术思想

王老关于心系疾病在病因病机、诊断治疗、预防保健等方面积累了丰富的临床经验，并在日常的临床工作及师承带教过程中，将自己的学术思想进行梳理、总结，形成了一套完整的理论体系、诊疗方案，以及一系列的协定方、院内制剂。

工作室成员在日常工作中，细心学习、领会王老的学术思想、诊疗思路，及时进行记录、总结，归纳出其学术思想主要有以下四个方面。

一、外邪致病，内虚为因

王老认为，心病之发病者，必有内虚为因，外邪致病必通过内因。心系疾病的发病基础离不开心之气血阴阳的损耗，多见于气阴不足、心血亏虚、心阳不振、心火上炎、气虚血瘀等方面，继之发为胸痹、心痛、心悸、怔忡、不寐、谵妄等疾病，具体的病因多见于情志不畅、饮食不节、劳心劳力、先天不足等。心系之病，往往是在心之气血阴阳不足的内因存在的情况下，在情志、过劳、饮食不节、外感等外因诱发的情况下发病的。

二、气、血、痰、水是导致心系疾病的主要病理因素

在中医整体观念、辨证施治思想的指导下，对于心系疾病的认识，王老在病因病机、治病思路、注意事项等方面有着自己独特的理论。虽然是心系患病，但从病因病机着手，根源在脾胃。他认为，在当今社会，人们工作、学习压力长期过重，运动锻炼时间过少，平时饮食中肥甘厚味以及大量烟酒的摄入，导致患者普遍存在脾失健运、痰浊内生的情况。在脾虚的基础上，很容易出现内热、气滞、血瘀、痰湿，表现为气滞胸中、瘀血阻络、热扰心神、痰瘀互结胸中等一系列心系疾病的相关表现，如胸闷、胸痛、心悸、惊恐、眩晕、头痛、眠差、乏力等。如果没有得到治疗，病情进一步发展，会导致本虚进一步加重，在气虚的基础上，逐渐发展成阴虚、阳虚，甚至阴

阳俱损的地步。

三、补气化浊、行气活血、寒热并行是心系疾病治疗的中坚力量

在上述疾病认识的指导下，王老制订出了相应的治疗措施。心系常见的疾病有胸痹、心悸、心力衰竭、眩晕、不寐，还有当代医家提出的血浊病。这些疾病均存在脾气不足在先，脾失健运，从而出现与气滞、血瘀、痰湿、寒凝、水停等一系列病邪相关的症状。王老总结出心系疾病的主要治则是补气化浊、行气活血、寒热并行，尤其注重在补气健脾的基础上，强调活血通络的重要性，这是和古代医家治疗的不同之处。王老认为，当代社会患者的致病因素和社会进步有很大的关系。和古代患者群不同，现代人的气虚不是因为身体需求供应不足，而是由于身体负担过重，同时没有及时减轻负担所导致的。长久以往，气血运行不畅，血瘀方面的问题亦日渐显现。

四、重视多种疗法对于心系疾病治疗的重要作用

在平时的跟师工作中，我们发现，虽然中医治病存在着很多的个体差异，但是在异病同治、同病异治的思想指导下，王老将自己的治疗经验系统总结，形成了多种疾病、多种剂型的协定方剂，治疗效果得到了广大患者的认可和肯定。其中，疗效显著的协定方被制成院内制剂，更加方便了患者的使用。这些院内制剂在烟台市中医医院投入使用十余年，从逐年增多的销量中就可以看到患者对王老临床治疗的认可。为了更加适合患者多种疾病不同治疗阶段的需求，在医院的支持下，王老进一步创新了膏滋方剂、中医外治法等，同时注重疾病全程管理，强调药物治疗只是疾病治疗的一部分，提醒患者要重视平时的运动锻炼，并从中医传统文化中汲取精华，结合心系疾病的发病特点，编排成八段锦健心操、降压操等，为长期解决患者的健康问题、提高患者的生活质量起到了药物所不能及的重要作用。

（马 俊　刘志霞）

第三章 认识经典

王老经常提到，作为一名临床医生，要能够自如地面对临床中遇到的各种病症，尤其是自觉无处下手的病症，首先要具备的条件，就是要有丰富的中医经典的知识。王老作为一名以心肺系疾病见长的名中医，在胃肠疾病、精神类疾病、皮肤病等方面也有着丰富的临床经验和心得。王老经常鼓励后辈们要坚持学经典、用经典，每一次新的学习都会有新的收获。

第一节 学经典

一、心主血脉

“心主血脉”理论长期指导着中医临床。《素问·痿论》曰：“心主身之血脉。”《灵枢·经脉》云：“谷入于胃，脉道以通，血气乃行。”心气充沛、心血充盈和脉道通利是血液正常运行的基本条件，任何一个环节异常都会导致心血不畅或心血妄行，乃至瘀血形成。

心主血脉，包括了心主血和心主脉两方面的作用。心、血、脉三者之间，既独立存在，又密切相关，构成了循环不止的心血脉功能系统。下面分别认识经典古籍关于心、血、脉的理解和描述。

（一）心主血

心主血，首先表现在血液是通过心这个生生不息的“泵”输注到全身发挥营养和滋润作用的；心主脉，即血液只有正常地运行于脉中，才能发挥其濡润和滋养的作用。而血要能生生不息地运行于脉中，体现在气对血的推动和调控作用。心气充沛，推动有力，血才能有序地输布全身，阴阳才能协调配合。《素问·五脏生成》篇中“诸血者皆属于心”和《医学入门》中“人心动则血行于诸经”之说，即是此意。《素问·脉要精微论》云：“夫脉者，血之府也。”脉是血的载体，血在心的支配、主导下，输注于全身的大、小血络，周流不息。“心主血脉”对于现在正确认识心血管循环系统疾病仍有探索的价值。

中医学认为，气和血之间是相互资生、相互依存、相互转化的关系。气为血之帅，血为气之母，心气对心血具有推动、温煦、化生和统摄的作用，而心血对心气则具有濡养和运行的作用。若心气不足，推动无力，内生痰浊入于血脉，导致血中痰浊积聚，痰瘀滞于脉道；或者气虚不能推动血行，脉中血流瘀阻于脉道，均会出现“胸中痹痛”。再者，脉为心之体，血为心之用，若心气旺盛，运行推动过强，或血液充盈过度，会出现“脉胀”；反之，倘若心气不足，气虚推动无力，或心阳不足而心搏迟缓，或心阴不足而心搏过快，均可导致血液运行失常，心气消耗严重，气虚更加明显，形成恶性循环。病体日久，心气亏虚，无力鼓动血液，加之心阳不振，病及元阴元阳而最终病体不治。

心主血的另一内涵是指心有生血的作用。《灵枢·决气》云：“中焦受气取汁，变化而赤，是谓血。”血的生化首先要依靠脾所运化的水谷精微通达全身，然后“奉心化赤”才能最终形成，此即《素问·阴阳应象大论》“心生血”之谓。“奉心化赤”，是古人认为脾胃化生水谷精微成营气和津液，而营气和津液入脉之后，在心阳的作用下化为赤色的血液。正如何梦瑶《医碥·血》所说：“血为心火之化，以其为心火所成。”心血有滋养、滋润、充盈脉道的作用，心阴亦会受到心血的滋养而发挥其生理作用。若心血不足，会导致心阴进一步亏虚，脉失所养，全身气血运行均会受到影响。

（二）心主脉

心主脉，是指心气的推动能力和脉管的舒缩能力，有维持脉道通利的作用。“脉为血之府”，脉是容纳和运输血液的通道。心气充沛，心阴与心阳协调，心脏有节律地跳动，脉管有规律地舒缩，血流能够正常循行于脉中，全身各脏腑的濡养正常。《素问·宣明五气》篇“心主脉”之语，直接明确了心与脉的这一关系。再者，心对脉的生成也发挥着主要作用。《黄帝内经》中“心系”的概念，包括了心、心包络、血脉和经络，心通过心包络、经络和血脉与其他脏腑建立起了广泛的联系。《素问·六节藏象论》云：“心者，其充在脉。”

患者出现不适，甚至到了疾病的阶段，如何从病因病机方面来分析心、血、脉之间的关系？中医经典告诉我们：心位于胸中，在体合脉，其华在面，开窍于舌。因此，若心主血脉的功能异常，可出现脉象、面色、舌等的异常。若心气不足或心阳不振，血脉壅塞不畅，血液不能正常输布于四肢、躯干，脏腑组织失去血液濡养，则会出现脉象的细涩或结代、面色的无华或晦滞、舌色的淡暗或紫暗等一系列气虚血瘀的表现；若心火亢盛或长期阴虚不能制约出现火旺的情况，临床可见脉数或细数、面色潮红、舌红苔少等的临床表现。

在具体的临床常见疾病中，如何考虑心、血、脉之间的关系？下面分别从病生于内、病见于表、病生于情志三个方面来阐述。

1. **病生于内**

临床上，冠心病的发病率仍呈上升趋势，且逐渐趋于年轻化。从疾病性质方面来考虑，冠心病具有起病缓慢、病程长、中老年多发、缠绵难愈等特点。中医认为，久病入血，久病入络。心主血脉，以气为用，心气的盛衰与血液循环有直接关系。冠心病患者，心气虚衰为其主要病机，老年患者为高发病率人群。但是，为什么冠心病会逐渐年轻化呢？当今社会，中青年是建设社会的主体、各行各业的中流砥柱，工作的繁忙、压力的繁重是不可避免的，而且是日益加重的。在安排大量时间工作的同时，运动的时间尤其是室外活动时间大大减少，由此带来的身体状态主要表现为气虚、气滞不能推动血行，气血瘀阻；脾虚不能运化水谷精微，则痰湿内生；长期工作压力负荷过重，耗伤心阴心阳，可逐渐出现阴阳俱亏，不能推动血液滋养全身而出现胸闷气短、心力衰竭的结果。因此，痰瘀互结、心脉痹阻、心失所养是当今社会冠心病的主要患病机制。

目前，对于冠心病的治疗要从“心”论治。针对患病的病因病机，考虑到内因和外邪的不同，从而采取针对性的治疗方法。考虑到心主血脉的关系，“活血化瘀，行气止痛”是冠心病现代中医治则的重要内容之一。《黄帝内经》提到的“疏其血气，令其调达，而致和平”，是临床工作中“祛瘀化痰，行气止痛，以通为养，标本同治”的指导思想。冠心病患者心脏、血管结构及功能、血液黏稠度等方面的改变，都反映了心气不足、血瘀不畅、脉络失养是冠心病发病及病理的特点。

2. **病见于表**

血脉由心所主，在心气充沛、无邪扰乱的情况下，血脉充盈，运行营养周身，肌肤荣润光泽。机体能够维持正常的新陈代谢、抵御外邪的功能，不仅依赖精微物质的濡养，还需要保持输送营养、排出代谢产物的通路顺畅，即血脉的循环畅通。若血脉运行不畅，内生郁热，热伏血分，血热日久耗伤阴血可致脉道失充，脉络涩滞不畅，易造成皮肤局部刺痛、麻木、色暗，甚至出现瘀点、瘀斑；肌肤失于濡养则血虚生风或风燥邪气乘虚侵入，造成皮肤粗糙、干燥、瘙痒等。因此，血脉出现问题，可以表现为人的体表患病，包括皮肤病和汗类疾病。

《临证指南医案》有云：“经主气，络主血。”络脉通行营卫气血，使营养物质能够更顺利、更充分地通达至周身内外。玄府即汗孔，作为络脉的“门户”，可使气血津液流通顺畅，并通过开阖调节气机的升降出入，维持周身气血的有序循行。想要达到玄府开阖有度的目的，就要使玄府本身得到充分的滋养；反之，玄府开阖失司，腠理郁闭，精血输布不利，可进一步加重血脉的运行失调。而血与汗之间，也存在着相互影响的关系。《医宗金鉴》载：“心之所藏，在内者为血，发于外者为汗，汗者心之液也。”“汗为血之余。”阴血损耗会使汗出不畅或无汗;心液失于滋养玄府的同时,各种代谢产物也无法通过“汗”的途径排出而存于内,使得病情缠绵难愈。

皮肤病迁延反复,与血脉失利、玄府失司息息相关,论治时应把握“以通为用”的原则。当归饮子在治疗慢性荨麻疹方面取得的良好疗效,正是通过开通玄府以助祛邪、固护玄府以益表虚的机制,达到周身气血充盈畅行的目的,才取得了显著的治疗效果。《太平圣惠方》言:“开通腠理,血脉调和,使无凝滞。”因此,要想达到改善诸多局部皮损的目的,就必须保证血脉的充盈与畅通,以及玄府的开阖有度,药至病所,使肌肤得以濡润,邪气得以驱除,故论治皮肤病时应注意血脉通畅、濡养皮肤的重要性。

3. 病生于情志

《灵枢·邪气脏腑病形》中“愁忧恐惧则伤心”,指出“心”与人体的精神意识、思维活动、情志等密切相关;机体通过心神统摄它脏,而五志过极均会损伤心神,突出了治病当先调摄心神的重要性。冠心病、高血压患者的诱发因素中,七情所伤很常见;治疗原则中,情志调摄是非常重要的一个方面,情志治疗关系到诸多疾病的发生发展变化。有调查研究已表明,皮肤病患者产生焦虑、抑郁、敏感及恐惧等消极情绪的概率明显增加,心理负担与皮损情况常形成恶性循环。《素问·至真要大论》中“诸痛痒疮,皆属于心”,王冰注“心寂则痛微,心躁则痛甚,百端之起,皆自心生,痛痒疮疡,生于心也”,可知诸痛痒疮与心神密切相关,不良的心神状态可引起痛痒感及疮疡,甚至使其经久不愈。临床有效的情志疏导或药物干预,能够极大地改善患者皮损情况或降低复发率。因此,在治疗皮肤病时应先调摄心神,调动其对机体的整体调控作用,尤其是伴有明显瘙痒、疼痛、头晕、失眠、烦躁不安、焦虑易怒等神经衰弱症状的患者,安神药在皮肤病的治疗中扮演了重要的角色。

二、心主神明

与心脏相关的多种疾病均是和社会心理因素密切相关的疾病。患者除了心系疾病本身外,若同时伴有抑郁、焦虑、失眠等,会对疾病的发生发展起到一定的促进作用,轻者会影响生活质量,严重者会加速心系疾病的发展甚至导致死亡。

中医学对于心理问题有着非常悠久的发展历程,认识也很早。“心主神明”是《黄帝内经》的重要理论,概括了“心”主人的精神意识和思维活动。而“心主神明”中的“神明”包括了现代社会诸多的心理甚至精神类疾病等的方面。轻者包括抑郁、焦虑、失眠、多疑,重者包括幻视、幻听、谵妄、行为异常。《黄帝内经》中“心主神明”明确提出,“心”是人的生命活动的主宰,掌握人的生理及心理活动。这个提法的本身就认为形态与精神活动层面的问题应该结合起来认识、解读。人体的生理活动与精神心理活动相互联系、相互影响，形成有序、协调、和谐的一个有机整体，而这个过程是在“心神”的主导、统领下来完成的复杂过程。反言之，如果人的精神心理活动不能协调和谐的存在，那么人的诸多生理活动就会跟着出现异常。关于“心主神明”对于临床中多种疾病的诊治指导，王老从以下几个方面进行了阐述。

（一）“心主神明”对冠心病的影响

1.“心主神明”在冠心病发生发展中的指导作用

冠心病是当代社会发病率、死亡率较高的一种心脏疾病。最常见的原因是心肌因冠状动脉狭窄或阻塞出现了缺血、缺氧。如果伴有焦虑、抑郁，冠心病患者会出现交感神经兴奋性增高，使心率增快、血压升高而加重动脉血管粥样硬化的进一步发展，从而使冠心病进一步恶化，发展成心肌梗死、心力衰竭等。

冠心病的主要病位在“心”。历代医家对于冠心病的认识多为“痹阻不通”之证。张仲景的《金匮要略》提出“阳微阴弦”的概念，非常详细、全面地阐释了多种病因可以导致心脉痹阻、心失所养出现胸痹心痛。若“心主血脉”的功能正常，血液运行通畅，就不会出现心肌的缺血、缺氧。若“心主血脉”的功能异常，血行涩滞，气滞血瘀日久，则心脉不畅，心失所养，心主血脉功能失调，心神无以所藏，则神明继之混乱，可出现神志、情绪障碍。张景岳谓：“至若情志之郁，则总由乎心，此因郁而病也。”因此，临床中经常能见到冠心病患者的胸闷、胸痛等症状在情绪不稳定的情况下被诱发或加重，且冠心病患者伴随抑郁、焦虑、失眠、多疑多思的概率也很高。

古代多位医家对于生理和心理问题相伴随的状态也早有认识。沈金鳌的《杂病源流犀烛·心病源流》认为七情之由作心痛，七情失调可致气血耗逆，心脉失畅，痹阻不通而发心痛；陈无择《三因极一病症方论·内所因心痛证治》中“真心痛皆脏气不平，喜怒忧思所致，属内所因”，指出精神情志因素与胸痹发病密切相关，也体现了胸痹发病是在内因的基础上有了外因的诱发而发病。《灵枢·口问》云“忧思则心系急，心系急则气道约，约则不利”，说明情志刺激可伤及心神，导致气血不和，血脉不畅，百病变化而生。人体的各种情志活动都是以气血作为物质基础的，气血的输布依赖心中阳气的温煦、推动而行于脉内，濡养周身。若过于激动或长期的忧思多虑，则可直接影响到心，造成心系疾病的发生、发展。

2.“心主神明”理论在冠心病治疗中的指导作用

冠心病的防治除动脉硬化的危险因素外，另一个非常重要的方面就是调摄情志。避免情绪波动、调养心神的平和可大大减少冠心病不良事件的发生概率。《徐春甫·古今医统大全》云：“神静而心和，心和而形全；神躁则心荡，心荡则形伤。

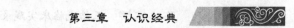

将全其形，先在理神。”因此，冠心病的治疗方案中，如何使情志平和是非常重要的一个治疗原则。

对于冠心病伴情志异常的治疗，王老在临床中积累了丰富的经验。王老认为，冠心病的发生发展已经具备了内因为本、外邪致病的条件。冠心病患者多见于气虚血瘀、痰瘀互结、痰热内扰、阴虚血瘀等多种本虚标实的证型。若患者善惊易恐、多思多虑，肝气失于条达，郁而化热，内热上扰心神，则患者胸闷、胸痛的同时，容易出现烦躁、易怒、失眠多梦的表现；热久耗伤阴液，则患者易出现口干、眼干等表现；肝郁侮脾，脾失运化，则患者纳呆、乏力、面色萎黄无光泽；气滞血瘀日久耗伤心阳，患者除胸闷外，亦会出现怕冷、脉缓、头晕、心境低落甚至反应能力逐渐下降等表现；阴血耗伤，心神失养，患者易出现心神不宁、多疑多虑，甚至幻视、幻听等精神类症状。

《素问·调经论》云：“病在脉，调之血。病在血，调之络。”对于冠心的防治应从两方面入手：一方面，注重血脉的通畅程度 。《素问·平人气象论》曰“脏真通于心，心藏血脉之气也”，《灵枢·痈疽》云“夫血脉营卫，周流不休”，可知心主血脉，贵在通畅。另一方面，心主神明，神明主宰着人体的功能活动，这个主宰功能是靠心主血脉来实现的，故气血充盈，血脉通畅，心神才能得以清明。临床上通过观察发现，冠心病伴情绪障碍多以兴趣和愉快感丧失、劳累倦怠和精力活动减少为主症，通过益气活血通脉法治疗，根据需要再辅以温心阳，以心阳得助、心气充盈、心血充足、心神得养，患者则胸闷、胸痛减轻，精神状态恢复正常。

《素问·灵兰秘典论》云：“心者，君主之官，神明出焉。”该观点被认为是“心主神明”的总纲。历代医家也提出到底孰主神明？有些医家提出“脑主神明”，认为“头者，精明之府”。“脑主神明”的代表医家为王清任，他在《医林改错》中提出质疑：“气之出入，由心所过，心乃出入气之道路，何能生灵机、贮记性？”故得出“灵机、记性不在心在脑”的论断。近代医家张锡纯主张“心脑共主神明”，指出“神明之体藏于脑，神明之用发于心”“神明之功用，原心与脑相辅相成”。随着现代科学研究的深入，发现心脏的泵血功能、内分泌功能及情志疾病等多与脑密切相关，说明人的精神意识、思维等活动与心、脑密不可分。

总之，心为“君主之官”，其功能包括“心主神明”“心主血脉”，血脉为心之体，供心主神明之用。瘀血内停日久，血行滞涩，则心脉不畅；心失血养，则神明紊乱。对于冠心病合并情志疾病的患者，中医治疗当通畅血脉、调和神明为要，故现代医家胡大一提出“双心同治”的观点，指出心脏和心理疾病的治疗同等重要，“心主神明”理论对于当今社会冠心病的治疗给予了明确的临床指导作用。

（二）“心主神明”对于五官感受方面的影响

“心主神明”是中医脏象理论的重要组成部分。中医学的“神明”有广义和狭义之分，广义的“神明”是指人的生命活动规律及其外在表现，狭义的“神明”是指人的情志、精神及思维活动等，二者皆由“心”所主，故情志活动是“心神”的重要体现。人的情志、精神及思维活动也在时时刻刻影响着人的生命活动规律及其外在表现。

王老指出，当今社会人们普遍更加忙碌，更加缺乏室外运动。年轻人有学习的压力，工作的辛苦，升职的艰难，养老的负担；老年人有健康的衰退，生活的无奈，担心生病，害怕孤独；女人有更年期的困扰，不寐的出现，焦虑的普遍；男人有不成功的沮丧，老年病年轻化的现状。似乎，整个社会各个层面的人群都有出现情志问题的客观因素。在临床中，情志异常患者在五官的不适很是多见。下面了解一下“心主神明”对于五官的影响。

1. 心与舌

《素问·阴阳应象大论》云：“心生血，血生脾，心主舌……在窍为舌，在味为苦，在志为喜。”舌在生理、病理以及临床等方面与心均有密切的关系。

(1)心与舌经络相通。《灵枢·经脉》云手少阴之别，名曰通里，去腕一寸，别而上行，循经入于心中，系舌本”，指出心经之别络入于心中而连系舌下。《灵枢·脉度》云：“心气通于舌，心和则舌能知五味矣。”心气上达于舌，舌得荣养，心气调和则舌可辨五味，可见心之生理功能与舌有着密不可分的关系。

(2)心主藏神，以助舌言。《灵枢·忧恚无言》云“舌者，声音之机也”，指出舌之于言非常重要，而舌是否能言则受心神调控。因此，心神清明则舌能言事，舌体灵活；反之，若神不内守则言语不利。

(3)心与舌的临床表现。患者情志出现变化，热性炎上，上至于舌，舌尖红绛。临床发现舌尖红，往往会考虑心火过盛；口舌生疮、口腔溃疡，可发现该患者的情志方面有着不畅的因素。临床中，不管是内服药还是外治法，通过降心火、补心气、滋心阴、安心神的治疗，舌质红、口舌生疮的问题都可以解决。胸痛的患者也多能见到舌质暗或紫，提示血瘀气滞的程度不同，亦能提示患者心气亏虚的程度。而经过补心气、温心阳、行气活血治疗后，患者舌质紫暗的表现消失，胸痛亦随之得到缓解。

2. 心与目

心主神明，神清则目明。中医诊病，望、闻、问、切四诊合参，患者的精神状态往往能从患者目的变化发现问题。

(1)心与目经络相通。《灵枢·经脉》中“心手少阴之脉，起于心中，出属心系……其支者，从心系上挟咽，系目系”，明确指出心之经络与目相连。

(2)心主神明，神清而目明，神精而目炬。《灵枢·大惑论》云“目者，五脏六腑之精也，营卫魂魄之所常营也，神气之所生也”，指出目乃五脏六腑精气之所聚，神之所往来，而藏神者心也。故此，神明清则目光如炬，炯炯有神。

（3）心主血脉，血脉充盈，目明有神。《素问·五脏生成》云“心之合脉也……诸脉者皆属于目”，《灵枢·邪气脏腑病形》载“十二经脉，三百六十五络，其血气皆上于面而走空窍，其精阳气上走于目而为睛”，指出心主血脉，人体经脉之血气上注于面之精纯者行于目，以成其视物功用。由此可见，心脉充盈，气血调和，上荣于目则目明有神。

（4）心与目之于临床表现。《灵枢·邪客》云：“心者，五脏六腑之大主。”《灵枢·大惑论》曰：“五脏六腑之精气，皆上注于目而为之精……邪其精，其精所中不相比也则精散，精散则视歧，视歧见两物。”可见，脏腑之精伤则精气散而不能上目，不能上目，轻则眼神萎靡不振，重则心神失守，可幻视、失明。心与目的脏窍联系在临床上可循，亦对临床治疗有着实际的指导意义。

3. 心与耳

国医大师干祖望是现代中医界耳鼻喉科的奠基人，干老常说，中医的精髓在于“天人合一”的理论体系和治疗上的辨证论治。干老对于耳鼻喉科疾病的治疗，很多也是在“心主神明”理论指导下进行的。干老认为，耳与心关系密切。手少阴心经络耳中，“心主神明”，神明清则耳聪目明；神明不清，则耳病从生。

（1）心与耳之经络相通。《素问·金匮真言论》曰：“南方赤色，入通于心，开窍于耳。”《杂病证治准绳》曰：“心在窍为舌，以舌非孔窍，因寄窍于耳，则肾为耳窍之主，心为耳窍之客。”手少阴心经络耳中，心主血脉，耳为宗脉之所聚，心血上奉，耳得所养。心主神志，寄窍于耳，耳司听觉主平衡。神明得主则耳目聪明，血脉充盈则耳得滋养。

（2）心与耳之于临床表现。《古今医统·耳证门》曰：“心虚血耗，必致耳聋耳鸣。”耳鸣之证，王老除从肾论治外，亦常从心论治，心气不足致心血亏虚为虚证病机。心主神明失司，心之气血耗损，不能上荣于耳，则耳失所养。临床上除了可致听力下降、耳鸣耳聋，长期日久也可发展为精神萎靡、不寐健忘、头晕眼花，甚至耳鸣声如细蚊，长久不散，安静时更加明显。耳鸣伴舌质淡、脉细弱者，从心气血两虚来论治，往往可有奇效。

随着时代的发展，医学手段的日益丰富，人类对于情志致病重要性的认识愈来愈深刻。历代医家对于“心主神明”的认识虽然不尽相同，但是比较趋同的是，多种疾病的致病因素中均少不了情志因素。心理专家将临床中经常出现的各种情绪通过多个量表测量来得出结论指导临床，如 Carroll 抑郁量表、汉密尔顿焦虑量表。临床中也能发现多项生理学指标与情绪的变化密切相关，如人的心率、血压、体温和呼吸均会随着情绪的变化而发生变化。情绪也会对人类的免疫功能产生一定的影响。这些发现都对临床相关疾病的治疗起到了一定的指导作用。

第二节　用经典

一、胸痹心痛

胸痹心痛是威胁中老年人生命健康的重要心系病症之一，随着现代社会生活方式及饮食结构的改变，发病率有逐年升高的趋势。王老从医四十余载，对于该病的病因病机、诊断治疗、预防保健等，积累了丰富的理论与临床实践经验，值得后辈们充分挖掘、整理、继承和发扬。

胸痹心痛是临床常见的疾病，其典型表现很早就出现在我国古代文献当中。胸痹心痛作为病名，最早见于《金匮要略》，并将其作为专篇论述。在《胸痹心痛短气病脉证并治》篇中曰："夫脉当取太过不及，阳微阴弦，即胸痹而痛，所以然者，责其极虚也。今阳虚知在上焦，所以胸痹心痛者，以其阴弦故也。"这里提出了"胸痹而痛"和"胸痹心痛"，文中还有"心痛彻背，背痛彻心"。王老认为，这里既包括胸痛、胸痹，还有胃脘痛或者胸痹连及胃脘痛等情况。"心痛"作为病名，最早见于马王堆汉墓出土的《五十二病方》。《黄帝内经》中没有"胸痹心痛"的病名，其中"心痛"病的论述，有些类似于"胸痹心痛"。《素问·藏气法时论》曰："心病者，胸中痛，胁支满，胁下痛，膺背肩胛间痛，两臂内痛。"《素问·痹论》曰："心痹者，脉不通，烦则心下鼓，暴上气而喘。"《素问·调经论》曰："寒气积于胸中而不泻，不泻则温气去，寒独留则血凝泣，凝则脉不通。"《灵枢·厥病》曰："真心痛，手足青至节，心痛甚，旦发夕死，夕发旦死。"王老认为中医古籍里论述的真心痛，有些类似于现代临床的急性心肌梗死，真心痛是胸痹心痛的进一步发展，临床尤其应当重视。

胸痹心痛多是由于正气亏虚，饮食、情志、寒邪等所引起的以痰浊、瘀血、气滞、寒凝痹阻心脉，以膻中穴处或左胸部发作性憋闷、疼痛为主要临床表现的一种病症。轻者偶发短暂、轻微的胸部沉闷或隐痛，或为发作性膻中穴处、左胸部含糊不清的不适感；重者疼痛剧烈或呈压榨样绞痛，常伴有心悸、气短、呼吸不畅，甚至喘促、惊恐不安、面色苍白、冷汗自出等的症状；多由劳累、饱餐、寒冷及情绪激动而诱发，亦可无明显诱因或安静时发病。中医古籍对其诊断方法、辨证用药亦有相当丰富的记载。《金匮要略·胸痹心痛短气病脉证治》云："胸痹，心中痞气，气结在胸，胸满，胁下逆抢心，枳实薤白桂枝汤主之；人参汤亦主之。""心痛彻背，背痛彻心，乌头赤石脂丸主之。""胸痹之病，喘息咳唾，胸背痛，短气，寸口脉沉而迟，关上紧数，栝蒌薤白白酒汤主之。""胸痹不得卧，心痛彻背者，栝蒌薤白半夏汤主之。"《金匮要略·胸痹心痛短气病脉证治》认为，心痛是胸痹的表现，“胸痹缓急”，即心痛时发时缓为其特点；病机以阳微阴弦为主，即上焦阳虚，阴乘阳位所致。《素问·举痛论》曰：“寒气入经而稽迟，泣而不行，客于脉外则血少，客于脉中则气不通，故卒然而痛。”《诸病源候论·心腹痛病诸候》曰：“心腹痛者，由腑脏虚弱，风寒客于其间故也。”《医门法律·中寒门》云：“胸痹心痛，然总因阳虚，故阴得乘之。”王老认为本病病机为本虚标实，本虚为内因，标实为外因，其发病必有内虚为因、外邪致病必通过内因的特点，有着复杂的临床表现及病理变化。王老根据多年临床经验总结出“心病多寒”的观点，这里的心病尤指胸痹心痛，其总的病机为心肾阳虚、肝郁气滞、阳气内郁、痰瘀内蕴、阳气遏阻为内因；饮食寒凉、感受风寒为外因。内因为本，外因为标，胸痹心痛多为本虚标实，外因通过内因致病，不通则痛，不荣则痛；中医辨证论治以辛温通阳开窍或温补阳气通络为治疗大法，并以此指导临床实践，收效颇多。

（一）从病因病机论心病多寒

《金匮要略·胸痹心痛短气病脉证治》云：“夫脉当取太过不及，阳微阴弦，即胸痹而痛，所以然者，责其极虚也。今阳虚知在上焦，所以胸痹心痛者，以其阴弦故也。”文中所言“阳微阴弦”即胸痹心痛的主要病因病机。“阳微”指寸脉微，寸脉为阳，尺脉为阴，故寸脉微为阳位见阴脉，以示上焦胸阳不足，主要指心阳虚（即前文所言“不及”），实指正气（本）虚，亦即《医宗金鉴》所谓“阳得阴脉为阳不及”之义；“阴弦”是尺脉弦，为阴位见阴脉，主下焦阴寒内盛（即前文所言“太过”），以示邪气（标）实，亦即《医宗金鉴》中“阴得阴脉为阴太过”之义。太过之阴邪，上乘不足之阳位，即构成了“阳微阴弦”、阴乘阳位、痹阻胸阳、本虚标实、不通则闷、不通则胀、不通则痛的主要病因病机。原文紧接着强调指出“所以然者，责其极虚也”。又说“今阳虚知在上焦”，就上焦心、肺而言，心为阳中之阳，肺为阳中之阴，所以“阳虚”包括“极虚”，主要指心阳虚，它是疾病发生、发展的主要矛盾。正如《素问·热病论》所云：“邪之所凑，其气必虚。”言正虚之处，邪必凑之，反复强调上焦心阳不足、气血推动无力是胸痹心痛发生和发展的主要病理基础。

（二）从证治论心病多寒

1. 从胸痹的主症、重症、轻症和急症的有关条文分析

（1）主症：胸痹之病，喘息咳唾，胸背痛，短气，寸口脉沉而迟，关上小紧（数），栝蒌薤白白酒汤主之。栝蒌薤白白酒汤方：栝蒌实（捣）一枚，薤白半升，白酒七升。

（2）重症：①胸痹不得卧，心痛彻背者，瓜蒌薤白半夏汤主之。栝蒌薤白半夏

汤方：栝蒌实(捣)一枚，薤白三两，半夏半斤，白酒一斗。②胸痹心中痞，留气结在胸，胸满，胁下逆抢心，枳实薤白桂枝汤主之；人参汤亦主之。枳实薤白桂枝汤方：枳实四枚，厚朴四两，薤白半斤，桂枝一两，栝蒌(捣)一枚。人参汤方：人参、甘草、干姜、白术各三两。

(3)轻症：胸痹，胸中气塞，短气，茯苓杏仁甘草汤主之；桔枳姜汤亦主之。茯苓杏仁甘草汤方：茯苓三两，杏仁五十个，甘草一两。桔枳姜汤方：橘皮一斤，枳实三两，生姜半斤。

(4)急症：胸痹缓急者，薏苡附子散主之。薏苡附子散方：薏苡仁十五两，大附子(炮)十枚。

以上五条七方，说明胸痹心痛的主症是喘息咳唾、胸背痛、短气。前面已述及胸痹心痛总的病因病机是“阳微阴弦”，阴乘阳位，痹阻胸阳，本虚标实，心肺气机不畅，故见以上主症，治以瓜蒌薤白白酒汤通阳散结、豁痰下气。若胸痹痰饮较盛，水气凌心迫肺，则不能平卧，心痛彻背，用瓜蒌薤白半夏汤加强通阳散结和蠲饮降逆之力。若胸痹心中痞，胸满，胁下逆抢心，偏于邪实者，用枳实薤白桂枝汤通阳散结、降逆除满，以祛邪为先；而偏于正虚者，用人参汤温阳健脾、益气除湿，大气来复，阴寒自散，以扶正为要，即所谓痛有补法，亦即《黄帝内经》塞因塞用之法。若胸痹轻症，饮阻气滞，胸中气塞，短气，而病偏于肺，饮邪较重者，用茯苓杏仁甘草汤宣肺利水、化饮理气；若病偏于胃，气滞较重者，用桔枳姜汤温中降逆、化饮理气。若胸痹急性发作，救急用薏苡附子散，方中薏苡仁除湿缓急止痛，炮附子温阳散寒、除湿止痛。

2. 从心痛的轻症、重症及原文附方的有关证治分析

(1)轻症：心中痞，诸逆，心悬痛，桂枝生姜枳实汤主之。桂枝生姜枳实汤方：桂枝、生姜各三两，枳实五枚。

(2)重症：心痛彻背，背痛彻心，乌头赤石脂丸主之。乌头赤石脂丸方：蜀椒一两，乌头(炮)一分，附子(炮)半两，干姜一两，赤石脂一两(蜂蜜为丸)。

附方：九痛丸，治九种心痛。附子(炮)三两，生狼牙(炙香)一两，巴豆(去皮、心，熬，研如脂)一两，人参、干姜、吴茱萸(炼蜜丸，酒下)各一两。

以上所论两条三方，依然是针对胸痹心痛总的病因病机“阳微阴弦”而设。若寒饮上逆，心中痞，心悬痛之心痛轻症，可用桂枝生姜枳实汤通阳化饮、降逆平冲；若阴寒痼结，心痛彻背，背痛彻心，痛无休止之心痛重症，当用乌头赤石脂丸，乌头、附子、蜀椒、干姜大辛大热并用，温阳散寒，逐饮止痛。附方言：“九痛丸，治九种心痛”，意为能治多种心痛。

纵观所论七条十方，主论上焦心阳不足，治以恢复心之阳气为主，兼以蠲饮降逆、理气止痛。所用方药分析如下：其中三方用了附子、干姜、白酒；两方用了人参、生姜、薤白、桂枝，其他如乌头、蜀椒、巴豆、吴茱萸、赤石脂等辛温之品不乏其用，可谓“寒者热之”之专篇，无一偏寒凉之方，充分说明其方药紧扣心阳不足、心病多寒之病机。

正如黄坤载所言：“阳不敌阴，则阴邪上犯，浊阴填塞，是以胸痹，宫城逼窄，是以心痛。”王老认为，黄坤所论“浊阴”，除指阴寒、痰饮、瘀血之外，还应包括现在所说的血脂高、动脉硬化、血管狭窄、血栓形成等。因此，在治疗胸痹心痛时，应在前人温阳化饮、逐寒止痛的基础上，通晓“不通则痛”“不荣则痛”，而且要加强活血化瘀在降脂和软化血管等方面的研究，以开辟治疗新途径。王老在多位医家的论著中亦发现与之相似的观点，可互相补充为证。

综上所述，中医所论胸痹心痛类似于现代医学之冠心病、心绞痛等。《金匮要略》将其病因病机概括为阳微阴弦，上焦心阳不足是其发病关键，立辛温宣痹通阳之大法，创立瓜蒌薤白白酒汤、瓜蒌薤白半夏汤等经方，迄今依然有效地指导着临床实践。王老据其理法方药，认为“心病多寒”，以温经通阳、恢复心之阳气治其本，佐以活血化瘀、理气止痛等法以治其标，用于临床，多获良效。

《金匮要略》将胸痹的典型症状表述为“喘息咳唾，胸背痛，短气”“脉沉而迟，关上小紧数”。其由胸阳不振、阴邪上乘而致，治宜宣痹通阳，仲景拟瓜蒌薤白剂治之。使用瓜蒌薤白剂的临床指征为胸背痛，短气，喘息，胸部有憋闷感。

医案一

崔某，男，58岁。近两个月来，患者常自感胸闷、胸痛，痛甚则牵涉背部，家属拍打其胸背后舒畅。舌质略暗，舌苔薄润，脉弦细而缓。心电图示下壁及外侧壁心肌缺血。此为胸阳痹阻，血脉不畅。治宜以宣痹通阳为主，佐以活血化瘀，用瓜蒌薤白半夏汤加味（全瓜蒌15g，薤白12g，法半夏10g，赤芍10g，郁金10g，秦艽10g，桂枝6g，生姜3g），水煎服。6剂后，胸闷减轻。后加冠心苏合香丸1粒包煎，12剂后，胸闷痛间或发作，且不牵引背部，自述胸部较前舒畅。后因食肉饺闷痛增剧，予上方去秦艽、冠心苏合香丸，加生山楂15g、鸡内金10g、炒莱菔子10g，水煎服。6剂后，闷痛减轻，脉象转为弦滑而缓，上方去鸡内金，加陈皮10g，赤芍改为15g。12剂后，闷痛基本消失。

按语　瓜蒌薤白剂的主药是瓜蒌、薤白。瓜蒌辛润，是通络开结之良药。古人指出，瓜蒌能使人心气"内洞"（即畅快）。本例有胸闷痛并欲使人拍打，这是胸阳不得宣通的表现，故选用具有疏通胸中阳气，使气血得以流通的瓜蒌薤白半夏汤，随症加入通络的秦艽、桂枝和活血化瘀的赤芍、郁金等，这样就使瓜蒌薤白剂的通阳宣痹作用由气分深入到血分，气行则血行，气血一活，痹阻自然消散。

胸痹，虚为本，实为标，虚在阳气，以心肾阳气不足为主。心阳主通运血脉，肾阳主温化阴精；心阳虚则血脉滞而不流，肾阳虚则阴精凝而不化，均可使血脉痹阻形成胸痹。临床表现为胸闷痛，肢冷畏寒，每遇冬季或夜间加重。治宜扶心阳，温肾阳，阳气温煦，血脉自能畅通。

医案二

张某，男，53岁。患者于1994年冬季发生两次心胸剧痛，每次5~6分钟，并见四肢冷、出冷汗、心慌。心电图示外侧壁心肌缺血，曾用潘生丁、消心痛等治疗，症状缓解。就诊前一晚再次出现心前区疼痛，持续4分钟左右，胸部有闷感，气短，手足冰凉，夜尿4次。舌体肥大、质胖嫩，苔白滑润，脉沉、小滞。证属心肾阳虚，血脉痹阻。治宜扶心，温肾，活血。方选真武汤加味（炮附子6g，茯苓15g，炒白术10g，赤芍10g，生黄芪15g，丹参15g，当归10g，薤白10g，生姜6g为引）治之，水煎服。4剂后，胸闷减轻，夜尿减为2次，手足及舌、脉症状同前。原方加桂枝6g，以促阳气达四末。10剂后，手足转温，胸闷明显减轻。仍用上方两日服1剂，如此服至1996年3月，同年10月复诊，自述仅发作过一次心痛，服冠心苏合香丸缓解。

按语 据临床观察，胸痹患者寒证多、热证少，多伴四肢不温，常在冬季加重。《伤寒论》真武汤扶阳抑阴，温通经脉。加入生黄芪、丹参、当归、薤白意在加强益气活血的作用，使药力深入血脉。方中附子用量可随症增减，因人而异，用至30g者要将附子先煮2个小时，一般用量煎煮1个小时即可。但不可不用，舍此心、肾之阳则难以复原。

二、心悸

心悸包括惊悸和怔忡，是指因气血阴阳亏虚，心失所养，气滞、血瘀、痰浊、水饮阻滞心脉，心脉不畅而引起的以患者发作性自觉心中悸动、惊慌不安，甚至不能自主为主要表现的一种心系病症。随着社会竞争的日益激烈，人们的工作、生活节奏日益加快，由于心理因素导致的心悸越来越多，已经成为心血管系统的常见病，也是多种疾病的常见症状。王老结合临床实践经验及对中医经典古籍研读的心得，总结出气滞、血瘀、痰浊、水饮是导致心悸的主要病理因素，并提出要十分重视心理因素在心悸发生发展过程中的作用。

《黄帝内经》虽无心悸、惊悸或怔忡之病名，但有类似症状的记载，对心悸脉象的变化有深刻认识，是最早认识到心悸时严重脉律失常与疾病预后的关系的。王老对《黄帝内经》关于心悸的病因病机认识如下：①外感六淫。风、寒、湿、火是心悸的常见外因。如《素问·至真要大论》曰："夫百病之生也，皆生于风寒暑湿燥火，以之化之变也……诸病胕肿，疼酸惊骇，皆属于火。"《素问·痹论》说："风、寒、湿三气杂至，合而为痹也，心痹者，脉不通，烦则心下鼓。"②七情内伤。《黄帝内经》中指出惊、怒、恐、悲哀、愁忧皆可影响心神，导致心悸的发生。《素问·举痛论》曰："惊则心无所倚，神无所归，虑无所定，故气乱矣。"此处"气乱"指心气乱，即心悸也。《灵枢·口问》曰："悲哀愁忧则心动，心动则五脏六腑皆摇。"《脾胃论》云"凡怒、忿、悲、思、恐、惧，皆损元气"，亦可导致心凡怒、忿、悲、思、恐、惧，皆损元气，亦可导致心悸。③饮食不节。《素问·生气通天论》曰："味过于咸，大骨气劳，短肌，心气抑。"而在脏腑归属上，《黄帝内经》已经认识到心悸不仅"病本于心"，而且还与其他脏腑相关联，如《灵枢·根结》篇云"五十动而不一代者，五脏皆受气；四十动一代者，一脏无气；三十动一代者，二脏无气；二十动一代者，三脏无气；十动一代者，四脏无气；不满十动一代者，五脏无气。"从这段脉象的论述可以看出，心悸的发生与五脏皆有关系。后世有关心悸与五脏相关的理论就是起源于此。《灵枢·经脉》篇云："胃足阳明之脉，闻木声则惕然而惊，心欲动。"《灵枢·四时气》篇云："心中澹澹，恐人将捕之，邪在胆，逆在胃。"可见，心悸也与胆、胃二腑关系密切。

"心悸"与"悸"最早见于《伤寒论》及《金匮要略》，张仲景在《金匮要略·惊悸吐衄下血胸满瘀血病脉证治》篇中，首次使用"惊悸"这一名称，指出："寸口脉动而弱，动则为惊，弱则为悸"，并称之为"心动悸""心下悸""心中悸"及"惊悸"等。张仲景认为其主要病因有惊扰、水饮、虚损及汗后受邪等，记载了心悸时表现的结、代、促脉及其区别，提出了基本治则及炙甘草汤等治疗心悸的常用方剂。王老结合《伤寒论》中关于心悸的条文，总结如下：①心阴、心阳虚损致悸。《伤寒论》第64条谓："发汗过多，其人叉手自冒心，心下悸，欲得按者，桂枝甘草汤主之。"太阳病发汗过多，内伤心阳，心脏失去阳气的庇护则空虚无主。所以，心中悸动不安。《伤寒论》第177条谓："伤寒脉结代，心动悸，炙甘草汤主之。"以方测证，这里的"心动悸"当属心之阴阳气血俱虚，心失所养，鼓动无力所致。②阳气郁遏致悸。《伤寒论》曰："少阴病，四逆，其人或咳，或悸，或小便不利……四逆散主之。"加减法中云"悸者加桂枝五分"，此为少阳枢机不利，阳气郁遏于里，不能布散于四末所致之逆悸。③气血两虚致悸。《伤寒论》第102 条曰:“伤寒二三日,心中悸而烦者,小建中汤主之。”伤寒二三日误治而见心中动悸,必是由中气素虚,心脾气血亏虚,再加上外受邪扰,使心无所主而为悸。④水饮致悸。《伤寒论》第82 条曰:“太阳病,发汗,汗出不解,其人仍发热,心下悸,头眩,身嗣动,振振欲僻地者,真武汤主之。”《伤寒论》第127 条曰:“太阳病,小便利者,以饮水多,必心下悸;小便少者,必苦里急也。”对此后世医家进行了大量研究,成无己的解释为:“其停饮者,由水停心下,心主火而恶水,水即内停,心自不安,则为悸也。”沈金鳌也提出:“水饮停于心下,水乘其心,侮其所胜,心畏水自不安。”

王老结合《伤寒论》的理论,将心悸的治疗归纳为以下几点:①对于心阳不振之心悸,多用补益心阳法,其代表方是桂枝甘草汤;②对于里虚不足之心悸,采用温中补虚法,代表方为小建中汤;③对于心气血两虚之心悸,多用炙甘草汤通阳复脉;④对于中阳不足、水饮内停之心悸,以温中散水法为主,多用茯苓甘草汤;⑤对于心肾阳虚水泛之心悸,多用真武汤温阳利水止悸;⑥对于饮遏心阳之心悸,采用宣阳化饮法,多用半夏麻黄丸加减;⑦对于气滞阳郁之心悸,采用疏肝透达法,其代表方为四逆散。

隋代巢元方的《诸病源候论》明确以惊悸来命名心悸,并且主要将其作为一个证候来进行论述,认为惊悸可分为风惊悸、虚劳惊悸、脚气风经五脏惊悸、金疮惊悸、妇人风邪惊悸和产后心虚惊悸六种,另有伤寒悸,这些被单独列出,专门进行论述。巢氏对心悸病因病机的认识比较全面。他认为人体的气血阴阳调和,则心神安定;若素体内虚或虚劳,七情内伤、产后虚损、金疮失血、伤寒误治等导致心之气血受损,则心神虚弱;若再加之外有风邪乘虚而入,或内有水气上泛,则致惊而悸动不定。同时值得一提的是,巢氏在病因方面另有突破, 提出了一些新的观点。例如金疮惊悸,“金疮失血多者,必惊悸,以其损于心故也。心主血,血虚则心守不安,心守不安,则喜惊悸。”另外,书中还引用《养生方》的内容,指出房劳损伤肾精可致惊悸,“精藏于玉房,交接太数,则失精。失精者,令人怅怅,心常惊悸”。

南宋医家陈无择著的《三因极一病证方论》,明确提出了“三因治病学说”,将复杂的病因分为三类:一为内因,内伤七情,即喜、怒、忧、思、悲、恐、惊;二为外因,外感六淫,即风、寒、暑、湿、燥、火;三为不内外因,即饮食劳倦、跌仆金刃及虫兽所伤等。其对病因概括更加的具体,范围也更加全面,此书对于心悸的认识,首次明确提到“惊悸与忪悸,二证不同”的观点,并从病因角度对二者进行了辨析。将惊悸从不内外因论,忪悸从内因论述,更具有临床指导意义。

宋代严用和在《济生方·惊悸》中谓:“夫惊悸者,心虚胆怯之所致也。且心者君主之官,神明出焉。胆者正中之官,决断出焉。心气安逸,胆气不怯,决断思虑得其所矣。或因事有所大惊,或闻虚响,或见异相,登高陟险,惊忤心神,气与涎郁,遂使惊悸。惊悸不已,变生诸症,或短气悸乏,体倦自汗,四肢浮肿,饮食无味,心虚烦闷,坐卧不安,皆心虚胆怯之候也。”他认为,心虚胆怯可导致惊悸。

元代朱丹溪的“相火论”,提出了“阳常有余,阴常不足”的学说以及对“六郁”的病机阐发。他认为“惊悸有时,怔忡无时”。二者的病因病机相似,同时还在血虚的基础上强调了“痰”。他认为惊悸、怔忡多与血虚相关,就怔忡而言,“瘦人多是血少,肥人属痰,寻常者多是痰”。

明代虞抟著的《医学正传·怔忡惊悸健忘证》对怔忡、惊悸的症状有生动的描述:“夫所谓怔忡者,心中惕惕然动摇而不得安静,无时而作者是也。惊悸者,蓦然而跳跃惊动而有欲厥之状,有时而作者是也。”虞抟认为两者的病因病机大体相似,主要与情志所伤有关,病机主要为心血不足而致心神不宁。原文中有“夫怔忡惊悸之候,或因怒气伤肝,或因惊气入胆,母能令子虚,因而心血为之不足;又或遇事繁冗,思想无穷,则心君亦为之不宁,故神明不安而怔忡惊悸之证作矣。”除此之外,还有痰饮致悸的记载,“若夫二证之因,亦有清痰积饮,留结于心胞,胃口而为之者”。王肯堂的《证治准绳》将惊悸和怔忡归《杂病论治准绳》的神志门中,认为“悸之为病,是心脏之气不得其正动,而为火邪者也。”《惊悸恐》云:“人之所主者心,心之所养者血,心血一虚,神气失守矣,失守则舍空,舍空而痰入客之,此惊悸之所由发也。”“心悸之由,不越二种,一者虚也,二者饮也。气虚者由阳气内虚,心下空虚,火气内动而为悸也。血虚者亦然。其停饮者,由水停心下,心为火而恶水,水既内停,心不自安,故为悸也”。并且,关于心悸的病因病机,王肯堂还提出了“包络之火,非惟辅心,而且游行于五脏,故五脏之气妄动者,皆火也。是以各脏有疾,皆能与包络之火合动而作悸”的新观点,明确提出了心悸与五脏皆相关。《景岳全书》中载:“怔忡之病,心胸筑筑振动,惶惶惕惕,无时得宁者是也。然古无是名,其在《黄帝内经》,则曰‘胃之大络,名曰虚里,出于左乳下,其动应衣,宗气泄也。’在越人,仲景则有动气在上下左右之辨,云‘诸动气皆不可汗下也’。凡此者,即皆怔忡之类。”在此基础上,结合自己临床体会,张景岳对怔忡病机进行总结分析:“此证惟阴虚劳损之人乃有之,盖阴虚于下,则宗气无根,而气不归源,所以在上则浮撼于胸臆,在下则振动于脐旁,虚微者动亦微,虚甚者动亦甚。”同时张景岳还重视八纲辨证的思想,对疾病的阴阳、表里、寒热、虚实各方面进行了系统的研究,《怔忡惊恐论治》中对怔忡和惊悸的详细辨治就体现了这一思想。李梴的《医学入门》记载有“思虑过度,及因大惊大恐,以致心虚停痰,或耳闻大声,目见异物,临危触事,便觉惊悸,甚则心跳欲厥”,又有“怔忡因惊悸久而成,痰在下,火在上故也”。

清代林佩琴在《类证治裁·怔忡惊恐论治》中指出："如痰火盛，心下怔忡者，温胆汤加炒黄连、山栀、当归、贝母。如寒痰停蓄心下而怔忡者，姜术汤。如痰迷心窍惊悸者，温胆汤，甚者朱砂消痰饮。"林氏多认为心悸乃痰火扰心所致。李用粹在《证治汇补》对惊悸、怔忡的证治作了全面总结。将心悸病因归为心血虚和痰两方面，"人之所主者心，心之所养者血。心血一虚，神气失守，神去则舍空，舍空则郁而停痰，痰居心位。此惊悸之所以肇端也。"唐容川《血证论·怔忡》亦指出："凡思虑过度及失血家去血过多，乃有此虚证，否则多挟痰瘀，宜细辨之。"若心阳不振，心气不足，运血无力，或年高营血苦涩，脉络不畅，均可导致血行不畅，瘀血内阻，可形成心悸怔忡。清代王清任尤其强调血瘀致病，无论外感还是内伤疾病，均认为与血瘀有关。其《医林改错》对于气虚血瘀理论的阐发有很大的贡献，开辟了活血化瘀法的新途径，对于心悸多认为是由气虚、血瘀所致，善用血府逐瘀汤进行加减。

清末中西汇通学派的代表医家张锡纯所著的《医学衷中参西录》结合中西医的相关理论将心病分为心脏麻痹和心机亢进两大类，并将怔忡与心机亢进、惊悸与心脏麻痹进行类比，进而提出怔忡为"非心机亢进而有若心机亢进"，惊悸为"其现象若与心脏麻痹相反"。尤其值得一提的是，张锡纯首次提出了胸中大气下陷导致怔忡的新观点。张氏曰："是大气者，原以元气为根本，以水谷之气为养料，以胸中之地为宅窟者也。夫均是气也，至胸中之气，独名为大气者，诚以其能撑持全身，为诸气之纲领，包举肺外，司呼吸之枢机，故郑而重之曰大气。"这种大气上周身血气的纲领，心在膈上，位于大气之中，一旦大气下陷，心无所依附，故见怔忡。

综上所述，结合中医古籍，王老认为，心悸发病的主要病理因素为气滞、血瘀、痰浊、水饮，故在临床治疗中，一定要从整体出发，辨证论治，给予理气活血、化痰祛浊、利水逐饮等治疗，且要十分重视心理因素在心悸中的治疗作用，这对控制心悸的发生、发展具有良好的临床疗效。

下面一则经典医案，体现了王老运用中医药治疗心悸的思路。

杨某某，女，52 岁，2014 年 6 月 17 日初诊。心悸 1 年。患者于 1 年前出现心悸，平素情绪极差，在烟台某医院门诊治疗，查心电图示偶发室性期前收缩，服用辅酶 Q10、酒石酸美托洛尔片，稍缓解，但仍反复发作。2014 年 3 月 16 日在烟台另一家医院就诊，服用美西律半月余，未有明显好转。后于某中医院服用可达龙。2014 年4 月 3 日动态心电图示窦性心律、偶发房性期前收缩(326 次/24 小时)、偶发室性期前收缩(400 次/24 小时)、ST－T 改变。目前患者心悸时有发作，伴手颤，无明显诱因，时有头晕、头痛，眠可，梦多，纳一般，大便时干，夜尿 2～4 次。舌淡暗，舌苔黄、中厚、有裂纹，脉滑。血压 154/85mmHg，心率 69 次/分，律齐。对其进行心理疏导，情绪调节。处方为法半夏 10g，陈皮 6g，甘草 6g，枳实 15g，竹茹 15g，珍珠母 30g，茯苓 20g，党参 20g，天麻 10g，白术 10g，牛膝 30g，丹参 15g。

二诊:2014 年 6 月 23 日。诸症较前明显减轻,舌质淡,苔白腻、中有裂纹,脉滑。处方为法半夏 10g,陈皮 6g,甘草 6g,枳实 15g,竹茹 15g,煅磁石 30g,茯苓 20g,党参 20g,天麻 10g,白术 10g,牛膝 30g,丹参 15g。

三诊:2014 年 7 月 7 日。上症偶有发作,舌质淡,苔白腻、中有裂纹,脉滑。处方为炙甘草 10g,桂枝 10g,阿胶 15g,生地黄 25g,麦冬 10g,火麻仁 10g,大枣 15g,党参 20g,丹参 20g,天麻 10g,酸枣仁 15g,金樱子 15g。

四诊:2014 年 7 月 14 日。自诉心悸未再发作,纳食一般,大便成形,每日 2 次,夜尿 3 或 4 次,眠差,梦多。舌质淡,苔薄黄、中有裂纹,脉滑。处方为法半夏 10g,陈皮 6g,甘草 6g,枳实 10g,竹茹 15g,生地黄 20g,茯苓 20g,党参 25g,龙骨(先煎)30g,牡蛎(先煎)30g,丹参 20g,甘松 10g,酸枣仁 30g。

按语 患者做了一系列相关检查均未找到引起心悸的病因,排除了心脏器质性病变,予西药抗心律失常治疗,无效。王老认为此病发病时间较长,属本虚标实之证,以气阴不足为本,平素情绪极差,气滞血瘀、痰饮阻脉为标,故以益气养阴、健脾化痰、活血化瘀、重镇安神为法,选用温胆汤、半夏白术天麻汤和炙甘草汤。症见头晕、头痛、梦多、苔黄厚、大便偏干等以标实为主时,先用温胆汤、半夏白术天麻汤以祛邪;待邪去之后,以气短、胸闷、四肢乏力或麻痹、苔白、舌淡为主症,此时则以本虚为主,应及时予以补虚,用炙甘草汤以固本。王老认为,该患者所患疾病应为心脏神经症,心理疏导、情绪调节也是治疗取效的关键。

三、不寐

不寐亦称失眠,是以经常不能获得正常睡眠为特征的一种病症。不寐主要表现为睡眠时间和深度不足,轻者入睡困难,或寐而不酣,时寐时醒,或醒后不能再寐,重则彻夜不寐,常常影响人们的生活、工作、学习和健康。王老认为,本病的发生多与情志失常、五志过极有关,各种原因导致的情绪失调都会影响周身气机运行,导致枢机不利,影响君、相火的运行和输布,失位妄动,造成脏腑功能紊乱,气血失和,以致心神失养或心神不安,不寐由此而发。因此,治疗过程中尤宜重视心理因素在疾病发生、发展过程中的作用。由于相火内寄肝、肾二脏,中医治疗应以肝、肾为主,兼顾脾胃,疏利少阳,调补君、相二火,使心神安宁,不寐自除。王老对于不寐的病因病机、治疗思路总结如下。

(一)病位主要在心,情志失常是主要病因

心为君火之脏,主神志,《灵枢·邪客》云"心者,五脏六腑之大主,精神之所舍也",同时心为神明之脏,《素问·灵兰秘典论》云"心者,君主之官,神明出焉"。

《灵枢·本神》曰:“所以任物者谓之心。”所以说,心神主管人的精神、意识思维活动,人对外界事物的反应,均通过心神来实现,完成对事物的感知,并形成思想、行为的反应。五脏功能调和,水谷精微化生气血,上奉于心,则心神得养。心主神明,神安则寐,神不安则不得寐。因此,不寐的病位主要在心。王老认为七情的变化虽由五脏所主,然无不由心神而发,如张介宾在《类经》中指出的“心为脏腑之主,而统摄魂魄,并该意志,故忧动于心则肺应,思动于心则脾应,怒动于心则肝应,恐动于心则肾应,所以五志唯心所使也”,故情志所伤,首伤心神。心神应为七情之大主,主宰七情的发生,因此情志的改变无不影响心神。随着社会节奏的加快,来自社会、家庭、工作、生活等方面的压力日益增加,再加上群体心理承受能力的下降,使得部分人在压力之下不堪重负,出现情志异常,五志过极,诸如焦躁不安、易怒等。愤郁不舒,可导致肝气郁结,气机失调,相火不能正常输布,郁而化火,或心火炽盛,君火妄动,扰动心神,心神不安而不寐;情绪低落,善疑多猜,易惊,而致心虚胆怯,神魂不安,不寐多梦;精神紧张,思虑过度,劳心耗神,心神易累,耗伤心血,神不守舍,魂不安宁,可导致入睡困难、夜寐不安或早醒。因此,情志失常是临床中不寐发生的最常见、最主要病因。王老认为,在临床中,虽然情志失常是不寐最常见的病因,但在个体患者往往不是单一的病因,多是诸多病因交杂、相互影响,因此,在治疗中应首先明确病因,分清主次,逐一解之。

(二)倡导少阳主枢,提出枢机不畅是不寐发生的主要病机

《素问·阴阳离合论》云:“太阳为开,阳明为阖,少阳为枢。”少阳居于太阳、阳明的中间,半表半里,外能从太阳之开,内能从阳明之阖。所以,少阳起出入、上下的枢机作用。少阳包括手、足二经所属的三焦与胆两腑。《难经》中提到三焦“有原气之别焉,主持诸气”以及“三焦者,原气之别使也,主通行三气,经历五脏六腑”,由此可以看出,三焦具有总司全身气机和气化的功能,也说明了三焦是气升降出入的通道,游行相火,通过三焦而输布到五脏六腑,充沛到全身。胆附于肝上,互为表里,得肝之余气聚而成精,形成胆汁,为“中精之腑”,共主调节周身之气,而尤以胆为中心。胆与三焦相通,共同运转气机,构成机体内外、表里之门户,并能启枢运阳。而相火必借枢机的宣畅而输布周身脏腑,发挥少火生气的作用,濡养和激发脏腑的正常功能活动,气机通畅,又能奉养君火,调节、舒展情志,正如李东垣所说,“三焦为相火之用,分布命门阳气,主升降出入”,因此王老认为,肝胆气机疏泄有常、气机畅达,方能保证相火在三焦的正常输布,畅身之阳气,煦及周身脏腑,发挥温煦推动的功用。可见,少阳不仅是人体物质及气机升降的通路,还是升降出入的原动力。王老认为,如若情志失调,所欲不遂,致肝气失疏,胆失条达,少阳鼓动无力,枢机闭塞,导致相火不足或失宣,不能发挥其少火生气的作用,不能温煦激发机

体功能，可出现情绪低落、入睡困难、多梦等症；少阳经脉循走胸胁，左右互用，为三焦水火气机升降之通道，而今枢机不运，胆气郁遏，相火内郁，妄动越位，扰乱心神，则可出现失眠、多梦、胸胁苦满、善叹息、焦虑、心烦急躁等症；胆火循经上行，也可扰动心神，可出现失眠、多梦；倘若少阳郁闭日久，气郁化火，三焦水道不通，津液失于输布，痰湿内生，痰火互结，扰乱心神，则可加重失眠、多梦、心烦急躁、口苦、神疲乏力等症状。

（三）从君、相火立论，君、相火异常是不寐发生的重要基础

君、相二火首见于《素问·天元纪大论》，“君火以明，相火以位”。张景岳云：“轻清而光焰于上者，火之明也；重实而温蓄于下者，火之位也。明，即位之神，无明则神用无由以著；位，即明之本，无位则光焰何从以生，故君火之变化于无穷，总赖此相火之栽根于有地。”君火即心火，相火寄于肝、肾二部。朱震亨说：“盖相火藏于肝，肾阴分，君火不妄动，相火惟有禀命守位而已。”君火处于主导地位，主宰人体的生命活动；相火处于从属之位，秉君火之命而行，职司全身之功能活动，是君火功能的根基。君火与相火相互依存，相互协调，通过少阳枢机共同温煦周身，主持神明；“相火易起，五性厥阳之火相煽，则妄动矣。火起于妄，变化莫测，无时不有，煎熬真阴，阴虚则病，阴绝则死”，此为相火之变，相火妄动可引动君火，导致君相火旺。君火，朱丹溪又谓之“人火”，是人身阳气最精纯的部分，上化为神而以明为其用，唐荣川也提出“心为火脏，烛照事物，故司神明”。因此，王老认为人的思想意识及思维活动均有赖于君火，君、相火互根互用，在君火的主导作用下，心神才能正常的感知外物；在相火的温煦濡养之下，周身脏腑才能得以正常各司其职，阴阳调和，气血畅达，并对外界事物产生主观感应，产生正常的喜、怒、忧、思、悲、恐、惊七情，形成一定的合理的思维模式和行为模式，因此可以说是君火、相火的和谐维持了正常的情志、精神和行为活动，是诸脏腑正常发挥功能的保障。朱丹溪曰：“此善处乎火者，人心听命乎道心，而又能主之以静，彼五火之动皆中节，相火惟有裨补造化，以为生生不息之运用耳？”丹溪所云“道心”，即指君火主持的正常神志思维活动；而“人心”，则指太过之七情。王老认为，相火秉君火之命而行，心动则相火亦动，因此情志怫郁、愤怒忧怨等五志过极可引起心神不安，相火越位而妄行，又可加重君火妄动，引起气血运行失常，脏腑功能失调，可出现精神焦躁不安、紧张恐惧、入睡困难、精神倦怠乏力等一系列症状，而入睡困难、焦虑紧张等心理疾患，又会加重君火旺盛，形成一个恶性的病理循环。另外，周身气机的运行、枢机畅达均有赖于相火的推动，若因情志不畅，或因痰饮、湿邪等病理产物阻遏气机，气行不畅则会引起相火亢进以促进气机的运行，如此必会引起机体阴阳失调，阴阳不相交接，可造成不寐的发生；或因肝气不疏，因相火又寄于肝，可造成肝中阳气不达、相火不足

或累及君火而易造成失眠、多梦、精神涣散、情绪低落等症。再者，先天不足、年高肾虚、体虚多病、房劳过度等原因均可导致阴精亏虚。而相火是水中之火，又名龙雷之火，可化无形之元气，宜潜藏不宜僭越，由于受阴精的制约，故具有动中有守之特性。若肾中水涸，相火无藏身之位，动而无守，越位于外，造成相火亢而妄行阴虚火旺之势，相火为君火的根基，相火妄行必然会影响君火主神明之功能，易扰乱心神，心神不宁则可出现失眠、心烦急躁等症。

（四）治疗强调从肝肾论治，顾护脾胃

《素问・灵兰秘典论》曰："肝者，将军之官，谋虑出焉。"《素问・六节藏象论》曰："肝者，罢极之本，魂之居也。"肝的主要生理功能是主疏泄，主藏血。肝禀春木之性，性喜条达而恶抑郁。肝的疏泄功能可以调畅情志、调节全身气机运动，而气血津液的正常运行、代谢和相火的正常输布、宣发均有赖于气机的升降出入，所以肝的疏泄功能正常，则气机调畅，气血调和，津液输布代谢正常，相火动中有节，脏腑功能调和得以发挥，如《丹溪心法・六郁》云"气血冲和，万病不生，一有怫郁，诸病生焉"。王老认为，肝其志在怒，内寄相火，而情志异常是造成不寐的重要病因，如若出现情志怫郁、烦恼、紧张思虑过度、情绪低落等情志异常，则易肝失其疏泄条达之性，造成肝气郁结，枢机不利，导致相火不足或失宣，不能发挥其少火生气的作用，不能温煦激发机体功能，出现情绪低落、入睡困难、多梦等症。气机郁滞日久，相火内郁，妄动越位，内扰心神，魂不潜藏可致不寐。正如宋代许叔微《普济本事方・卷一》云："平人肝不受邪，故卧则魂归于肝，神静而得寐。今肝有邪，魂不得归，是以卧则魂扬若离体也。"肝为刚脏，非柔不和，肝又主藏血，肝之疏泄功能必须依赖阴血的滋养才能发挥其正常生理作用，若肝阴血不足，不能收敛肝阳或因大怒肝气升发太过，肝胆火盛，扰动心神，可出现头晕头痛、失眠多梦、心烦急躁、口干口苦等症状。《素问・六节藏象论》说："肾者主蛰，封藏之本，精之处也。"精气是构成人体的基本物质，也是人体生长发育及各种功能活动的物质基础，肾中精气的作用主要概括为肾阴和肾阳两个方面，肾阴、肾阳是各脏阴阳之本，故在阴阳失调时会因此导致其他脏的阴阳失调。如肾水不足，肝木失去肾阴的滋养，导致"水不涵木"，肝阳上亢，甚至肝风内动等。心为火脏，位居于上属阳，肾五行属水，位居于下属阴；心火必须下降于肾，使肾水不寒，肾水必须上济于心，使心火不亢，即心肾相交，水火既济，心、肾之间的生理关系就会协调。王老认为，由于先天不足，肾精虚弱；或房劳过度，耗伤肾精；或年高肾虚，肾中水涸，均可导致肾阴亏虚，不能上奉于心，水火不济，心火旺盛，扰乱心神而导致失眠、心烦急躁等症，如《景岳全书・不寐》中所说的"真阴精血不足，阴阳不交，而神有不安其室耳"。另外，肾中命门之火是相火之源，肾中寄有相火，若肾中水涸，相火无以藏身而发露于外，妄动之相

火，动失其正，更加重阴精亏虚。若久而失治，阴损及阳，命门火衰，相火不足，导致心神失养，而出现失眠、心中怵惕不安、情绪低落、抑郁、善惊易恐等。脾胃为后天之本、气血生化之源。脾主升，胃主降，又为水谷精微传化之枢，与其余脏腑功能密切相连，相互影响。肝脏疏泄功能的正常也是脾主升清与胃主降浊的协调平衡的一个重要条件。胆为六腑之首，附于肝，相为表里，得肝之余气聚而成精，形成胆汁，为“中精之腑”，胆汁的分泌和排泄也可促进脾胃的运化功能。所以，肝胆疏泄有常，脾胃调和，气血才能生化有源。胃气为水谷精气，清纯冲和，人之阴气亦以此为养。胃土损伤易为肝木侮之，此即为土败木贼也。脾胃虚弱又可造成“土不伏火”之局面，相火而不能安其位，僭越妄动。因此，治疗时应配合健脾和胃，以存胃气。王老在治疗不寐时强调辨证论治，总的治则为调整阴阳气血的平衡。他认为，不寐总归于心神，或心神失养，或心神不安，故治疗时总需配合安神之法，或养心安神，或清心安神。情志不舒，肝气郁结者宜疏肝理气；肝血亏虚者宜养血柔肝；枢机不利，胆火上炎者宜清泻少阳、疏利肝胆；胆气郁遏，相火失宣，胆怯易惊者宜开宣枢机、养心安神；肾精不足者宜补肾填精；肾阴阳不和者宜调补阴阳；心肾不交者宜交通心肾、调和水火。若出现胆热木郁、克犯脾土之证，如恶心欲呕、胸脘痞闷、纳呆腹胀等，应配合健脾和胃之法；或清凉药性太过，平素脾胃虚弱，恐苦寒伤胃，也应当健运脾气、顾护胃气；脾胃失运，痰湿中阻，阻遏气机或化火伤神，宜健脾化痰、燥湿和胃。在实际临床中，不寐的病机往往比较复杂，相互兼加，王老认为，应分清病机，各治法相互配合，如肾阴亏虚日久往往导致水不涵木，肝肾阴虚，肝阳上亢，热扰心神，克犯脾胃，营血亏虚，治疗应清热滋阴、健脾安神；如肝郁不舒，可郁而化火，木火扰心，又能导致脾虚血弱，心神失养，治疗应疏肝健脾、宁心安神等。

（五）中西并重，强调配合心理治疗

从现代医学讲，失眠通常有躯体性原因、生理性原因、精神心理性原因等。因此，王老在治疗失眠时，首先明确西医诊断和病因，由此判断预后，并根据病因采取辨病与辨证治疗相结合。在治疗不寐过程中，王老注重配合心理疗法，培养“君相互感”的身心调节模式。君相互感，水火既济，君火清净而无为，相火动而中节，使君相达到和谐统一，则形与神俱，正是中医形神合一生命观的体现。早在《素问·上古天真论》就提出“恬淡虚无，真气从之，精神内守，病安从来”，所以鼓励患者改变生活态度，恬淡虚无，心境平和宁静，敞开胸怀，学会释放自己的压力；配合心理暗示，使患者树立信心，放下包袱；保持乐观、坚强的心态，积极适应社会，提高抗挫折能力；鼓励患者养成良好的睡眠习惯。这些心理疗法对于不寐的预防及治疗都尤为重要，往往能取得很好的效果。

综上所述，王老认为，不寐的发生常常与情志失调、五志过极有关。情志失调

导致气机运行不利，影响君、相二火的运行输布，君、相二火失位妄动，可致脏腑功能紊乱，气血失和，阴阳不相顺接，心神失养或心神不安，不寐由此而发。因此，中医辨证治以补益肝肾、调和脾胃、疏肝利胆、调补君相二火，使心神安宁，不寐症除。同时，在治疗过程中，王老还十分重视心理因素在疾病发生、发展过程中的作用，注重心理疏导，调节情绪，以取得良好的临床疗效。

下面一则医案体现了王老运用中医药治疗不寐的思路。

朱某，女，63 岁。患者以“入睡困难半年，加重 1 月”为主诉就诊。患者半年前与家人生气后出现入睡困难，最初间断出现，心中因生气之事郁郁不舒，失眠症状逐渐加重，近 1 个月出现每晚入睡困难，甚则彻夜不眠，遂由家人陪伴来门诊求治。症见入睡困难，情绪低落，悲忧善哭，胡思乱想，心烦急躁易怒，周身乏力，双下肢乏力明显，阵发烘热汗出，纳差不欲食，口干不欲饮，饮则喜热，二便正常，舌质淡，苔白厚腻，脉细数。中医诊断为不寐，证属阴虚火旺、心脾两虚。方以四调汤加减。处方为川楝子 9g，黄芩 9g，半夏 30g，苍术 10g，茯苓 15g，厚朴 9g，当归 9g，白芍 15g，黄柏 10g，淫羊藿 10g，生龙骨 30g，生牡蛎 30g，熟地黄 15g，枸杞子 30g，党参 30g，合欢皮 30g，炒酸枣仁 15g，龙眼肉 15g，炙甘草 6g。7 剂，水煎，每日 1 剂，分两次温服。

二诊：服上方后，入睡困难好转，已能入睡，眠浅易醒，醒后难以再睡，情绪低落、心烦急躁、悲忧善哭、胡思乱想等症状基本消失，阵发烘热汗出、乏力、纳差的症状已改善，二便正常，舌质淡红，苔薄白，脉弦细。守上方去半夏、苍术、厚朴，加山茱萸 15g、制何首乌 15g、炒白术 15g。7 剂，水煎，分两次温服。

三诊：服二诊方后，乏力、汗出症状消失，入睡困难明显改善，现能入睡五六个小时，纳尚可，二便正常，舌质淡红，苔薄白，脉弦细。守二诊方加夜交藤 30g，7 剂，继续服用。后以知柏地黄丸巩固治疗。

按语 该患者因与家人生气，不能释怀，久而肝气郁结，劳伤心脾，心血暗耗，心神失养；年过六旬，肝肾亏虚，相火失养，肾水不足不能上制心火，使君火过亢，君相火旺，心神不宁，出现入睡困难、多梦、心烦急躁、情绪低落、头晕、乏力等症状。诸症皆由阴血不足，肝肾火旺，心脾两虚所引起。方中川楝子合黄芩疏肝利胆，清郁火；半夏、苍术、茯苓、厚朴燥湿健脾，行气化痰；当归、白芍养血柔肝；黄柏、淫羊藿调补阴阳，合生龙骨、生牡蛎共同燮理阴阳，镇静安神；熟地黄、枸杞子滋补肝肾；党参补益气血；合欢皮解郁安神；炒酸枣仁味甘、酸，性平，益肝血，养心阴，安心神；龙眼肉味甘、性温，入心、脾经，具有补益心脾、养血安神之效；炙甘草调和诸药，益气补中。二诊入睡困难好转，情绪改善，舌苔已变薄，痰湿已去，故去半夏、苍术、厚朴，加山茱萸、制何首乌以滋肾填精，加炒白术健脾益气，兼顾先、后天之本。三诊睡眠改善明显，加夜交藤养血安神，巩固治疗。王老指出，此型不寐于中老年群体中多见，病机较为复杂，融补肾、疏肝、健脾、养心诸法于一炉，兼顾先、后天之本。

四、眩晕

眩晕是由于情志不畅、饮食内伤、久病体虚、失血劳倦、外伤及手术等病因，引起痰浊、瘀血等邪扰清空，或寒热错乱，阴阳失调，正气不足，清窍失养为基本病机，以头晕、眼花为主要临床表现的一类病症。眩晕多见于中老年人，亦可见于青年人。本病可反复发作，妨碍正常工作及生活，严重者可发展为中风、厥证或脱证而危及生命。

眩亦作眴，指眼花或眼前黑矇，视物模糊；晕系指头晕，即感觉自身或外界景物旋转不定，站立不稳，二者常同时并见，故统称为眩晕。《医学统旨》云："眩者，谓忽然眼见黑花昏乱，少倾方定；晕者运也，谓头目若坐舟车而旋转也，甚有至于卒倒而不知者。"《医学心悟》云："眩谓眼黑，晕者，头旋也。故称头旋眼花是也。"此病又名眩目，冒眩，眩运，眩动运，头眩，头旋，风眩，风头眩，旋运等。临床上，眩晕既可是某一疾病的症状，又可是一种独立疾病。作为一种疾病，眩晕以头晕眼花为主症，轻者闭目即止，重者如坐车船，旋转不定，不能站立，或伴有恶心、耳鸣、耳聋、呕吐、汗出、面色苍白、肢体震颤等症状，严重者可突然仆倒。

有关眩晕的记载最早见于《黄帝内经》，称为眩冒、头眩。如《灵枢·海论》曰："髓海不足，则脑转耳鸣，胫酸眩冒。"《素问·至真要大论》云："厥阴胜之，耳鸣头眩。"《神农本草经》称此病为眩运、眩动运，如在论述中药山茱萸的功效时言"治肝虚眩运，乃肝脏之要药"；论羌活功效时言"治贼风头痛眩动运。"张仲景对眩晕虽未有专论，但在《伤寒杂病论》多处以眩、目眩、头眩、冒、冒眩、振振欲擗地等对眩晕进行了描述，具体条文如"心下有支饮，其人苦冒眩，泽泻汤主之""心下有痰饮，胸胁支满，目眩，苓桂术甘汤主之"等。王老指出，《黄帝内经》及《伤寒杂病论》时期所记载之眩晕，有的是它病之症状，有的则是单一之疾病。

华佗《中藏经》名之为"头眩"，如其云"胆虚则寒，寒则恐畏，头眩不能独卧"。晋代王叔和的《脉经》称之为"头目眩"，如其曰"病先发于肝者，头目眩，胁痛支满"。隋代巢元方的《诸病源候论》列"风头眩候"专论此病，名之为"风头眩"。唐代王焘在《外台秘要》中将眩晕称之为"头风眩"。唐代孙思邈在《备急千金要方》中谓之曰"风眩"，如其言"痰热相感而动风，风心相乱则闷瞀，故谓之风眩"。首先应用"眩晕"一名者，当推宋代医家陈言，他在《三因极一病证方论》一书中第一次以"眩晕"之名论述了本病的证治要点。此后，"眩晕"一名开始散见于各种医学著作当中。宋代医家杨士瀛在《仁斋直指方》一书中，第一次给眩晕下了较为确切的定义，其言"眩言其黑，运言其转，冒言其昏，眩运之与冒眩，其义一也，其状目闭眼暗，身转耳聋，如立舟舡之上，起则欲倒”。宋金元明时期，各家医书中既有沿用以前之名者，也有运用“眩晕”一名者，可谓两相兼杂，但总体上逐渐向“眩晕”一名统一。至明末清初，此病称谓开始基本上统一于眩晕。王老认为，眩晕之病名，在中医古籍文献中较易辨识，古今并无太大差别。

《黄帝内经》一书对此病病因病机的论述既开了先河，又比较详尽，已对眩晕的病因病机有了较为全面的认识。《黄帝内经》载，此病与肾、肝、脾关系密切，多因虚而致，发病原因多为肝肾虚损、上气不足、肝阳化风、外邪入侵等，也与运气有关。已认识到了脑转目眩为此病的主要症状。在脏腑归属上，认为此病主要应责之于肾、肝、脾三脏。如《素问·五脏生成》篇云：“头痛巅疾，下虚上实，过在足少阴。”《素问·至真要大论》云：“诸风掉眩，皆属于肝。”《素问·气交变大论》言：“岁木太过，风气流行，脾土受邪，民病飧泄食减……甚则忽忽善怒，眩冒巅疾。”在病性归属方面，认为气虚清阳不展可致眩晕发生，如《灵枢·卫气》曰“上虚则眩”，《灵枢·口问》曰“上气不足，脑为之不满，耳为之苦鸣，头为之苦倾，目为之眩”。与此同时，《黄帝内经》认为外邪入侵亦可导致眩晕发生，如《灵枢·大惑论》云“邪中于项，因逢其身之虚，其入深，则随眼系以入于脑，入于脑则脑转，脑转则引目系急，目系急则目眩以转矣”。张仲景《伤寒杂病论》对眩晕之证治虽然没有专门论述，仅有“眩”“目眩”“头眩”“振振欲擗地”等描述，但在《黄帝内经》基础上进行了发挥，认为痰饮是眩晕发病的基本原因之一，为后世“无痰不作眩”的观点提供了理论依据，开创了“因痰致眩”理论及其治疗的先河。但张仲景对眩晕成因的认识并不单单局限于“痰饮致眩”之说，对于其他原因导致的眩晕认识的也很深刻。他认为眩晕的病因病机亦可为邪袭太阳、阳气郁而不得伸展；或邪郁少阳，上干空窍；或肠中有燥屎，浊气攻冲于上；或胃阳虚，清阳不升；或阴液已竭，阳亡于上等。王老认为，张仲景以上这些关于眩晕的理论探讨，直至现在，仍然有效地指导着临床，为后世论治眩晕奠定了一定的理论和临床基础。

晋代王叔和在《脉经》中说：“病先发于肝者，头目眩，胁痛支满。”他认为眩晕之为病，所病脏腑应首责于肝。隋唐时期医家对眩晕的认识，基本上继承了《黄帝内经》的观点。隋代巢元方《诸病源候论》专设“风头眩候”篇，提出了“风头眩者，由血气虚，风邪入脑”的病源学说，从风邪立论的角度探讨了眩晕的发病机制，此论述仍未脱离《黄帝内经》之基本观点，但对本病病因病机的认识却更加具体而明确，认为肝肾阴虚，气血不足，内、外之风邪上犯于脑窍是眩晕发生的基本病机。至唐代，孙思邈在沿用巢元方之论的同时，结合《黄帝内经》及《伤寒杂病论》对此病的论述，将“阴虚风动”“痰饮致眩”之论与巢元方“血气亏虚，风邪入脑”之说相结合，在《千金方》中首次提出了“风、热、痰”三因致眩的观点，如其言“痰热相感而动风，风心相乱则瞀，故谓之风眩”。王焘《外台秘要》对眩晕病因病机的认识基本上和孙思邈《千金方》相一致。结合古籍，王老认为诸多眩晕是痰浊内蕴，蒙阻脑窍，久而遂生寒热，寒热错乱，阴阳失调，正气不足，清窍失养，故可用寒热并行的治疗思路，平调寒热，恢复阴阳，使气血充盈，正气存内，邪不可干。

两宋时期，眩晕的病因病机理论进一步发展。在此期间，医家们探讨眩晕病因病机的一大特点就是十分重视外因致眩的研究。陈言的《三因极一病证方论》将眩晕的病因分为内因、外因和不内外因三种。外因系由素体体虚，风、寒、暑、湿诸邪气伤及三阳经；内因为七情内伤，致脏气不和而生痰邪；不内外因则为饮食所伤、房劳过度、吐衄便利等，伤及气血，致精血不足，上不荣脑。其言："如中伤风寒暑湿在三阳经，皆能眩人，头重项强，但风则有汗，寒则掣痛，暑则热闷，湿则重着，吐逆眩倒，属外所因；喜怒忧思，致脏气不行，郁而所生，涎结为饮，随气上厥，伏留阳经，亦使人眩晕呕吐，眉目疼痛，眼不得开，属内所因；或饮食饥饱，甜腻所伤，房劳过度，下虚上实，拔牙金疮，吐衄便利，去血过多及妇人崩伤，皆能眩晕，眼花屋转，起则眩倒，属不内外因，治之各有法。"严用和在陈言三因论治眩晕的基础上，认为眩晕之发病只以内、外二因区分即可。外感六淫邪气或七情太过不及，伤及肝脏，肝风上扰，是眩晕发病的基本病机。他于《重订严氏济生方·眩晕》中说"六淫外感，七情内伤，皆能导致"。可以说，陈言和严用和在充分重视外因致眩研究的同时，所提出的"七情内伤致眩说"，既补充了前人之未备，又符合临床实际。杨士瀛《仁斋直指方论》一书对眩晕的认识基本与此相同。王贶之《全生指迷方》认为气血不足、肝失所养、肝风内动、上扰清窍是眩晕发病的基本病机，单从内因论治本病。

元明清时期，朱丹溪倡导痰火致眩。《丹溪心法·头眩》曰："头眩，痰挟气虚并火，治痰为主，挟补气药及降火药。无痰不作眩，痰因火动，又有湿痰者，有火痰者。"虞抟在《医学正传》中提出"血瘀致眩"之说，认为多种因素致血瘀不行，瘀血停聚胸中，迷闭心窍，火郁成邪，发为眩晕，故治宜行血清经、散其瘀结，则眩晕可愈。此说既首创了瘀血致眩之说，又开创了从心论治眩晕之先河，可谓匠心独运。同时，他还认为体质因素在眩晕发病过程中具有重要作用，进一步发展了朱丹溪关于体质论治眩晕的学说。

张景岳在眩晕的认识上总结的非常全面。他在《黄帝内经》"上虚则眩"的理论基础上，对下虚致眩作了详尽论述。《景岳全书·眩晕》中说："头眩虽属上虚，然不能无涉于下。盖上虚者，阳中之阳虚也；下虚者，阴中之阳虚也。阳中之阳虚者，宜治其气，如四君子汤……归脾汤、补中益气汤……阴中之阳虚者，宜补其精……左归饮、右归饮、四物汤之类是也。然伐下者必枯其上，滋苗者必灌其根。所以，凡治上虚者，犹当以兼补气血为最，如大补元煎、十全大补汤诸补阴补阳等剂，俱当酌宜用之。"同时，张景岳还着重强调了"无虚不作眩"的观点，其言"眩运一证，虚者居其八九，而兼火、兼痰者不过十中一二耳"，详细论述了劳倦过度、饥饱失宜、呕吐伤上、泄泻伤下、大汗亡阳、眴目惊心、焦思不释、被殴被辱气夺等皆伤阳中之阳,吐血、衄血、便血、纵欲、崩淋等皆伤阴中之阳而致眩晕,故在治疗上认为应以“治其虚”为主。张景岳以阴阳为纲,论述眩晕的病因病机,又以阴阳互生互长的原理确定对本病的治疗原则,实是难能可贵。与此同时,张景岳继承并发扬了虞抟“血瘀致眩”之说,认为瘀血是眩晕发病的一个不可忽视的重要原因。

周杓元《温证指归》从温病学角度论述了眩晕发病的基本经过,认为此病总因肾气虚弱,一遇大热,耗损真阴,使阴不摄纳,而阳无所依,上蒙清窍而发为眩晕;也可由热邪郁伏中焦,久而不去,扰动上焦清阳之位而发为眩晕。

王绍隆《医灯续焰》认为气虚是眩晕发病的根本原因。他说:“清阳出上窍,而目在其中。清阳者,气也。气不足则不能上达,以致头目空虚,而眩晕时作矣。”

陈修园则在风、痰、虚之外,再加上火,从而把眩晕的病因病机概括为风、火、痰、虚四个字,可谓言简意赅,既精当又全面,尤其是对风的论述,在刘完素等人论风的基础上,全面形成了“无风不作眩“的观点。其云:“盖风非外来风,指厥阴风木而言,与少阳相火同居,厥阴气逆,则风生而火发,故河间以风火立论也。风生必挟木势而克土,土病则聚液而成痰,故仲景以痰饮立论,丹溪以痰火立论也。究之肾为肝母,肾主藏精,精虚则脑海空而头重,故《黄帝内经》以肾虚及髓海不足立论也。其言虚者,言其病根,其言实者,言其病象,理本一贯。”

综上所述,结合中医古籍,王老认为,眩晕多是内、外因共同作用的结果。内因为肝脾肾虚,正气不足,清窍失养;外因为痰浊、瘀血上攻头目,扰乱清空,久而遂生寒热,寒热错乱,耗伤阳气,外邪致病必通过内因,可用补气化浊、行气活血、寒热并行的治疗思路,对控制眩晕的发生、发展具有良好的临床疗效。

下面两则经典医案体现了王老运用中医药治疗眩晕的思路。

医案一

黄某,女,52岁。1970年以来,经常头痛,眩晕,干呕,甚则晕倒,多家医院皆诊断为梅尼埃病。2002年1月来诊。症见头顶痛甚,干呕,吐涎沫;眩晕时,天旋地转,如坐舟中;四肢无力,手足清凉,面色萎白无华,舌淡润少苔,脉微细。此为肝胃虚寒,浊阴上逆,病属厥阴寒逆之头痛眩晕。治宜平调寒热、通阳降浊,以吴茱萸汤主之。处方为吴茱萸10g,党参20g,生姜30g,大枣30g。4剂。在《伤寒论》中,吴茱萸汤主治病症有三条:一属阳明之胃家虚寒,二属少阴吐利,三属厥阴寒证。其共同点,皆有呕吐这一主症。阳明虚寒食谷欲呕,少阴吐利,厥阴干呕、吐涎沫,其病机之共性,皆为中虚气逆,浊阴上犯。但本例厥阴干呕、吐涎沫,还有头痛一症,此乃病属厥阴经之显著特征。其所以成为特征,一是因为厥阴受邪,循经气而上逆巅顶,故头痛,且其部位常在头顶。二是厥阴受寒,肝木横逆,寒邪挟浊阴之气上逆而犯胃土,以致中气虚弱,脾气不升,胃气不降。清阳不足,干呕气逆上冲则头痛;其眩晕,正如《素问·至真要大论》所云"诸风掉眩,皆属于肝"。总其要,厥阴肝寒为本,阳明胃寒为标,病属厥阴寒证。

二诊:上方服4剂后,患者呕吐止,头痛、眩晕明显减轻。但仍眩晕,其所以眩晕,因其病在肝,而根在肾。宜继进温补脾肾之剂,以理中汤加味缓缓服之。处方为党参20g,炒白术18g,炙甘草15g,干姜30g,制附子片(久煎)30g,茯苓15g,肉桂(研末冲服)10g。

服20余剂后,诸恙悉安。2002年7月追访,未再重犯。

按语　本例厥阴头痛眩晕,与梅尼埃病相似。其病因尚未完全清楚。中医虽无此病名,但根据辨证,多属肝肾。《灵枢·海论》篇云"髓海不足,则脑转耳鸣,胫酸眩冒,目无所见",亦即此理。邪入厥阴,从阴化者居多,常见干呕、吐涎。其标在胃寒,病在肝寒,根在肾寒,故治疗以平调寒热为主,先后投以焕土、暖肝、温肾之剂,病祛根除而晕痛皆止。

医案二

李某,女,46岁。2008年5月11日初诊。发作性头晕、目眩3个月。患者3个月前开始出现发作性头晕、目眩。颈椎正、侧位片示钩突变尖,椎体边缘骨质增生,第3、4椎间孔变窄,被诊断为颈椎病。曾给予颈部牵引、局部理疗及药物治疗,未见明显改善。现症见头晕,以头部转动时为重,伴耳鸣,恶心,夜寐梦扰,颈部酸胀,无手臂及手指麻木,胸闷,纳呆,二便正常,舌淡,苔薄白,脉细弦。证属气虚血瘀,气血不能畅行以滋养脑髓,治宜益气活血,用乌龙丹煎剂加减治疗。方药为生黄芪30g,地龙10g,葛根20g,全蝎6g,僵蚕10g,川芎10g,威灵仙10g,鸡血藤20g,当归10g,制何首乌20g,丹参20g,夜交藤20g,酸枣仁20g。14剂,每日1剂,水煎2次,饭后服。

二诊:2008年5月25日。服上方后,患者头晕、耳鸣减轻,睡眠转安,未见颈部酸胀,仍胸闷、纳呆,舌脉如前,治从前意。生黄芪30g,地龙10g,葛根20g,全蝎6g,僵蚕10g,川芎10g,制何首乌20g,石菖蒲10g,瓜蒌10g,郁金10g,川楝子10g,炒麦芽10g,炒谷芽10g,神曲15g,焦山楂15g。14剂,每日1剂,水煎2次。服上方后,上症未再发作。

按语　王老认为,颈性眩晕可归于中医学"眩晕""头痛"范围。眩晕与头痛是两个病,或者说是两个症状,它们可单独存在,也可同时并存,在该病案中,它们的发病机制是一样的。椎动脉型颈椎病应为本虚标实之证,其本为肝肾不足、气血亏虚，标为痰和瘀。此病以中老年人多见，多有肝肾不足或气血亏虚。“诸风掉眩，皆属于肝”，因肾水不足，不能滋养肝木，致肝阴不足，阴虚阳失所附，肝阳偏亢，化风上扰，故见眩晕、头痛、耳鸣、恶心，这是本虚的一面。由于气血亏虚，诸阳不升，营血不能上承荣于脑，清窍失养，故可见头目眩晕、头痛隐隐、耳鸣；同时，营血不足，筋脉失养，可见肢体麻木不利，如《黄帝内经》中所说“脉不荣则筋急”，这是本虚的另一面。王老临床治疗中以补气化浊、行气活血为主，常用制何首乌、女贞子、墨旱莲、山茱萸、生地黄、熟地黄、生黄芪、当归等，并常用丹参为标本兼治之药，正如《明理论》中言“以丹参一物，而有四物之功，补血生血，功过当归、地黄；调血敛血，力堪芍药；逐瘀生新，性倍芎穹”。其标在痰与瘀，“无痰不作眩”，此病多因恣食肥甘厚腻、劳倦太过，伤于脾胃；或内伤七情，肝脾失调，均可导致脾失健运，以致水谷不化精微，聚湿生痰，湿痰中阻，则清阳不升，浊阴不降，痰邪阻遏清窍，则发为眩晕，常伴头重如蒙、胸闷、泛恶欲吐。此病发病之时，标实尤为突出，此时应健脾化浊、祛痰止眩，常选用法半夏、白术、天麻、茯苓、陈皮、泽泻等。“无瘀不作眩”，在颈性眩晕中，大多数患者的病理基础是在动脉硬化、管腔变细、血管弹性减退的状态下，有关部位的血管痉挛，致使供血障碍，导致眩晕，此时应行气活血。王老治疗本病必用丹参、红花、地龙、当归、葛根等活血化瘀之品。病久者，加水蛭、全蝎、僵蚕、土鳖虫等动物药，籍以搜剔窜透，以达到扩张血管、促进局部血液循环、降低血黏度、改善脑内微循环、缓解椎动脉痉挛的目的。

（马　俊　孙晓磊）

第四章 临证心得

王老在临床过程中，擅长运用经方，对于很多方剂都有自己独到的见解。我们根据临床跟师过程中的所见所闻，暂且粗略地分门别类，以期能够尽量完整地讲述王老的学术思想。

一、黄芪类方

黄芪类方是王老在临床中很常用的一组方剂。王老擅长运用黄芪，《汤液本草》谓其“是上中下内外三焦之药”。《神农本草经》谓黄芪，气味甘，微温，无毒，主痈疽、久败疮、大风癞疾、五痔、鼠瘘、补虚、小儿百病。应用黄芪应当注意：①患者的体型，黄芪体质应为面色黄白或黄红隐隐，或黄暗，缺乏光泽；浮肿貌，目无光彩；肌肉松软，腹壁软弱无力，犹如棉花枕头，按之无抵抗感以及痛胀感；平时易于出汗，畏风，遇风冷易于过敏，或鼻塞，或咳喘，或感冒；大便不成形，或先干后溏；易于浮肿，特别是足肿，手足易麻木；舌质淡胖，舌苔润。②老年人用黄芪的机会较多，缺乏运动、营养不良、衰老均可导致肌肉松软，腹部尤为明显，腹肌萎缩而脂肪堆积，并可伴有水肿等，即《金匮要略》所谓的“骨弱肌肤盛”。中老年人中该种体型尤为多见，因此，黄芪多应用于中老年人。③黄芪须多服、久服才能见效。《伤寒论》不用黄芪、《金匮要略》罕见四逆汤，可见黄芪是内伤杂病的用药。岳美中云：“黄芪之于神经系统疾患之瘫痪麻木、消削肌肉等确有效，且大症必须从数钱至数两，为一日量，持久服之，其效乃效。”黄芪以 10～30g 为常用范围，大剂量可达 120g，甚至更多。但用量过大可以导致胸闷腹胀、食欲减退，并可出现头晕潮热等。尤其是肌肉坚紧、大便秘结者少用或慎用。多汗而发热、咽喉红痛者，不宜使用。④张仲景用黄芪有一个剂量段，即黄芪大量（5 两）治疗水气、黄汗、浮肿，中量（3 两）治疗风痹、身体不仁，小量（1 两半）治疗虚劳不足。现代应用可以根据张仲景的用药经验适当变化。如用于治疗浮肿，量可达 60～100g；治疗半身不遂、骨质增生疼痛等，可用 30～60g；用于上消化道溃疡，可用 15～30g。⑤“黄芪证”的脉象没有特异性。防己黄芪汤用于脉浮，黄芪芍药桂枝苦酒汤则主治脉沉，所以，使用黄芪不论脉浮、脉沉，关键是看体型和肌肉是否松软。

黄煌教授提出了“黄芪证”和“黄芪体质”，即“体重溲约肢麻痹，自汗盗汗恶风袭，溃疡久不敛脓水稀。面色黄白红隐隐，黄暗乏泽肉松弛，目少精彩面无华，腹软舌淡胖苔润。遇风冷感易过敏，鼻塞易感咳嗽喘，大便稀或干后溏，食欲不振腹易胀，易浮肿，多足肿，手足麻木用之灵”。王老认为，凡是中医认为是“气虚”“气血不足”“中气下陷”的情况，都可以用黄芪。平时体质虚弱，容易疲劳，常感乏力，往往是“气虚”的一种表现。贫血，则常属“气血不足”。而脱肛、子宫下坠等也常被认为是“中气下陷”。有上述症状者，临床中可应用黄芪及黄芪类方。

1. 黄芪桂枝五物汤

王老认为此方多用于治疗肢体浮肿，麻木不仁，关节僵硬，自汗，怕风者。此类患者舌多淡胖。《金匮要略》有言：“血痹，阴阳俱微，寸口关上微，尺中小紧，外证身体不仁，如风痹状，黄芪桂枝五物汤主之。”黄芪桂枝五物汤的组成为黄芪 9g，芍药 9g，桂枝 9g，生姜 18g，大枣 4 枚；具有调养荣卫、益气温经、祛风散邪、补气通阳、养血除痹之功效；主治因素体营卫气血不足，复因劳而汗出，外感风邪客于血脉所致的血痹证，是治疗血痹的代表方剂。

血痹是由于素体“骨弱肌肤盛”，劳而汗出，腠理开，受微风，邪遂客于血脉，致肌肤麻木不仁，状如风痹，但无痛，是与风痹之区别，而脉微涩兼紧，说明邪滞血脉，凝涩不通。故以益气温经、和血通痹而立法。方中黄芪为君，甘温益气，补在表之卫气。桂枝散风寒而温经通痹，与黄芪配伍，益气温阳，和血通经。桂枝得黄芪益气而振奋卫阳；黄芪得桂枝固表而不致留邪。芍药养血和营而通血痹，与桂枝合用，调营卫而和表里，两药为臣。生姜辛温，疏散风邪，以助桂枝之力；大枣甘温，养血益气，以资黄芪、芍药之功，与生姜为伍，又能和营卫、调诸药，为佐使。方药五味，配伍精当，共奏益气温经、和血通痹之效。本方即桂枝汤去甘草、倍生姜、加黄芪而成，旨在温通阳气、祛风散邪、调畅营卫而通血痹。不仅适用于血痹，亦可用于中风之后，半身不遂，或肢体不用，或半身汗出，肌肉消瘦，气短乏力，以及产后、经后身痛等。本方中桂枝、芍药之比是 1∶1，桂枝散风寒而温经通痹，芍药养血和营而通血痹，二者相伍，调营卫而和表里。本方是治疗血痹的代表方剂。凡临床上出现以肌肤麻木不仁或疼痛、四肢不温、脉无力等为主要表现者，即可使用本方加减治疗。临床中，若气虚甚者，重用黄芪、加党参以益气固表；产后或月经后见肌肤麻木者，加当归、川芎、鸡血藤以养血和血通络；阳虚肢冷者，加附子、细辛以温阳散寒；风邪偏盛者，加防风、防己以祛风通络；兼血瘀者，加桃仁、红花活血通络。

该方剂的突出特点是对免疫功能的促进和调节，对细胞代谢和各种调节机制的影响，对心血管及血液流变学的积极影响及其明显的镇静、镇痛作用，以及抗病原微生物的作用。但是对于中风后遗症所致的各种偏瘫、语言障碍等，要想彻底治愈，还应早期发现积极治疗，西医溶栓、介入疗法及外科疗法不可忽视。

黄芪桂枝五物汤方的适应证：皮炎、末梢神经炎、中风后遗症等见有肢体麻木、疼痛，属气虚血滞、微感风邪者。

(1)末梢神经炎：即多发性神经病，是四肢远端对称性感觉障碍、下运动神经元瘫痪和自主神经功能障碍的临床综合征。该病的常见病因是长期服用呋喃类和异烟肼等药物；重金属或化学品中毒，如砷中毒；糖尿病；尿毒症；营养性疾病，如酒精中毒、慢性胃肠道疾病；恶性肿瘤压迫或浸润；感染；疫苗接种；遗传等。主要病理改变是轴索变性和阶段性脱髓鞘，周围神经远端明显。

(2)中风后遗症：一般是指脑栓塞和脑出血留下的后遗症，主要指偏身瘫痪。脑栓塞是各种栓子随血流进入颅内动脉使血管管腔急性闭塞，引起相应供血区脑组织缺血坏死及脑功能障碍，其中心源性栓塞占60%～75%，其他还见于动脉粥样硬化斑块脱落等引起的栓塞，来源不明的脑栓塞约占30%。栓塞多见于大脑中动脉，基底动脉相对少见。后遗症多因发病急性期抗凝治疗不及时导致相应脑组织坏死、肢体运动功能障碍及感觉障碍或语言障碍等。脑出血是指原发性脑实质出血，常见于高血压性脑出血，其他病因可见于脑动脉粥样硬化、血液病、脑动脉炎、夹层动脉瘤等。脑出血后48小时并发脑水肿，如果出血及脑水肿处理不及时或不妥当，相应脑组织出现坏死即可留下后遗症，其临床表现依出血部位不同而不同，存活者以偏瘫或失语多见。

(3)皮炎：病因较多，可以是局部感染、化学损伤、物理损伤或免疫损伤等，局部皮肤可出现炎症，局部神经可出现麻木、疼痛。

案例举隅

王老曾治疗一位四肢麻木患者，反复多处求医，效果不明显，后经人介绍就诊。患者面色萎黄，诉四肢麻木不适数年，运动功能不受影响。刻下症见怕冷，舌淡胖、有齿痕。王老用黄芪桂枝五物汤，即黄芪50g，桂枝、肉桂各25g，芍药50g，生姜100g，大枣(掰)10枚，7剂。7天后患者复诊，麻木明显好转。后王老又在前方基础上加了仙鹤草、仙灵脾、仙茅之类温阳之品。前后服用1个月，麻木基本消失。王老认为，黄芪桂枝五物汤中生姜量一定要大，这样才能依靠生姜之辛把药力发散到四肢，解决麻木不仁之病痛。

王老还擅长运用黄芪桂枝五物汤治疗心肌梗死后因血管堵塞引起的胸闷、胸痛等症，每每在此类患者身上开具，多有良效。王老认为，黄芪能益气升阳。黄芪补肺气、行血脉，治疗胸中大气下陷、胸阳不振、气血痹阻之胸痹，在临床过程中常常配以丹参、川芎等药物，黄芪用量一般数倍于活血化瘀药，王老常说“大气一转，其痹乃通，气行则血行”。临床王老发现胸痹患者如果舌淡胖、齿痕明显，无明显腹胀者，用之多效。曾治一陈姓患者，他68岁，冠心病病史数年，曾植入支架2枚，但仍劳累即发胸痛、心悸、胸闷，秋冬明显，每年均予以活血药物静脉滴注治疗。刻下症见舌淡胖，舌底络脉青粗，有瘀斑，脉沉涩。王老辨证为胸痹，气虚血瘀，气虚为因，血瘀为果，治当益气活血、温通心脉，以黄芪60g，配桂枝、赤芍、生姜、大枣、薤白、瓜蒌等药物，服药1周即症状大减，后配以膏方及丸剂巩固疗效，先后坚持3个月左右，患者症状未再发作。在用搜风祛湿、温经通络之法乏效时，可予黄芪配当归、桂枝、丝瓜络等补气通络，调补气血，大气一转，邪气自出，痹痛随之而解。只有扶助正气，祛除邪气，二者兼顾，才能提高疗效。

王老认为，黄芪能够鼓动气血。骨质疏松、腰椎病、颈椎病、贫血等见关节疼痛、麻木、自汗等症者，可用黄芪桂枝五物汤，即黄芪30g，桂枝10g，白芍15g，生姜3片，红枣12枚。此方不可用甘草。当年范文虎治疗医家沈某之妻病肢体酸麻时，曾服桂枝汤加味治疗无效，范氏用黄芪桂枝五物汤原方，2剂即效。桂枝汤与黄芪桂枝五物汤仅甘草、黄芪之差异，一味药的区别，效果却大不一样。

2. 玉屏风散

玉屏风散出自《世医得效方》，由黄芪、白术、防风三味药组成，具有益气固表、祛邪止汗之功效，为玄府御风关键方，无汗能发，有汗能止，功似桂枝汤而不燥。主治气虚自汗，体虚感冒。中医学认为，反复感冒患者多因肺气虚。肺主腠理，腠理在表，肺气虚，即表虚，故应当先补肺气以实表。方中黄芪为药首，具有益气固表之功，抵御风邪无以乘虚而入之效。此方用于表虚自汗、恶风者，临床见自汗出、体质较差、怕风或见风就感冒者即可应用此方。《医方考》云：“卫气一亏，则不足以固津液，而自渗泄矣，此自汗之由也。白术、黄芪所以益气，然甘者性缓，不能速达于表，故佐之以防风。东垣有言，黄芪得防风而功愈大，乃相畏相使者也。是自汗也，与伤风自汗不同，伤风自汗责之邪气实；杂证自汗责之正气虚，虚实不同，攻补亦异。”《古今名医方论》云：“防风遍行周身，称治风之仙药，上清头面七窍，内除骨节疼痹，四肢挛急，为风药中之润剂，治风独取此味，任重功专矣。然卫气者，所以温分肉而充皮肤，肥腠理而司开阖。惟黄芪能补三焦而实卫，为玄府御风之关键，且无汗能发，有汗能止，功同桂枝，故又能治头目风热、大风癞疾、肠风下血、妇人子脏风，是补剂中之风药也。所以防风得黄芪，其功愈大耳。白术健脾胃，温分肉，培土即以宁风也。夫以防风之善祛风，得黄芪以固表，则外有所卫，得白术以固里，则内有所据，风邪去而不复来，当倚如屏，珍如玉也。”本证多由卫虚腠理不密，感受风邪所致。表虚失固，营阴不能内守，津液外泄，则常自汗；面色㿠白，舌淡，苔薄白，脉浮虚，皆为气虚之象。方中黄芪甘温，内补脾、肺之气，外可固表止汗，为君药；白术健脾益气，助黄芪以加强益气固表之功，为臣药；佐以防风走表而散风邪，合黄芪、白术以益气祛邪。且黄芪得防风，固表而不留邪；防风得黄芪，祛邪而不伤正，有补中寓疏、散中寓补之意。黄芪配白术，汗不外泄，外邪亦难内侵。本方以补气固表药为主，配合小量祛风解表之品，使补中寓散。本方用于表虚自汗证，临床应用以自汗恶风、面色㿠白、舌淡、苔薄白、脉浮虚为辨证要点。自汗较重者，加浮小麦、煅牡蛎、麻黄根以固表止汗。王老也常用此方治疗过敏性鼻炎、反复上呼吸道感染的小儿患者，疗效较好。王老认为，黄芪益卫固表止汗，方中白术量应大于黄芪及防风，以健脾燥湿、调理中焦，中焦健运，正气充足，卫阳固护之力强，则汗自止。爱出汗、易感冒患儿应用玉屏风散效果较好，但需长期口服，一般需口服3个月以上。过敏性鼻炎、哮喘、老人感冒等亦可常用。

3. 当归六黄汤

当归六黄汤出自《兰室秘藏》，由当归、生地黄、黄连、黄芩、黄柏、熟地黄、黄芪组成，具有滋阴泻火、固表止汗的功效。方中当归、熟地黄、生地黄滋阴养血，阴血充则火自降。黄柏、黄芩、黄连清热泻火，火热去则阴自坚。汗出过多，不仅耗损阴血，亦可伤及阳气，导致卫外不固，腠理不密，倍用黄芪益气固表。诸药合用，使阴复热退、卫强汗止。阴虚火旺之人，常有发热盗汗、面赤心烦、小便黄赤、舌红苔黄之典型表现。当归六黄汤适用于甲状腺功能亢进症、糖尿病、更年期综合征等属阴虚火旺者。由于本方养阴泻火之力较强，脾胃虚弱、纳差便溏者不宜使用。《兰室秘藏》谓当归六黄汤为"盗汗之圣药"。《医宗金鉴·删补名医方论》认为该方"用当归以养液，二地以滋阴，令阴液得其养也。用黄芩泻上焦火，黄连泻中焦火，黄柏泻下焦火，令三火得其平也。又于诸寒药中加黄芪，庸者不知，以为赘品，且谓阳盛者不宜，抑知其妙义正在于斯耶！盖阳争于阴，汗出营虚，则卫亦随之而虚。故倍加黄芪者，一以完已虚之表，一以固未定之阴。"吴昆认为："杂证之盗汗与伤寒盗汗不同。伤寒盗汗是半表半里之邪未尽，杂证盗汗则阴虚而已。彼以和表为主，此以补阴为主。"此方应用于阴虚盗汗者，与上述玉屏风散方之气虚自汗应相鉴别。临床应用时，王老反复强调方中黄芪一定要两倍于其他药物，其意义在于"倍加黄芪者，一以完已虚之表，一以固未定之阴"。王老擅用当归六黄汤治疗阴虚盗汗，效果显著。王老曾治疗一位患者，患者汗出明显、烦躁、坐卧不宁、汗黏、半夜手脚心热，多个方剂治疗后效差。后王老改用当归六黄汤，处方为当归10g、生地黄10g、熟地黄10g、黄芩10g、黄连10g、黄柏10g、生黄芪20g，7剂。服后汗出大减，后合用牡蛎散治愈。当归六黄汤育阴泻火为本，益气固表为标，内外守护人体正气，盗汗自除。

4. 补阳还五汤

补阳还五汤方是清代王清任的活血化瘀方，它记载于《医林改错》，原文讲本方治半身不遂、口眼㖞斜、言语謇涩、口角流涎、大便干燥、小便频数、遗尿不禁。故临床多用于治疗中风瘫痪、脑梗死等。黄芪是补气要药，所以本方重用生黄芪补益元气，以令气旺血行，祛瘀通络。当归尾活血通络而不伤血，为臣药。赤芍、川芎、桃仁、红花协同当归尾以活血祛瘀。此五味药，即桃红四物汤去熟地黄。桃红四物汤原本针对的是女人月经来时，血多有块，色紫黏稠，内有瘀血，以致瘀血腰痛。现代临床应用广泛，已经远远超出妇科的应用范围，可用于治疗冠心病心绞痛、慢性肾小球肾炎、偏头痛、癫痫、糖尿病周围神经病变、功能性子宫出血、血栓闭塞性脉管炎、小儿血小板减少性紫癜、荨麻疹等。桃红四物汤去熟地黄，相当于去掉了一个滋阴补血益髓的要药，换上大量黄芪，加上少量地龙，地龙通经活络，善于奔走，将黄芪之气周行全身，将赤芍、川芎等活血祛瘀之效带至需要之处，整个方剂的治病指向便改变了。由于黄芪是益气升阳、补气助阳之药，李东垣《脾胃论》载其生发脾阳，必用黄芪。桃红四物汤去掉熟地黄还有五味药，这便是本方补阳还五汤名称的由来。综观全方，重用补气药与少量活血药，使气旺血行以治本，祛瘀通络以治标，不仅标本兼顾，还获得了补气而不壅堵滞塞、活血又不伤正的功效。这些药物合起来使用，使气旺、瘀消、络通，病症自然向着好的方面发展。此方有预防和治疗脑血栓的双重作用。黄芪常用量为 60 ~ 120g。“中风一症，有属火、属风、属痰诸说，依法治之常不效。此乃气虚之极，脉络瘀滞为多，独王清任补阳还五汤可信。黄芪可增至四两，连服数十次无妨。”王老在临床中亦常用于老年冠心病、高脂血症、颈动脉狭窄、痛经、乳腺增生症等，也有较好疗效。曾治疗一女性患者，痛经明显，且血块较多，气短乏力，舌质暗、淡胖，脉弦细。王老将其辨证为气虚血瘀，予以补阳还五汤加减，前后调理两个月，痛经止。王老应用此方时黄芪常常用至 60g 以上，动辄 120g。王老强调黄芪量一定要大，通过补气行气才能更好地活血化瘀，临床中应该大胆应用。

5. 大阳旦汤

大阳旦汤见于《辅行诀五脏用药法要》，“阳旦者，升阳之方，以黄芪为主”，主要治疗“凡病汗出不止，气息惙惙，身劳力怯，恶风凉，腹中拘急，不欲饮食，皆宜此方。若脉虚大者，为更切证也”。王老强调应用此方患者的脉一定是虚大。原方“黄芪五两，人参、桂枝、生姜各三两，甘草（炙）二两，芍药六两，大枣十二枚，饴一升。上七味，以水一斗，煮取四升，去滓。内饴，更上火，令烊已。每服一升，日三夜一服”。原方是白天服 3 次，晚上服 1 次，一日 4 次。所以，王老强调此方服法很重要,每应用此方,王老一般都会让患者自煎,每日服3次。他曾治疗一出汗患者,男,47岁,主诉严重汗出1年。患者1年前出现严重出汗,易感冒,经多方治疗效果差,经人介绍来诊。刻下症见体瘦,面白,易出汗,动辄汗出,怕冷,恶风,疲倦无力,二便正常。舌质白,苔淡白,脉浮缓无力,重按则无。辨证为太阳表虚加气虚。处方为大阳旦汤加减,即桂枝15g,白芍15g,炙甘草10g,生姜15g,大枣10枚,黄芪40g,党参15g,龙骨(先煎)30g,牡蛎(先煎)30g,浮小麦40g,麻黄根6g,7剂。二诊时,出汗明显缓解,再予以初诊方7剂巩固。三诊时,患者各种症状都已消失,加工水丸善后,随访未复发。

6. 防己黄芪汤

《金匮要略》中配伍最简单的黄芪方为防己黄芪汤,药共6味。《金匮要略·痉湿暍病脉证并治第二》曰:“风湿脉浮,身重,汗出恶风者,防已黄芪汤主之。”《金匮要略·水气病脉证并治第十四》曰:“风水,脉浮身重,汗出恶风者,防已黄芪汤主之,腹痛者加芍药。”防已黄芪汤主治“风湿脉浮,身重汗出恶风”,《外台秘要》则主治风水,“其人或头汗出,……腰以下当肿及阴,难以屈伸”,可见也有出汗与浮肿。简单来说,黄芪主治汗出而肿。如一位患者,脉偏浮,易出汗,出汗后怕风,身体偏胖,步履蹒跚,动作不灵活,舌淡苔白,可以考虑使用防已黄芪汤。现代医学的慢性肾小球炎、心源性水肿、风湿性关节炎、高脂血症、肥胖等,都可能有应用防已黄芪汤的机会。该方也可以治疗高血压病,治疗老年高血压伴有下肢浮肿,常用防已黄芪汤加葛根,有较好地消除水肿以及降压的作用。经验用量为黄芪30g,白术12g,防已15g,甘草6g,生姜3片,红枣5枚。伴有血脂高者,加泽泻20g;伴有胸痛、头晕者,加川芎30g、丹参20g。糖尿病伴有浮肿、面色黄者,王老亦常用防已黄芪汤加葛根等。糖尿病所致的下肢溃疡或深部血栓,则用生黄芪60g,加葛根30g、怀牛膝30g、石斛30g、赤芍30g、丹参20g等。

7. 黄芪建中汤

《金匮要略》曰:“虚劳里急诸不足,黄芪建中汤主之。”就是说,黄芪建中汤可以补益身体诸多不足,如劳心劳力过度导致的身体发虚,五脏气血枯竭,小儿挑食、厌食,过敏性疾病,大病、慢性病后期等的消瘦疲劳。五脏皆虚从中治,黄芪建中汤就是因为有饴糖才称之为“建中”。王老提出饴糖有补气养血的作用,此味药好消化,不会加重脾胃负担,不能使用蔗糖或蜂蜜代替。黄芪建中汤几乎是五脏皆补,补且非常温和,饴糖、生姜、红枣都是我们日常生活中常用的食材。芍药味酸,桂枝、甘草、大枣、饴糖味甜,生姜稍有辣味,该方以甜味为主,可以说男女老少都适合。黄芪是传统疮药,有生肌的作用,尤其适用于“久败疮”,即溃疡久不愈合的化脓性感染。其表现为脓水清稀,创面平塌,患者全身状况差。现代中医外科名家赵炳南先生有黄芪膏一方,用黄芪浓煎成膏,加入等量蜂蜜,混合均匀后备用。另外如上消化道溃疡、胃及十二指肠溃疡等,也可用黄芪建中汤。经验用量为黄芪15g,桂枝10g,白芍15g,甘草6g,生姜3片,红枣12枚,饴糖(冲服)30g。多适用于病情呈慢性进展,有轻度贫血、自汗、盗汗、喜食甜食、舌质暗淡者。如体型消瘦者,不宜大量使用黄芪,否则会导致腹胀和食欲减退。王老曾治疗一位30岁的患者,他频繁梦遗,每周一两次,伴有四肢冰凉、头晕、记忆力差、周身乏力。该患者面黄肌瘦,双寸脉不足,双关脉郁,双尺脉偏弱,整体脉气疲弱,动力不足,“火”之气不够。手凉,但指甲发红,说明郁热明显。舌体胖大,舌质淡,舌苔白,舌苔下可见点点红色突起,舌底偏红,静脉曲张明显,说明脾虚湿重,湿气瘀阻,阳气化热。患者双寸脉不足,同时双关脉郁,脉的“火”之气不够,应用黄芪建中汤。一切重病、难病,都应该以扶助正气为根本,以运转中气为重点。王老设立处方为黄芪50g,桂枝30g,炒白芍30g,大枣5枚,生姜15g,淮山药50g,炒神曲15g,炒麦芽20g,炒山楂30g,苍耳子20g,苍术15g,太子参10g,炙甘草8g。7剂后,遗精次数明显减少,后加温补肾阳药,先后调理2个月,痊愈。

二、柴胡类方

王老认为,少阳主半表半里,连系三焦,故少阳病可涉及一身之表里上下,见症极多,应用广泛,同时也给临床辨证处方带来很大的困难。临床运用“柴胡类方”的重要经验之一即为抓主症。这既体现了《伤寒论》“但见一症便是”的用方原则,又是一种经验的积累。抓主症可使复杂的病机执简驭繁,且疗效稳定。《神农本草经》谓:“柴胡苦平,主心腹肠胃间结气,寒热邪气,癥瘕积聚,推陈致新,久服轻身延年,不老神仙,明目益精。”柴胡类方应用广泛,很多抑郁症患者、精神情绪不好者(特别是女性),使用较多。

1. 小柴胡汤

小柴胡汤可治疗半表半里的阳性病,是少阳病的主方。方中药物可分为三组:一为柴胡、黄芩,可清解少阳经腑之邪热,又能疏利肝胆气机,为和解少阳、表里之主药;二为半夏、生姜,和胃降逆止呕,可通过其辛散作用,兼助柴胡透达经中之邪;三是人参、甘草、大枣,益气调中,既能鼓舞胃气以助少阳枢转之力,又能补脾胃以杜绝少阳之邪内传之路。诸药共伍,少阳经腑同治,又旁顾脾胃,使气郁得达,火郁得发,枢机自利。王老强调,使用小柴胡汤还须注意以下三点:一是本方主要作用在于柴胡,必须重用。《时方妙用》说:“方中柴胡一味,少用四钱,多用八钱。”其剂量以大于人参、甘草一倍以上为宜。二是应用要抓住柴胡汤证的主症、主脉，“但见一症便是，不必悉具”。三是本方证或然证较多，当在辨明主症、主脉的基础上，随症灵活加减。提到小柴胡汤首先要明白柴胡四症，即“往来寒热，胸胁苦满，默默不欲饮食，心烦喜呕”。小柴胡汤能经腑同治，又旁顾脾胃，使枢机自利。王老认为，少阳属风火，主气火游行，津液代谢，或由体质素虚，邪气直入；或素体蕴热，复感风寒，引邪内发；或湿热留恋气分不解，总以少阳病为多。有发热起伏不定、口苦、咽痛、目赤、舌红等，证属少阳枢机不利、气郁化火者，即可用小柴胡汤治疗。王老善用小柴胡加生石膏汤治疗小儿疾病，如发热、不欲食、口苦而呕者，往往有效。对于肺炎汗出而喘，没有柴胡证的，一般用麻杏甘石汤或柴胡类方，但小儿肺炎更多本方证，腮腺炎、淋巴腺炎等也有奇效。王老曾治一患者，王某，男，45岁。因感冒后服用消炎药及中成药汗出热不退，体温39℃，血常规正常。身痛酸软，头痛紧束，口干口苦，舌苔薄而白腻，脉浮弦数。方用小柴胡汤加石膏，即柴胡10g，党参15g，黄芩、法半夏、防风各10g，葛根15g，炙甘草5g，生姜3片，大枣3枚，石膏30g。水煎，每日1剂，分2次温服。服第一剂后，患者体温下降至37.5℃，身体舒适，热退脉静，纳食增加。服3剂后，患者痊愈。此时，正确运用小柴胡汤的调和作用，切中病机，可以转败为胜。不然则可酿成张仲景所谓的“坏病”，病机变化多端，治疗的难度也会增大。小柴胡汤之主症，医书每将《伤寒论》“口苦，咽干，目眩”二三症称为“提纲症”。对于“但见一症便是，不必悉具”，历代名家所注不一，见仁见智，各具心得。临证时，以小柴胡汤治愈感冒发热者，其中不乏小柴胡汤证。然四大症中，仅“发热起伏有时”一症为人人所必具，其余三症及四症悉具者不经见，但口苦咽干症则为绝大多数患者所具有。不过，在以小柴胡汤治愈之病例中，其热型有典型之“寒热往来如疟状者”亦不多见，多数病例每每出现“热势按时起伏”，成一定时间之周期变化。寒热有规律之周期起伏，似可认为是“寒热往来”之一种形式。从现代药理看，小柴胡汤具有免疫调节作用，能促进骨髓细胞的造血功能，加快抗体的产生，从而达到增强机体免疫功能的目的。

2. 大柴胡汤

大柴胡汤为和解少阳兼泻阳明之剂。王老指出，本方虽为少阳阳明并病而设，但因少阳之邪未全入里，故大黄只用二两，且无芒硝，同时尚有生姜、大枣以顾护脾胃。由此可见，本方重在和解少阳，以通下阳明为辅。关于本方的应用指征，王老认为有4种。①发热征象：高热不退或寒热往来，面色红赤，烦躁口渴。②腹部征象：腹胀，腹痛拒按或按之有肿块，恶心呕吐，大便燥结。③舌脉征象：舌红，苔黄厚，脉弦数或滑数。④辅助检查：腹部B超常提示有胆结石。本方系小柴胡汤去人参、甘草，加大黄、枳实、芍药而成，亦是小柴胡汤与小承气汤两方加减合成，是以和解为主、与泻下并用的方剂。小柴胡汤为治疗伤寒少阳病的主方，因兼阳明腑实，故去补益胃气之人参、甘草，加大黄、枳实、芍药以治疗阳明热结之证。因此，本方主治少阳阳明合病，仍以少阳为主。症见往来寒热、胸胁苦满，表明病变部位仍未离少阳；呕不止与郁郁微烦，则较小柴胡汤证之心烦喜呕为重；再与心下痞硬或满痛，便秘或下利，舌苔黄，脉弦数有力等合参，说明病邪已进入阳明，有化热成实的热结之象。在治法上，病在少阳，本当禁用下法，但与阳明腑实并见的情况下，就必须表里兼顾。《医方集解》说："少阳固不可下，然兼阳明腑实则当下。"方中重用柴胡为君药，配伍臣药黄芩和解清热，以除少阳之邪；轻用大黄，配枳实以内泻阳明热结，行气消痞，亦为臣药。芍药柔肝缓急止痛，与大黄相配可治腹中实痛，与枳实相伍可以理气和血，以除心下满痛；半夏和胃降逆，配伍大量生姜以治呕逆不止，共为佐药。大枣与生姜相配，能和营卫而行津液，并调和脾胃，功兼佐使。总之，本方既不悖于少阳禁下的原则，又可和解少阳，内泻热结，使少阳与阳明合病得以双解，可谓一举两得。临床应用本方颇为广泛，不仅可以治疗多种急性胆道疾患，凡是属于胆胃热实，气机受阻，疏泄不利，病位偏于身体两侧的急性疼痛，均可获得满意的疗效。临床使用本方时，挟湿热者，酌加茵陈、山栀子、茯苓；气郁甚者，酌加香附、郁金、木香；痛甚者，酌加延胡索、川楝子；呕吐甚者，酌加竹茹、左金丸；有胆结石者，加金钱草、海金沙、郁金、鸡内金等。张老曾治疗一患儿。张某，女，10 岁，患扁桃体炎，因发热 6 天就诊。体温波动于 38 ~ 39.5℃，咽痛，流黄涕，不咳，纳差，便干。检查示咽充血，扁桃体Ⅱ度肿大，舌红苔黄，脉滑数。诊断为化脓性扁桃体炎。王老予以大柴胡汤，即柴胡 15g，黄芩 12g，清半夏 10g，大黄 3g，白芍 12g，枳实 10g，青蒿 12g，甘草 6g，石膏 20g。服药 3 天后热退，诸症消失。王老又曾治一例十二指肠球部溃疡患者。患者，男，43 岁，上腹部胃脘疼痛不适 1 月余，胃镜检查确诊为十二指肠球部溃疡，用加味大柴胡汤治疗。方药予以柴胡 10g，黄芩 15g，法半夏 15g，白芍 15g，大黄（后下）10g，蒲公英 15g，地榆 15g，牡蛎 30g，五灵脂 10g。服用 30 余剂后，患者自觉症状消失，后复查胃镜提示溃疡愈合。现代药理研究表明，大柴胡汤具有较强的抗炎作用，而芍药、枳实和大黄是大柴胡汤发挥抗炎作用的主要药物，本方对急、慢性炎症均有作用。

3. 柴胡桂枝汤

王老临床应用柴胡桂枝汤治疗多种病症，均取得了较好的疗效，并有其独特的见解。《伤寒论》曰："伤寒六七日，发热，微恶寒，支节烦痛，微呕，心下支结，外证未去者，柴胡桂枝汤主之。"柴胡桂枝汤乃小柴胡汤与桂枝汤合方而成，因太阳、少阳之证俱微，故各取原量之半，为内和少阳、外解太阳之法。由于本方兼治太阳和少阳两经之病，所以临床应用颇为广泛。临床治疗颈项背部与两侧肩部同时出现疼痛者，王老常用本方。盖太阳经布于身后，少阳经络于身侧，用小柴胡汤疏利少阳经脉，加用桂枝汤疏利太阳经脉，太阳、少阳两经之经气运行正常，则肩背疼痛自止。临床更加入葛根、姜黄、红花、羌活、独活、川芎等以加强活血止痛之功，不论新久疼痛，多能应手而愈。若是类风湿关节炎引起的手、足小关节疼痛，当再加入藤类活血通络之品，如鸡血藤、络石藤、海风藤、青风藤，则效果更好。此外，本方又治皮肤湿疹，效果亦令人满意。王老曾治一患者。高某，女，62 岁，慢性湿疹反复发作多年，每次劳累或受凉诱发。此次因受凉而诱发，在家自服抗过敏药无效。发病以来周身瘙痒，可见数个红色风团状皮疹，口干口苦，眠可，二便正常。舌红，苔黄腻，脉浮数。诊断为慢性荨麻疹急性发作。治以散风清热。处方为柴胡 12g，黄芩 9g，半夏 10g，党参 10g，生姜 10g，大枣 9g，桂枝 9g，白芍 9g，石膏 30g，甘草 6g，白鲜皮 30g，3 剂，水煎服。二诊时已无痒感，皮疹消失，黄腻苔减轻，脉浮。症状均改善，但证未变。继服上方 5 剂。三诊时告知已愈。

4. 柴胡桂枝干姜汤

柴胡桂枝干姜汤出自《伤寒论》第 147 条，仲景原条文谓："伤寒五六日，已发汗而复下之，胸胁满微结，小便不利，渴而不呕，但头汗出，往来寒热，心烦者，此为未解也，柴胡桂枝干姜汤主之。"本方还见于《金匮要略·疟病脉证并治》附方三："柴胡桂姜汤：治疟寒多微有热，或但寒不热。服一剂如神。""柴胡半斤，桂枝（去皮）三两，干姜二两，栝蒌根四两，黄芩三两，牡蛎（熬）二两，甘草（炙）二两。"乃胆热脾寒，气化不利，津液不滋之证。柴胡桂枝干姜汤是小柴胡汤的一个变方，由于内含甘草干姜汤与桂枝甘草汤两方，因此临床常用于治疗少阳气郁，兼脾阳不足或心阳不足的病变。甘草干姜汤是理中汤与四逆汤的基础方，可温脾阳、散脾寒。因此，柴胡桂枝干姜汤既能清解少阳胆热，又能温补太阴脾寒，善于治疗少阳胆热兼太阴脾寒证。此证既见胸胁苦满、口苦、咽干、心烦等，又有腹胀满、大便稀溏、不欲饮食等症。此种"胆热脾寒"证多见于慢性肝炎，长期服用寒凉、清利肝胆湿热之药，或日久杂治而导致脾阳受损者。对此，舍此方则无它法。用此方则有立竿见影之功。王老认为，柴胡桂枝干姜汤的症状有胸胁胀满，口苦或口干，小便量少或尿频，尿急，但头汗出，周身无汗，往来寒热，大便溏稀，舌淡红，苔薄黄，脉沉弦或沉细。其主症是口苦或口干，但头汗出，大便溏。凡是具有此主症者，无论是慢性肝炎、胃肠炎、胃下垂，还是眩晕、高血压或疲劳综合征，均可用之。王老曾治疗一患者，万某，男，59 岁，因反复头昏沉伴大便稀溏 1 个月就诊。常头汗出，每日 13 点左右发作，头项及后背多汗。口苦，每日晨起皆有。大便时溏。舌暗淡，黄腻，脉沉细。予以柴胡桂枝干姜汤，即柴胡 18g，黄芩 9g，桂枝 9g，干姜 9g，天花粉 10g，煅牡蛎 20g，炙甘草 6g。7 剂，水煎，去滓再煎，每日 1 剂，分早、晚两次，饭后半小时温服。二诊时，患者诉服药3剂后大便稀溏即愈，大便成形，每日1次。再服3剂后，头昏沉、晨起口苦消失，头项、后背多汗症状好转。守原方继服5剂，随访1周，头昏沉、大便溏、口苦等均未复发。

5. 柴胡加龙骨牡蛎汤

"伤寒八九日，下之，胸满，烦惊，小便不利，谵语，一身尽重，不可转侧者，柴胡加龙骨牡蛎汤主之。"临床中，王老在失眠、惊悸怔忡、癫痫、郁证、狂证、眩晕中均有运用本方。小儿内伤食滞，外感风寒，痰热搏结，运用本方时，可随症加减化裁。王老指出，本方可和解少阳，通阳泻热，兼以重镇安神。如肝火偏盛者，加龙胆草、夏枯草、山栀子；病及血分者，加桃仁、牡丹皮；顽痰凝结不开者，加郁金、胆南星、明矾。另外，本方中铅丹有毒，一般不用，临证时最好用磁石、生铁落代之，以防其蓄积中毒。王老擅长运用本方治疗更年期综合征、焦虑症等，效果显著。焦虑症临床表现为头晕、胸闷、心悸、呼吸困难、口干、尿频、尿急、出汗、震颤和运动性不安等，治疗该病首先要进行心理疏导，中药调理有一定功效。王老认为，焦虑症的病因为脏气不足，邪热内伏等。若因情志不畅，肝失疏泄所致，可以柴胡加龙骨牡蛎汤治疗。王老曾治疗一患者，孟某，女，47岁，因家事不遂郁郁寡欢、失眠。曾予以镇静药治疗月余，时效时不效，遂来求诊。患者精神萎靡，表情淡漠，闷闷不乐，郁郁寡欢，胸满心烦，胆怯易惊，喜欢独处，胸背部如火焚烧，思饮喜冷，口苦，舌尖红，苔薄白，脉弦滑。体格检查示两胁下有抵抗，考虑胸满不欢，肝气郁结也；脉象弦滑者，痰气交阻也；口苦者，肝胆火旺也。《丹溪心法》云："气血冲和，百病不生，一有怫郁，百病生焉，故人身诸病，多生于郁。"张景岳亦云："神安则寐，神不安则不寐，其所以不安者，一由邪气之扰，一由荣气之不足耳。"由是观之，本案之失眠乃肝气郁结，火生于内，痰聚于中，痰火扰心，神明不安而起。正所谓痰因火而壅，火因痰而盛。治当疏肝解郁，清热化痰。拟柴胡加龙骨牡蛎汤加减，即柴胡12g，黄芩10g，半夏15g，党参10g，龙骨（先煎）30g，牡蛎（先煎）30g，茯苓15g，大黄6g，胆南星6g，磁石30g。7剂后，患者可睡五六个小时，胸背部烧灼感消失，口苦止，胸满心烦、胆怯易惊诸症减轻。继进7剂，可睡七八个小时，情绪亦恢复如初，惟感疲倦而已。嘱其淡漠宠辱，自我调理。本方治疗高考紧张综合征效果也不错。患者曹某，女，18岁，高三学生，自进入高三后学习压力增加，因临近高考，出现了失眠多梦、心烦易怒、纳谷不香、神疲嗜卧等症，曾口服安神补脑液、谷维素等未见效，症状加重。胸满口苦，舌苔薄黄稍腻，脉沉弦。考虑证属肝胆蕴热，清窍失养。处方为柴胡12g，生龙骨（先煎）30g，生牡蛎（先煎）30g，黄芩6g，桂枝9g，酒大黄6g，法半夏12g，党参12g，茯苓12g，生姜10g，大枣5枚，磁石30g。7剂。二诊时，患者告知诸症好转，久治未愈的面部痤疮亦消失。效不更方，再进7剂，随访已痊愈。王老认为高三学生临近高考，面临着人生的转折点，心理压力大，从而导致心烦易怒、失眠多梦、纳谷不香、神疲倦怠、记忆力差、表情淡漠等症。其多为肝气郁滞,少阳枢机不利,胃火上蒸,心神被扰所致。柴胡、黄芩伍用通调表里,和解少阳,清泻肝胆之热效果卓著;伍半夏和胃通阴阳;加桂枝抑上冲之气;龙骨、牡蛎相伍,重镇安神,治疗神经衰弱诸症。张锡纯云:“人身阳之精为魂,阴之精为魄。龙骨能安魂,牡蛎能强魄。魂魄安强,精神自足,虚弱自愈也。是龙骨、牡蛎为补魂魄精神之妙药。”半夏、茯苓相伍能豁肝胆之痰,合大黄则痰滞更得下行。去铅丹,是恐中铅毒,易磁石益肾平肝、潜阳安神之效不减。诸药相参,少阳枢机得利,三焦通达,清窍得安,药证相合,法简效捷。

6. 四逆散

四逆散也是王老临床中常用的柴胡类方。本方首见于《伤寒论·辨少阴病脉证并治篇》第318条:“少阴病四逆,其人或咳,或悸,或小便不利,或腹中痛,或泄利下重者,四逆散主之。”方药组成为甘草(炙),枳实(破,水渍,炙干),柴胡,芍药。上四味,各十分,捣筛,白饮和服方寸匕,日三服。咳者,加五味子、干姜各五分,并主下利;悸者,加桂枝五分;小便不利者,加茯苓五分;腹中痛者,加附子一枚,炮令坼;泄利下重者,先以水五升,煮薤白三升,煮取三升,去滓,以散三方寸匕,内汤中,煮取一升半,分温再服。”四逆散由柴胡、枳实、白芍、炙甘草四味药组成。柴胡、甘草实为小柴胡汤的雏形。柴胡味苦、性平,甘草味甘、性平,二药相伍,实为助肝用、补脾体、疏肝气、畅脾气是也。白芍、甘草,芍药甘草汤也,二者相伍,酸甘化阴以生津血,泄郁结,畅气道。枳实、白芍乃《金匮要略》枳实芍药散(产后腹痛,烦满不得卧,枳实芍药散主之),相伍宣畅气血,治疗产后气血郁滞之腹痛。枳实、柴胡、白芍乃大柴胡汤的重要组成部分,三药相伍,疏肝木,理脾滞,解枢机。四味药物组方精妙,也暗合了升降之理,柴胡主升,枳实主降,白芍主收,甘草主散,升、降、收、散相辅相成,调理枢机以治疗多种气机紊乱之病。在气,枳实破滞降气,柴胡疏散升气,白芍收摄失位之气,甘草和其不调之气;在血,柴胡扬气行血,枳实破瘀滞,白芍通营和血,甘草缓中补虚、调养新血;在表里,柴胡舒启外达,枳实消泻内降,白芍疏通经络,甘草和调脏腑;在阴阳,柴胡、甘草行阳,枳实、白芍走阴。阳升阴降,升降相宜,气机无碍,流通百骸。四药相合,可疏升肝木,理通脾滞,和解枢机,调畅道路,宣布阳气。王老指出,本方功在调和肝脾,后世疏肝诸方,如柴胡疏肝散、逍遥散、黑逍遥散等,皆从本方发展而成。本方治疗失眠、痛经、胃肠神经症、月经不调、男子阳痿等,均有一定的疗效,临床可据证用之。王老曾治一患者,方某,女,51岁,因睡眠障碍1年余就诊。患者于1年多前停经后开始出现失眠心悸,烦躁不安,头晕目眩,精神、食欲不振。被诊断为失眠、心脏神经症、围绝经期综合征。平素需服用安定等药物方能入睡。亦曾找过中医,曾先后服用过酸枣仁汤、甘麦大枣汤等方剂,效果欠佳。服用安眠药后仅能入睡1~2小时,严重时可通宵不眠。为此,患者终日抑郁寡欢，四处求医。刻下症见精神疲倦，面色萎黄，口稍苦，无口干，大便欠爽、不硬，舌边尖红，薄白苔、稍干，脉略弦。王老认为，此乃肝郁血亏、心神失养所致，宜疏肝理气、养血安神。方用四逆散加减，即柴胡 15g，白芍 15g，枳壳 15g，甘草 10g，夜交藤 15g，合欢皮 15g，栀子 10g。共 7 剂，每日 1 剂，水煎，分 2 次服。复诊时，患者诉服药后睡眠有所改善，安定减量及配合中药服用后已能入睡4～5小时，无口苦口干，舌边尖红，薄白苔，脉略弦。予上方去栀子，连服 10 剂。三诊时，患者诉已较少使用安定，可睡 7～8 小时，面色较前红润，无眩晕、心悸等不适，舌、脉同前。嘱患者继续服用 10 剂巩固，后愈。《血证论·卧寐》曰："心病不寐者，心藏神，血虚火妄动，则神不安，烦而不寐。"王老讲本案之所以从肝论治，乃女子以肝血为本，年过五旬肝血亏耗益甚，心失所养故有心悸烦躁；加之久病不愈，肝气不舒，气郁化火，故有口苦；火邪上扰则头晕目眩、少寐多梦。方中取四逆散疏肝解郁，透邪外出；夜交藤、合欢皮养心安神；栀子清解郁热。本方用之气畅热除，肝血充足，自然寐实而安。又治杨某，女，30 岁。患者自诉有痛经史 3 年，每次月经来潮时乳房、下腹部胀痛明显，伴有口舌生疮，月经色紫黑、量少有血块，口干，睡眠欠佳，舌边尖红，白苔微黄，脉弦数。王老辨证为肝经郁热，予以柴胡 15g，白芍 15g，枳壳 15g，甘草 6g，牡丹皮 10g，栀子 10g，鸡血藤 10g，茯苓 30g，白术 10g，生地黄 15g，淡豆豉 10g，合欢皮 15g，夜交藤 15g。嘱患者于经前 1 周服 7 剂，每日1 剂，水煎，分 2 次服。二诊时，患者诉当月月经来潮时乳房、下腹部胀痛已不明显，口舌生疮减少，睡眠、食欲改善，舌边尖红，苔白微黄，脉弦略数。上方去淡豆豉、合欢皮、夜交藤，于经前 1 周服 10 剂。三诊时，患者诉当次月经来潮时乳房、下腹部已无疼痛，无口舌生疮，睡眠、食欲可，舌、脉同前。嘱患者再服用 2 个疗程巩固。王老认为，妇女以血为本，血赖气行，气血调和则经水通畅，冲任充盈。若肝气不疏，气血失调，气滞血瘀，月经不通则痛。乳房、下腹部属肝经，本例患者月经来潮时乳房、下腹部胀痛明显，伴有口舌生疮，月经色紫黑、量少有血块。此乃肝经气滞血瘀，郁而化热为患。《张氏医通》曰："大抵妇人受气则气乱，经期亦乱，故调经以理气为先。"故以四逆散疏肝理气，牡丹皮、栀子清泻郁热，白术、茯苓、鸡血藤健脾养血，淡豆豉宣郁除烦，生地黄清热凉血，夜交藤、合欢皮养心安神。郁热、瘀血去除，使气机通畅，通则不痛。

三、桂枝类方

1. 桂枝汤

提桂枝类方不可不提桂枝汤，桂枝汤是《伤寒论》的第一个方剂，柯琴所赞桂枝汤为"仲景群方之魁，乃滋阴和阳、调和营卫、解肌发汗之总方也"。其组成为桂枝、芍药、炙甘草、生姜、大枣。芍药有赤、白之分，王老于此方之中常用的是赤芍。现在的炙甘草都是蜜炙甘草，原方不用蜜炙，所以，王老常用更贴近原意的生甘草。桂枝汤组方严谨，又暗藏深刻的医理，故用之临床加减灵活。论其性味，桂枝性温，味辛、甘；芍药性微寒，味苦、酸；甘草炙用性微温，味甘；生姜性温，味辛；大枣性微温，味甘。诸药合用具有辛、甘、苦、酸四味，是调和营卫、滋阴和阳的良方。桂枝汤由两队药所组成，桂枝配甘草、入生姜，辛甘温养阳气，亦即辛甘化阳之意；芍药伍甘草、入大枣，酸甘滋养阴血，亦即酸甘化阴之义。王老的临床体会是，桂枝汤为健脾胃、和营卫的强壮剂。《伤寒论》说："太阳中风……啬啬恶寒，淅淅恶风，翕翕发热，鼻鸣干呕者，桂枝汤主之。"又说"太阳病，头痛发热，汗出恶风者，桂枝汤主之。"再结合"太阳病，发热汗出，恶风，脉缓者，名为中风"等原文综合来看，桂枝汤证必须具备头痛、发热、恶风寒、自汗出、脉浮缓、舌苔薄白等主症。且发热、自汗出、恶风、脉浮缓是桂枝汤证的辨证要点，也是区别于表实证的鉴别之处。王老认为，桂枝汤的作用是培养汗源，取正汗以祛邪汗。王老对桂枝汤的理解，在临床使用上，对一切因脾胃虚弱所引起的疾病都可以用桂枝汤为主方；治虚人感冒；夏天还需穿棉衣者；小儿无虫积，但能食而体虚日瘦者。王老曾诊治一女性，50 余岁，夏天仍穿棉衣棉裤，畏风寒，白天出汗多，越出汗越怕风，脱去棉衣即感风吹透骨，遍身冷汗，因而虽盛暑亦不敢脱去棉衣，深以为苦，平素纳食少，乏力倦怠。王老诊为正气虚弱，营卫失调。予桂枝汤 7 剂。7 天后又来诊，已不畏风，能骑自行车来诊，汗亦减少，嘱再服 7 剂。约半个月后，患者穿单衣裤就诊，并自述已不畏风、自汗。

2. 桂枝加葛根汤

桂枝加葛根汤出自《伤寒论》第 14 条："太阳病，项背强几几，反汗出恶风者，桂枝加葛根汤主之。"该方主治的症状为颈部僵硬、疼痛，汗出，恶风，脉缓。方中桂枝、生姜之辛，合甘草、大枣之甘，辛甘为阳；芍药一味辛酸为阴；阴阳之味相配，能调营卫、调气血、调阴阳，用于营卫不和诸症。且四阳配一阴，阳多阴少，助卫阳之力大于营阴之力，故可用于风寒表证，有祛寒、解肌发汗之功。方中用防风取其性微温，有祛风解表、胜湿止痛、解痉之功效。《名医别录》谓葛根可"疗伤寒中风头痛，解肌发表出汗，开腠理，疗金疮，止胁风痛。"临床中，桂枝加葛根汤常用于颈椎病的治疗，证属太阳中风表虚兼经气不利之证。项背乃太阳经脉所过之处，故其病因多为风寒之邪客于太阳经脉所致。王老曾治一患者，张某，女，32 岁。患者平时低头伏案工作较多，平素连续加班，自觉颈部肌肉酸胀，疼痛不适。2 天前受凉后自觉颈部僵硬，汗出，恶风怕冷，舌淡，苔白，脉缓。X 线片示颈部椎体生理曲线变直，第 3、4 椎体骨质增生。西医诊断为颈椎病。中医诊断为痹病，辨证为风邪侵及太阳经脉，经气不舒。治以桂枝加葛根汤加减。处方为桂枝、白芍各 12g，防风

10g，大枣、葛根各30g，生姜20g，甘草10g。7剂，每日1剂，水煎，早、晚分服。二诊时，患者颈部肌肉松软，症状解除。又曾见王老用此方治疗一例重症肌无力患者。患者易汗出，肩背僵紧，眼皮睁不开，舌淡红，苔薄白，脉浮缓。予以桂枝、白芍各15g，防风10g，葛根50g，大枣、生姜各20g，甘草10g。7剂，每日1剂，水煎，早、晚分服。7剂后患者即可睁眼。

3. 桂枝加龙骨牡蛎汤

《金匮要略》曰："夫失精家，少腹弦急，阴头寒，目眩发落，脉极虚芤迟，为清谷亡血失精。脉得诸芤动微紧，男子失精，女子梦交，桂枝加龙骨牡蛎汤主之。"从原文看，桂枝加龙骨牡蛎汤擅长治疗男子遗精，王老把本方看作男科第一良方。王老认为，本方是桂枝汤中加入龙骨、牡蛎，体现了中医脾肾同治、两天同求的经方思维。牡蛎为海中精灵，补先天肾中之精；龙骨乃石中神兽，土中万年之物，敛后天脾中之精。凡遗精白浊带下之症，可重用龙骨；而小便失禁、汗多、口水多等，则重用牡蛎。王老在临证时也延伸了其应用范围，用于治疗男子性功能障碍所致的不射精、阳痿、漏精、早泄，以及失眠、焦虑、紧张、老人尿频、尿失禁、儿童遗精、盗汗、自汗等症，取得了非常好的疗效。在实际经方临床运用中，王老勤求古训，师古而不泥古，博采众长，灵活化裁，随症加减，疗效显著。气虚明显者，加人参、黄芪，以益气补虚；血虚明显者，加当归、熟地黄，以滋补阴血；肾虚者，加何首乌、补骨脂，以滋补肾精；遗精、早泄明显者，加山茱萸、金樱子，以收敛固涩；虚汗、盗汗严重者，加浮小麦、麦冬、五味子，以敛汗养阴；尿频明显者，加益智仁、山药、乌药，以温阳缩尿；手足烦热者，加黄芩、生地黄、苦参等，以清热除烦。王老曾治一患者，车某，男性，35岁，婚后2年未育，同妻子一起就诊。其妻子婚后曾自然流产，知其妻本可受孕也。患者自诉其常早泄，性交每不成功，此桂枝加龙骨牡蛎汤证也。予以生龙骨（先煎）30g，生牡蛎（先煎）30g，桂枝30g，白芍30g，大枣20g，炙甘草10g，生姜10g。连服3月后复诊，其妻已受孕。王老认为，失精不应理解为病理名词。失精与梦交，两词排比，其义均言症状而非病理。如作为病理解，必陷入补肾之窠臼，只会套用补肾益精之方。而病者受"肾亏"一词困扰，每惶惶不可终日，其病更甚。其实，遗精、滑精、早泄均为失精之属，以精失其用，故名也。多责在心，非责在肾也。姜佐景曰："本汤之治遗精，医者所尽知也。顾知之而不能用之，其所用者，每偏于肾气丸一方，加补益之品，如续断、杜仲、女贞子、菟丝子、核桃肉之属。"并且他还说，其师曹颖甫"治此种病，一剂即已。余依师法而行之，其效亦然"。

4. 桂枝加厚朴杏子汤

桂枝加厚朴杏子汤出自《伤寒论》第18条"喘家作，桂枝汤加厚朴杏子佳"和第43条"太阳病，下之微喘者，表未解故也，桂枝加厚朴杏子汤主之"。凡有宿喘之人，多有肺气不足，新感风寒，可以用桂枝加厚朴杏子汤主治。《神农本草经》记载厚朴"味苦,温。主中风,伤寒,头痛,寒热,惊悸,气血痹,死肌,去三虫"。《名医别录》则载其"大温,无毒。主温中,益气,消痰,下气,疗霍乱及腹痛,胀满,胃中冷逆及胸中呕逆不止,泄痢淋露,除惊,去留热,止烦满,厚肠胃"。由此可见,厚朴具有温胃行气、化痰止咳、降逆止呕、除寒热之功。杏仁在《神农本草经》的记载是"味甘,温。主咳逆上气,雷鸣,喉痹下气,产乳,金创,寒心,贲豚"。可知其治疗咳逆上气是首要功效。本方用于喘家,应有表虚证,如系表实兼喘似无效益。若与小青龙汤比较,彼则重在寒水射肺,有饮邪可征;此则以喘为著,且有表虚诸症。至于论中"太阳病,下之微喘者,表未解故也",仍主以桂枝加厚朴杏子汤。因其只是下后表未解的治法,既不能认定"微喘"一证,亦不可执定桂枝加厚朴杏子汤一法。王老曾治疗一27岁喘咳患者,患者自诉喘咳1年余,其间使用氨茶碱和支气管舒张剂等药物控制效果不佳。患者月子期间开始出现干咳,咳甚则发作为喘息,不能平卧,夜间尤甚。咳嗽有痰,色白量少,咽干、咽痒但不口渴,有时干呕,偶有胸闷。月经自产后变得量少、色淡,面色稍萎黄,腹诊腹肌略紧张、无压痛。汗出正常,二便正常,胃纳正常。舌淡红,舌苔薄黄不干,脉沉细弱。考虑其产后血虚并感受外邪引发喘咳,虽为1年之久但是病邪仍未传变,仍在表分,属于太阳经病,故予以桂枝加厚朴杏子汤加当归,7剂,并嘱其停用其他药物。处方为桂枝15g,白芍15g,甘草10g,生姜20g,厚朴10g,杏仁(捣碎)15g,当归15g,大枣(掰)5枚。7日后回访得知,患者症状减轻,干呕消失,咽干、咽痒减轻,咳嗽频率减少,痰易咯出。14日后回访,患者自诉已不咳嗽,诸症消失,遂自停药。后再回访,患者诉未复发。另一例,田某,女,50岁,7天前淋雨后出现恶寒、发热、头痛、鼻塞、咽痛、咳嗽,经服感冒灵、头孢类等药物后热退,头痛、鼻塞等症状好转,但咳嗽不愈,且有所加重,中成药止咳无效。患者就诊时体温正常,咳嗽剧烈,痰多、色白、质黏,咽痒欲咳,口干,听诊两肺呼吸音稍粗,未闻及干、湿啰音,舌质淡,舌苔薄,脉滑。予以桂枝加厚朴杏子汤加减,药用桂枝12g,白芍12g,生姜10g,大枣10g,厚朴10g,枇杷叶10g,杏仁10g,桔梗10g,甘草6g。5剂。患者服后温覆取汗,两天后咳嗽明显好转,夜能安寐;第5天咳嗽、咳痰等症状基本消失。现代药理研究表明,桂枝汤具有解热、镇痛、消炎和提高机体免疫功能的作用;厚朴具有广谱抗菌的作用,不但可以兴奋支气管平滑肌,而且还有中枢抑制作用,可麻痹运动神经末梢,使肌肉松弛;杏仁含氢氰酸,小剂量能抑制呼吸中枢,使呼吸运动趋于安静而奏止咳平喘之效。总之,桂枝汤发汗解表,加厚朴、杏仁可调节呼吸运动,以降逆平喘、祛痰止咳,是治疗外感后咳嗽行之有效的方剂,值得深入研究。

5.桂枝加附子汤

桂枝加附子汤主要治疗"太阳病,发汗,遂漏不止,其人恶风,小便难,四肢危急,难以屈伸者"。王老曾治疗一患者,高某,男,50岁。患者因劳动时淋雨,当晚头身重痛，恶寒发热，无汗。次日就诊时，体温38.8℃，舌苔薄白，二便如常，不呕不渴。已用羌活、独活、荆芥、防风、白芷等祛风胜湿药。服1剂后，患者汗出甚多，身痛反剧，不发热，身寒怕冷，体温36.5℃，舌苔白润，脉象微细。予以制附子10g，桂枝19g，党参10g，白芍6g，炙甘草5g，生姜5片，大枣5枚。服1剂后，患者肢体暖和，恶寒减轻，汗少身不痛。继服3剂后，患者知饥索食，诸症痊愈，休息2天后恢复劳动。王老分析该患者风寒外感虽未用麻黄、桂枝发汗，但祛风胜湿药亦可过汗。该案例即为发汗伤阳，故汗后身寒更甚，用桂枝加附子汤温阳益卫，加党参益气补虚而获效。

四、附子类方

附子类方是王老治疗心血管疾病常用的类方之一。王老常说，附子虽是一味毒药，但只要辨好、用好、煎好，更是一味好药、效药、妙药。王老临床喜用附子，常用量为6~15g，20g以上也时有用到。附子证包括阴证、寒证、虚证、瘀证、湿证、痛证，附子好用，但用量得有度，并需严格遵守煎煮法。用得好，附子既是破敌的猛将，又是以柔克刚的太极高手。总之，用好附子是临床提高疗效的关键。王老预防附子毒副作用的方法，是从小量开始，看患者适应情况逐渐加量，一般首次以6~15g为宜。甘草、干姜、生姜、大枣四味均可解附子之毒，同时又可助附子之用。王老临床常量用附子时，同时配伍同量之甘草、干姜、生姜、大枣；如遇阳明有热，干姜、生姜不用时，甘草、大枣量加倍；如特殊患者，附子用20g以上时（一般不超30g），甘草一味加量，甚至1倍于附子、大枣，生姜、干姜多同用。附子需久煎。另外，如煎药中间水少了，要加热水，不能加冷水，如加水则煎煮时间也要适当延长。药煎好时，口尝以不麻舌为度；如麻，可延长煎煮时间。一般情况下，如果做到以上几点，用附子还是很安全的。一旦附子中毒，可用绿豆、甘草各100g煎水，另兑蜂蜜适量，口服解毒。

1. 真武汤

《伤寒论》第316条：“少阴病，二三日不已，至四五日，腹痛，小便不利，四肢沉重疼痛，自下利者，此为有水气。其人或咳，或小便利，或下利，或呕者，真武汤主之。”《伤寒论》第82条：“太阳病发汗，汗出不解，其人仍发热，心下悸，头眩，身瞤动，振振欲擗地者，真武汤主之。”王老强调本方与苓桂术甘汤证甚为相似，不过苓桂术甘汤证为阳证，故只身为振振而已。而此者虚极入阴，不但身瞤动，而且振振欲擗地也。本方辨证要点为头晕心悸，下肢浮肿或痛，脉沉者。李某，男，40岁，头晕3月余，心悸，夜尿较频，苔白根腻，脉沉滑。此属阳虚水气上犯，为真武汤证，予以茯苓30g、白芍10g、生姜15g、白术15g、制附子10g。服3剂后，头晕减轻，它症变化不明显，予前方加桂枝10g、炙甘草10g，制附子量增加为15g。一周后，夜尿好转。继渐增附子用量至20g，两个月后诸症皆消。真武汤也是治疗心力衰竭的高效方。王老认为，心力衰竭在临床上表现的脉和症状，多见于心肾两虚证，宜选用强心扶阳、宣痹利水的真武汤为主方，主要取其壮火制水之意。根据临床实践，王老认为，此方主要具有温阳强心之功效。真武汤属强心扶阳、利水导湿之剂，急性心力衰竭属于中医少阴寒化夹饮证者，真武汤是正治。急性心力衰竭伴有多脏器功能衰竭，喘为水饮射肺；轻者心悸，重者烦躁，为心的本证；水肿为肺、脾、心、肾阳气衰败，水液气化及输布失司。白芍在真武汤里的作用，一是利小便，二是防止利中伤阴。为什么讲利中伤阴而不讲利过伤阴呢？因为水液停聚之时即是伤阴之时。《神农本草经》中记载，白芍既有益气的作用，又可利小便，亦可活血，其酸味还可敛阴。王老认为，心力衰竭的发绀、肝肿大、静脉压增高等皆提示有瘀血的情况。心力衰竭的瘀血多伴有水肿，正是"血不利则为水"的现象。《金匮要略》所述血分一证，可以有两种情况。其一为血气虚少，其二为阴浊壅塞。临床观察到充血性心力衰竭表现的症状，可用阴浊壅塞去理解，如胸闷气憋、喘咳有余之象，以及肝脾大、心下痞满。王老认为，充血性心力衰竭的治疗需在真武汤强心扶阳的基础上佐以活血化瘀之法，治以桃红四物汤。水、气、血三者关系密切，血可病水，水可病血，气得温而化，血得温而活，水得温而利。故在主方中加肉桂、降香一类温阳化水药，方能证、法、方药三者丝丝相扣，取得疗效。王老曾治一患者，王某，男，68岁，患者反复喘憋、气短伴心悸3年，尿少，下肢水肿。就诊时面色黧黑少华，心下痞硬，颈静脉怒张，两肺底可闻及干、湿啰音，心律不齐，舌暗红，苔白，脉结代。西医诊断为风湿性心脏病，二尖瓣关闭不全，心功能Ⅲ级。患者系心肾阳虚，而症见心悸、脉结代；因夹血瘀，可见舌唇紫暗；因胸阳不宣，肺失肃降，故胸闷气短；心脾阳虚，肾阳不足而见尿短、下肢浮肿。曾选用五苓散、真武汤等配伍应用，病情未见好转。该患者心下痞硬、舌质暗红、面色黧黑少华、脉结代、小便少，考虑到本病实为心肾阳衰，兼有瘀血，故选用真武汤合活血化瘀法加减施治。处方为附子15g，白芍30g，茯苓30g，白术15g，生姜20g，肉桂（后下）10g，降香（后下）6g，当归12g，红花12g，桃仁15g，川芎30g，生地黄10g。服7剂后，患者尿量增加，心力衰竭明显好转。继用原方1个月，病情又日趋好转，活动后未见明显心悸，无咳喘，下肢水肿消失，能平卧，心力衰竭已得到控制。

2. 附子汤

《伤寒论》第304条："少阴病，得之一二日，口中和，其背恶寒者，当灸之，附子汤主之。"《金匮要略》曰："夫心下有留饮，其人背寒冷如掌大。"附子二枚（炮，去皮，破八片）（15g），茯苓三两（9g），人参二两（6g），白术四两（12g），芍药三两（9g）。本证为阳虚寒湿内侵，以身体骨节疼痛、肢冷背寒、脉沉为特征。附子汤中，人参、附子合用，以峻补元阳之虚；白术、附子合用，以祛寒湿之邪；加芍药以监附子之悍，共奏温经扶阳、除湿止痛之功。背恶寒乃少阴阳气虚衰之险兆，临床当急用灸法以救阳气，随后用汤，方不误事。肾与心，同为少阴，尤如水火两极，互依互制，共为生命之本。若失其用，则诸脏无济。少阴为寒水之脏，寒伤之重者，多入少阴，所以少阴一经，最多重症，王老多年来运用附子汤效验此理。诸药配伍得当，全面顾及，是治疗整体阳虚寒湿的好方剂。王老曾治一患者，方某，男，50 岁，心前区疼痛 1 月来诊，经常熬夜，血压持续在 170/100mmHg 左右。劳累后心前区疼痛，背冷恶寒，汗出不止，四肢发凉，舌淡苔白，脉沉细弱。证属胸阳不振，附子汤加减。处方为红参、制附子各 10g，白术、白芍、茯苓各 30g，薤白 10g，姜半夏 15g。5 剂后，背冷减轻，疼痛消失。以上方继服 14 剂，心绞痛未再发作，但背愈冷，血压稳定在 140/90mmHg。王老认为胸痹以背恶寒为甚，可见胸阳不振，阴寒内盛之重，恰与附子汤证相合。临床上，若舌有瘀斑者可加红花、丹参；四肢发凉加桂枝、细辛；气虚加黄芪，重用人参、附子；痰盛重用茯苓，加薤白、半夏、陈皮。又治疗一患者，王某某，女，40 岁，心悸不适半年，经中、西药治疗效果差。心悸，偶胸闷，自汗出，乏力恶寒，大便稀不成型，苔薄白，脉沉细。处方为附片（先煎）15g，黄芪 30g，党参 15g，白术 15g，茯苓 30g，白芍 10g，桂枝 6g，水煎服。7 剂后症状大减，前方加减继续服用 1 个月，诸症已愈。阳气虚弱，心下空虚，内动而悸。对少阴虚寒、心阳不振、血脉无主、神无所依而心悸者，可用附子汤温阳补气以主心神。

3. 附子泻心汤

附子泻心汤出于《伤寒论·辨太阳病脉证并治》。《伤寒论》原文指出："心下痞，而复恶寒汗出者，附子泻心汤主之。"历代许多医家看法颇有分歧。柯韵伯说："心下痞者，当有大便硬，心烦不得眠，故用此汤，夫心下痞而恶寒者，表未解也，当先解表，宜桂枝加附子，而反用大黄，谬矣。既加附子，复用芩连，抑又何也，若汗出是胃实，则不当用附子，若汗出为亡阳，又乌可用芩连乎？"吕茶村针对柯氏之言给予了尖锐的批评，他说："大凡恶寒汗不出者属表实，恶寒汗自出者属表虚，但汗出恶寒，仲景自有芍药甘草附子汤之制，今心下痞而复恶寒汗出，则表虚而里实，但固表则里邪愈壅，但清里则表阳将亡，故以三黄附子合用之……柯氏胶执己见，擅改经文……先圣极空灵极神变之活法，而妙理无穷。"

王老认为，本方适应证是热痞兼表阳虚，症见心下痞、按之濡、其脉关上浮、恶寒、汗出等，由于邪热壅滞胃脘，气机阻滞而心下满闷不适，兼有表阳不足者，肌肤失于温煦而恶寒，不能卫外而汗出。王老认为，从病情的需要出发，将寒性药物与热性药物组合成方，是仲景遣方用药的独到之处，这在六经病的施治中，始终都有体现。附子泻心汤由大辛大热的附子与大苦大寒的大黄、黄连、黄芩组成，可以说是仲景寒热并用方中最简练、最单纯的一首方剂，具有针对性强、副作用小的特点。

本方名为“泻心”，实则是以苦寒之大黄、黄芩、黄连清泻心下部位之热，亦即降低胃脘过盛之阳，同时用辛热之附子温壮在表不足之阳，使之达到阴阳平衡。况且以“三黄”与附子共同组方，“三黄”得附子，其苦寒沉凝不致留滞阴邪；附子得“三黄”，其剽悍暴烈不致劫伤津液。如此极寒、大热集于一方，共收复阳驱邪之效。王老认为，本方更为独特的是其煎服法。大黄、黄连、黄芩三味，以麻沸汤渍之，须臾绞去滓，是说“三黄”不用煎取，且用开水浸泡的时间也不长，为的是只取其轻清之气，以清泻胃热而消痞；附子另煮取汁，取其醇厚之味，以温阳固表而消除恶寒并止汗，可谓寒热异气，并行不悖，分建奇功，诚为先圣之妙用。王老曾治疗一患者，宫某，女，39 岁，患者自诉进食过多后腹胀难忍，恶寒怕冷，手足凉，腹部柔软，按之疼痛稍加剧，舌苔厚腻，舌稍红，寸、关脉滑数有力，尺脉略沉。中医诊断为痞满（寒热错杂）。方拟附子泻心汤，即大黄 6g，黄连 5g，黄芩 5g，制附子 6g，3 剂，每日 1 剂。制附子煎煮 40 分钟；大黄、黄连、黄芩放于药包，投于沸水的药碗中，盖子密封浸泡 3～5 分钟，取出药包；将两种药液混合温服。患者服药半小时后，矢气频发，泻大量不消化食物后腹痛缓解，恶寒减轻。第 2 日，患者再次服药后，腹痛消失，恶寒亦消失。

（张　雷　宋　蓉）

第五章

院内制剂

一、救心丹系列的研制背景

王老曾任烟台市中医医院心血管内科的科室主任，领导科室人员从事冠心病的临床与科研工作。经过多年的研究及临床实践，他认识到，对冠心病的防治必须辨病与辨证相结合，积极防治处于冠心病“转折点”的心绞痛的重要意义，对于心绞痛的防治必须因人而异、辨证施治。在此基础上，他还研制了治疗心绞痛时的系列药物——大力救心丹（Ⅰ～Ⅳ号），目的在于使用中药治疗心绞痛时更加系列化、具体化，进一步提高疗效，同时，也体现了中医药治疗心绞痛的优势，丰富、充实了中医学理论。

冠心病是危害人类健康的常见病、多发病，居三大疾病之首，从就诊情况看，心绞痛最多，故对心绞痛的研究及防治是非常必要的，也是具有现实意义的。西医治疗本病的药物大都是具有一定毒副作用的，且疗效不持久，中药治疗本病具有较好的疗效，但以往报道较多的是一病一方，未能充分体现中医辨证论治的特色。目前国内外开发研制的冠心病用药很多，其中带有普遍性的问题有二：一是缺乏针对某一类型（如心绞痛）更加具体的药物分类，从而影响了对此类型的整体疗效；二是药物的作用点太局限，或以改善泵功能为主，或以改善血液流变学为主，从而也难以确保其整体疗效。本项研究最大的特点就是针对上述问题，转变思路，以求改变其局限性，提高对心绞痛疗效的整体水平，具体表现为对心绞痛不同证型的药物分类更加具体化和药物作用点的再扩大。

冠心病心绞痛属于中医“胸痹心痛”范畴。其病机多为虚实夹杂，本虚标实，虚为胸中阳虚气衰不能温养心脉或阴虚不能濡养心脉，实乃阴寒、痰浊、气滞、血瘀。即仲师所言之“阳微阴强”。不论何因，总为血脉不通，不通故痛，即《黄帝内经》所谓痹在脉则“血凝而不流”，脉“涩则心痛”。因此，本病的基本治疗当通脉活血。

治疗冠心病的中成药甚多,但体现中医辨证论治特色的系列中成药却很少。而大力救心丹系列以中医基础理论为指导,结合现代医学对冠心病发病机制的认识,确立了通脉活血为本病的基本治则,分别予以行气宽胸、豁痰开结、温阳散寒、益气养阴等法配合,在多年临床验证的有效方药的基础上,结合现代中药药理学的研究成果,反复筛选,研制出大力救心丹系列制剂(Ⅰ~Ⅳ号),根据辨证分型的不同,分别施用,充分体现了中医辨证论治的特色,大大提高了临床疗效。

二、救心丹系列的药物组成及制备工艺

大力救心丹系列包括Ⅰ~Ⅳ号,分别是针对气滞血瘀、痰浊内阻、阴寒凝滞、气阴两虚四种常见证型而研发的。王老认为,瘀血痹阻心脉是心脏病的主要病机,瘀血既是病理产物,又是致病因素,应将通脉活血法贯穿于心脏病的诊治之中。根据患者瘀血产生的原因,判断兼夹病机,分别给予行气活血法、化痰活血法、温阳活血法、养阴活血法,故产生了救心丹系列的名字,即活血救心丹、化痰救心丹、温阳救心丹、宁神救心丹。

大力救心丹系列,基本方由人参100g、三七100g、水蛭100g、琥珀100g、土鳖虫100g、羌活100g组成。气滞血瘀型用大力救心丹Ⅰ号(基本方加乌药100g、生蒲黄100g、香附100g)。痰浊内阻型用大力救心丹Ⅱ号(基本方加石菖蒲100g、郁金100g、薤白100g、全瓜蒌100g)。阴寒凝滞型用大力救心丹Ⅲ号(基本方加荜茇80g、细辛20g、葶苈子100g、仙茅100g、威灵仙100g)。气阴两虚型用大力救心丹Ⅳ号(基本方加生地黄100g、黄连100g、制首乌50g、牛膝50g、代赭石50g、泽泻50g)。各型药物均制成水丸,由烟台市中医医院制剂室生产。各型患者均每次服6g,每日3次。其具体制备工艺如下。

1. 大力救心丹Ⅰ号

处方为人参、三七、水蛭、琥珀、土鳖虫、羌活、乌药、生蒲黄、香附各100g。依据处方,准确称取精选合格的道地药材,校对无误后水洗2遍,沥干水分,60℃烘干后粉成100目粉,按每克成品10粒的规格,水泛为丸,60℃恒温干燥,筛选,上光,紫外线下照射40~50分钟,每40g分装于瓶中,密封,贴标签,即得。

检验项目:①性状,本品为棕褐色圆球形水丸,气香,味苦。②重量差异为±8.0%。③其他应符合水丸剂有关的各项规定。

功效与主治:益气活血,行气止痛,用于冠心病气虚血瘀兼有滞者。

用法与用量:口服,每日3次,每次6g,饭后服用。

规格:每瓶40g。

储藏:密封,防潮。

2. 大力救心丹Ⅱ号

处方为人参、三七、水蛭、琥珀、土鳖虫、羌活、石菖蒲、郁金、薤白、全瓜蒌各100g。制备工艺同Ⅰ号,检验项目同Ⅰ号,用法、规格同Ⅰ号。功效为理气化痰、宣痹止痛,用于冠心病痰浊内阻者。

3. 大力救心丹Ⅲ号

处方为人参100g、土鳖虫100g、水蛭100g、琥珀100g、三七100g、羌活100g、荜茇80g、细辛20g、葶苈子100g、仙茅100g、威灵仙100g。制备工艺同Ⅰ号,本品为棕褐色水丸,味苦,性辛。制备工艺同Ⅰ号,检验项目同Ⅰ号,用法、规格同Ⅰ号。功效为益气温阳、散寒通痹,主要用于冠心病胸阳不振、阴寒内盛者。

4. 大力救心丹Ⅳ号

处方为人参100g、土鳖虫100g、水蛭100g、三七100g、琥珀100g、生地黄100g、羌活100g、黄连100g、制首乌50g、牛膝50g、代赭石50g、泽泻50g。制备工艺同Ⅰ号,本品为红棕色水丸。检验项目同Ⅰ号,用法、规格同Ⅰ号。功效为宁神安神、滋阴降浊。用于冠心病心阴不足、心神不宁者,冠心病伴有心律失常、高血压及高脂血症者。

本系列制剂属粗加工,纯度不高,在今后的研制中将进一步提纯,力争开发研制成中药新药,以发挥更大的社会效益。对于部分合并胃病的患者,本系列制剂有轻度的刺激,少数可有恶心、食纳减少等副反应,故宜饭后服用。

三、救心丹系列药物的作用机制

人参

【功效】大补元气,复脉固脱,补脾益肺,生津养血,安神益智。

【在本方的作用】大补元气,补气以行血,补脾胃之气,以资生化之源。

【药理作用】人参皂及注射液具有抗休克作用。人参皂能增强消化、吸收功能,提高胃蛋白酶活性,保护胃肠细胞,改善脾虚的症状;能促进组织对糖的利用,加速糖的氧化分解以供给能量;能促进大脑对能量物质的利用,增强记忆力;能促进造血功能;还能抗疲劳,抗衰老,抗脑缺血,抗心律失常。人参浸膏、人参皂苷可使正常或贫血动物红细胞、白细胞和血红蛋白含量增加。人参多糖和注射液具有升高白细胞的作用。人参皂苷RG2具有强心作用。此外,人参具有调节中枢神经兴奋与抑制过程的平衡、增强免疫力、抗肿瘤、抗辐射、抗应激、降血脂、降血糖和抗利尿等的作用。

三七

【功效】散瘀止血,消肿定痛。

【在本方的作用】活血消肿止痛，配伍活血行气药，则活血定痛之功更著。

【药理作用】三七能缩短出血和凝血时间，具有抗血小板聚集及溶栓的作用；可促进多功能造血干细胞的增殖，具有造血的作用；可降低血脂，减慢心率，对各种药物诱发的心律失常均有保护作用；可降低心肌耗氧量和氧利用率，扩张脑血管，增强脑血管流量；可提高体液免疫功能。此外，还有镇痛、抗炎、抗疲劳、抗衰老、抗肿瘤的作用。

水　蛭

【功效】破血消癥，逐瘀通经。

【在本方的作用】助君药破血通络，攻逐血瘀。

【药理作用】水蛭水煎剂具有强抗凝的作用，对肾缺血具有保护作用。水蛭提取物水蛭素对血小板聚集有明显的抑制作用，可抑制大鼠体内血栓形成，对肿瘤细胞也有抑制作用。水蛭水煎剂能改善血液流变学，降血脂，消退动脉粥样硬化斑块，增加心肌营养性血流量；促进脑血肿吸收，降低颅内压，改善局部血液循环，保护脑组织免遭破坏，对皮下血肿也有明显的抑制作用。

土鳖虫

【功效】破血逐瘀，续筋接骨。

【在本方的作用】入肝经血分，破血消癥，逐瘀通经。

【药理作用】土鳖虫水提取液具有调节脂质代谢、抗氧化基自由、保护血管内皮细胞的作用；土鳖虫链激酶具有抗凝血和溶栓的作用；纤溶活性蛋白具有体外抑制肿瘤细胞的作用，能明显抑制黑色素瘤、胃癌、原发性肝癌等多种肿瘤细胞的生长。此外，土鳖虫能促进骨损伤的愈合。

羌　活

【功效】解表散寒，祛风除湿止痛。

【在本方的作用】辛散祛风，祛风湿，止痹通。

【药理作用】羌活有抗炎、镇痛、解热的作用，并对皮肤真菌、布氏杆菌有抑制作用。羌活挥发油可对抗垂体后叶素引起的心肌缺血，增加心肌营养性血流量。羌活水溶部分有抗实验性心律失常的作用。羌活对小鼠迟发性过敏反应有抑制作用。

琥　珀

【功效】镇静安神，活血散瘀，利尿通淋。

【在本方的作用】活血，治疗心血瘀阻的胸痹心痛。

【药理作用】琥珀有中枢抑制和抗惊厥、抗休克的作用。

乌　药

【功效】行气止痛，温胃散寒。

【在本方的作用】辛散温通，善于疏通气机，行气以活血。

【药理作用】乌药对肠道平滑肌具有兴奋和抑制的双向调节作用，能促进消化液分泌，抗病毒，抑菌，抗肿瘤，兴奋心肌，改善中枢神经系统，抗炎镇痛，防治糖尿病肾病，保护肝脏，调节凝血等功能。

生蒲黄

【功效】止血，化瘀，通淋。

【在本方的作用】蒲黄甘、平，调以米醋或用黄酒冲服，取其活血脉、行药力、化瘀血以增强活血止痛之功。

【药理作用】本品具有抗血栓形成、止血、抗心肌缺血、抗脑缺血等的作用。生蒲黄可延长小鼠凝血时间，而炒蒲黄则能缩短小鼠凝血时间，无促纤溶酶活性。蒲黄可抑制大鼠动静脉环路血栓形成，使血栓湿重降低。另外，蒲黄还有调脂的作用。

香　附

【功效】疏肝解郁，理气宽中，调经止痛。

【在本方的作用】行气活血，理气宽中。

【药理作用】5%香附浸膏对实验动物离体子宫有抑制作用，能降低其收缩力和张力；香附挥发油有雌激素样作用，香附子烯作用较强；香附水煎剂可明显增加胆汁流量，促进胆汁分泌，并对肝细胞有保护作用；香附挥发油、丙酮提取物、A－香附酮、水煎剂有抑制肠管收缩的作用；香附总生物碱、苷类、黄酮类及酚类化合物的水溶液有强心、减慢心律及降低血压的作用；香附醇提取物、挥发油、三萜类成分有解热作用，A－香附酮有镇痛作用，挥发油有安定作用。此外，香附还有抗菌、抗炎、抗肿瘤等的作用。

石菖蒲

【功效】开窍豁痰，醒神益智，化湿开胃。

【在本方的作用】苦燥温通，芳香走窜，豁痰开窍。

【药理作用】石菖蒲水提取液、挥发油、细辛醚、β－细辛醚均有镇静、抗惊厥、抗抑郁、改善记忆和抗脑损伤的作用，并能调节胃肠运动；石菖蒲总挥发油对豚鼠气管平滑肌具有解痉作用；石菖蒲 β－细辛醚能增加小鼠腹腔注射酚红后离体气管段酚红排出量，并延长二氧化硫致小鼠咳嗽的发作潜伏期，减少咳嗽次数，呈现出较好的平喘、祛痰和镇咳作用。石菖蒲还有改善血液流变性、抗血栓和抗心肌缺血损伤等的作用。

郁　金

【功效】活血止痛，行气解郁，清心凉血，利胆退黄。

【在本方的作用】芳香辟秽，通窍开闭，理气化痰。

【药理作用】姜黄素和挥发油能促进胆汁分泌和排泄,温郁金挥发油有保肝的作用。郁金煎剂能促进胃酸和十二指肠液分泌,降低全血黏度,抑制血小板聚集。郁金提取物能抗心律失常。郁金水煎剂、挥发油对皮肤真菌、多种细菌有抑制作用。郁金也有一定的抗炎止痛作用。温郁金水煎剂及水煎醇沉物有抗早孕的作用。

薤 白

【功效】通阳散结,行气导滞。

【在本方的作用】通阳散结,行气止痛。与瓜蒌配伍,化上焦痰浊,散胸中阴寒,宣胸中气机,为治疗胸痹的要药。

【药理作用】薤白乙醇浸膏有一定抗泻下的作用,还有抗血小板凝集、降血脂、抗动脉粥样硬化、抗氧化及镇痛、抗菌、抗炎等作用。

瓜 蒌

【功效】清热涤痰,宽胸散结,润燥滑肠。

【在本方的作用】瓜蒌甘、寒,入肺,善于涤痰散结,理气宽胸。

【药理作用】从瓜蒌中分离得到的氨基酸具有良好的祛痰效果,所含天门冬氨酸能促进细胞免疫,有利于减轻炎症、减少分泌物,并使痰液黏度下降而易于咳出。煎剂或浸剂对多种革兰氏阳性和阴性致病菌均有抑制作用,对某些皮肤真菌也有抑制作用。醇提取物能明显降低胃酸分泌和胃酸浓度,抑制溃疡形成。瓜蒌能扩张冠状动脉,增加冠状动脉流量,较大剂量时,能降低心肌收缩力,减慢心率。瓜蒌能延长缺氧动物的生存时间,提高动物耐缺氧的能力,所含瓜蒌酸能抑制血小板凝集。全瓜蒌有较强的抗癌作用。水提取物可使血糖先上升后下降,最后复原,对肝糖原、肌糖原无影响。

荜 茇

【功效】温中散寒,下气止痛。

【在本方的作用】辛散温通,温中散寒止痛。

【药理作用】大鼠灌服荜澄茄醚提取物、水提取物有抗动物实验性胃溃疡及小鼠实验性腹泻的作用;挥发油有抗心律失常、改善兔心肌缺血的作用,并能松弛豚鼠气管平滑肌而有平喘的作用等。

细 辛

【功效】解表散寒,祛风止痛,通窍,温肺化饮。

【在本方的作用】温经散寒。

【药理作用】细辛挥发油具有解热、镇静、镇痛、抗炎、表面麻醉及浸润麻醉的作用。细辛水及醇提取物可使速发型变态反应过敏介质释放量减少40%以上。大剂量细辛挥发油可使中枢神经系统先兴奋后抑制,显示出一定的毒副作用。体外实验显示,细辛挥发油对革兰氏阳性菌、枯草杆菌、伤寒杆菌及多种真菌有一定的抑制作用。华细辛醇浸剂可对抗吗啡所致的呼吸抑制。此外，细辛有强心、扩张血管、松弛平滑肌、增强脂质代谢、升高血糖等的作用，对细胞免疫、体液免疫均有抑制作用。

葶苈子

【功效】泻肺平喘，行水消肿。

【在本方的作用】苦泻辛散，泻肺中水饮。

【药理作用】葶苈子所含芥子苷是镇咳的有效成分，炒用可提高芥子苷含量，故镇咳效果更好。葶苈子中的葶苈苷、葶苈子水提液均有不同程度的强心作用，能增强心肌收缩力，减慢心率，增加心输出量，降低静脉压。葶苈苷还对动物有利尿作用。此外，葶苈子尚具有降血脂、抗抑郁、抗血小板聚集、抗肿瘤及抗菌等作用。

仙　茅

【功效】补肾阳，强筋骨，祛寒湿。

【在本方的作用】辛热燥烈，补命门而兴阳。

【药理作用】仙茅可延长实验动物的平均存活时间。仙茅醇浸剂可明显提高小鼠腹腔巨噬细胞吞噬百分数和吞噬指数；仙茅水煎液可明显增加大鼠垂体前叶、卵巢和子宫重量，使卵巢人绒毛膜促性腺激素和黄体生成素受体特异结合力明显提高；仙茅醇浸剂可明显延长小鼠睡眠时间，对抗印防己毒素所致的小鼠惊厥，有镇定、抗惊厥的作用。

威灵仙

【功效】祛风湿，通经络，止痛，消骨鲠。

【在本方的作用】辛散温通，性猛善走。既能祛风湿，又能通经络而止痛，散寒通痹。

【药理作用】威灵仙有镇痛，抗疟，降血糖，降血压，利胆等作用。原白头翁素对革兰氏阳性菌、革兰氏阴性菌和真菌都有较强的抑制作用；煎剂可使食管蠕动节律增强，频率加快，幅度增大，松弛肠平滑肌；醋浸液对鱼骨刺有一定的软化作用，可使咽及食道平滑肌松弛，增强蠕动，促使骨刺松脱；醇提取物有引产的作用。

生地黄

【功效】清热凉血，养阴生津。

【在本方的作用】清热滋阴。

【药理作用】生地黄煎剂能抑制大剂量甲状腺素所致的β－肾上腺素受体兴奋，增强M－胆碱受体－CGMP系统功能，提高血浆CAMP含量水平，并显著拮抗地塞米松造成的肾上腺皮质萎缩及功能下降，提高血浆皮质酮水平。地黄浸剂、醇浸膏及地黄苷均有一定的降血糖作用。地黄苷、地黄低聚糖可增强体液免疫和细胞免疫功能。此外,生地黄还具有抗胃溃疡、促进造血、止血、降压等的作用。

黄 连

【功效】清热燥湿,泻火解毒。

【在本方的作用】泻心火以除烦热,助生地黄泻火。

【药理作用】黄连及小檗碱对金黄色葡萄球菌、肺炎双球菌、痢疾杆菌、霍乱弧菌、肺炎杆菌、百日咳杆菌、白喉杆菌均有一定的抑制作用。小檗碱对各型流感病毒均有明显抑制作用。黄连对蓝色毛菌、絮状表皮藓菌等皮肤真菌有显著抑制作用。巴马亭、药根碱对白色念珠菌等有显著抑制作用。黄连、小檗碱、黄连碱、药根碱等均有显著的抗炎作用。黄连及小檗碱均有解热、抗实验性胃溃疡、抑制胃液分泌、保护胃黏膜的作用。黄连水煎液、小檗碱均能抗糖尿病,具有降血糖的作用。此外,还具有强心、抗心肌缺血、抗心律失常、降压、抗血小板聚集、抗肿瘤、降脂等作用。

何首乌

【功效】制何首乌:补肝肾,益精血,乌须发,强筋骨。生何首乌:解毒,消痈,截疟,润肠通便。

【在本方的作用】补肝肾,益精血,滋阴降浊。

【药理作用】生何首乌有促进肠管运动和轻度泻下的作用,此外还有抗氧化、抗炎、抗菌、抗病毒、抗癌、抗诱变、保肝、调节血脂、抑制平滑肌增生、抑制血小板聚集和舒张血管等的作用。制何首乌能增加老年小鼠、青年小鼠脑和肝中蛋白质含量,抑制脑和肝组织中的B型单胺氧化酶活性;抑制老年小鼠的胸腺萎缩,提高老年机体胸腺依赖的免疫功能,对抗环磷酰胺的免疫抑制作用;降低急性高脂血症模型家兔的高胆固醇,使之恢复正常水平。

牛 膝

【功效】逐瘀通经,补肝肾,强筋骨,利尿通淋,引血下行。

【在本方的作用】补肝肾,滋阴活血。

【药理作用】牛膝总皂苷对子宫平滑肌有明显的兴奋作用,怀牛膝苯提取物有明显的抗生育、抗着床及抗早孕的作用。牛膝总皂苷可降低大鼠血压,改善大鼠脑卒中后的神经症状。齐墩果酸具有保肝、护肝、强心等作用。牛膝多糖能增强免疫,抑制肿瘤转移,升高白细胞,保护肝脏,并能提高记忆力和耐力。怀牛膝能降低大鼠全血黏度、血细胞比容、红细胞聚集指数,并有抗凝的作用。蜕皮甾酮有降脂作用,并能明显降低血糖。

代赭石

【功效】平肝潜阳,镇静安神,清肝明目。

【在本方的作用】镇静安神。

【药理作用】具有镇静及降血压的作用。

泽　泻

【功效】利水渗湿，泻热，化浊降脂。

【在本方的作用】泻水湿，行痰饮，化浊降脂。

【药理作用】泽泻有利尿作用，能增加尿量，增加尿素与氯化物的排泄，对肾炎患者的利尿作用更为明显；有降压、降血糖、抗脂肪肝的作用；还对金黄色葡萄球菌、肺炎双球菌、结核杆菌有抑制作用。

四、救心丹系列药物的应用特点

大力救心丹基本方由人参、三七、水蛭、土鳖虫、羌活、琥珀等药物组成。方中，人参益气养心，为君药；三七、水蛭、土鳖虫具有活血破血、逐瘀通脉的作用，共为臣药；佐以羌活祛风散寒解痉，琥珀镇静安神、活血散瘀。王老的大力救心丹系列在常规益气活血药物的基础上，组方中还体现了芳香类药物、虫类药物、祛风湿类药物、清热解毒类药物的应用。这些应用均体现了王老深厚而扎实的理论基础，现在在心绞痛中医研究中仍具有先进性与创新性。

1. 芳香类药物的应用

救心丹系列含有荜茇、香附、石菖蒲、郁金、琥珀等芳香类药物。王老结合古今，充分认识到芳香类药物在冠心病应用中的重要地位。闫海峰、杨志华、王琳等在研究中医药治疗冠心病的用药规律时发现，冰片、麝香、苏合香的使用频次最高，而石菖蒲、丁香、沉香、藿香、苏合香、半夏、桂枝、瓜蒌、檀香、荜茇、延胡索、细辛、乳香等也有大量使用。

芳香类药物主要分为芳香开窍类和芳香温通类。芳香开窍类药是指具有辛香走窜之性，以开窍醒神为主要作用的中药。这类药物皆入心经，药性有寒、热之分，前者有冰片、牛黄，后者有麝香、苏合香、石菖蒲、安息香等。临床通过配伍形成凉开剂或温开剂。芳香温通类药指的是具有芳香走窜与温通行气功能的药物，能起到温经散寒、畅达气血、芳香透窍、缓解疼痛的作用。常用的药物有麝香、苏合香、檀香、沉香、丁香、香附、木香、乳香、荜茇等。药理实验表明，芳香类中药具有抗心肌缺血、抗心肌梗死、增加心肌血流量、降低心肌耗氧量、抗心律失常等作用。近年来，芳香类药物以多种剂型应用于心血管系统疾病的治疗中，关于这些中成药的药理研究和临床应用日益广泛。芳香类药物味薄气厚，多具辛温、芳香、气厚之性，所以，通经活络功效突出，药效发挥较快。

《金匮要略》首次记载了“胸痹”之名，指出胸痹的病机谓胸阳不振及阳微阴弦,多用川椒、山茱萸、干姜等驱散沉寒痼冷以疗心痛;乌头赤石脂丸为治疗胸痹心痛提供了有效经验。在《治百病方》中,肉桂、蜀椒、醇酒、附子、白芷等药物应用广泛,是目前所发现的有关芳香温通法治疗胸痹心痛等的最早记载。《太平惠民和剂局方》使用芳香药物的方剂有 275 首,所收录的苏合香丸、安息香丸等可谓集芳香温通之大成者,对后世影响较大。明清时期,温病大家叶天士对芳香温通治疗胸痹心痛的机制进行了全面阐释,他在《临证指南医案》中提出了“初为气结在经,久则血伤入络”“痛久入血络,胸痹引痛”,将心之络脉病变的病机总结为心络瘀阻和心络绌急两个方面。因此,芳香温通是中医治疗胸痹心痛的重要法则之一。《中药学》内容专列“芳香开窍药”项,药物有麝香、冰片、苏合香、安息香、石菖蒲等,主要用于冠心病的心绞痛以及心力衰竭时的神昏、中风、晕厥等。《神农本草经》中将其列为“上品”,能“开心孔,补五脏,透九窍,明耳目”。清代缪希雍《本草经疏》云,石菖蒲“阳气开发,芬芳轻扬,气重于味,辛兼横走,故能下气开心”。陈士铎在《本草新编》中谈到石菖蒲的作用时说:“凡心窍之闭,非石菖蒲不能开,徒用人参,竟不能取效。是人参必得菖蒲以成功,非菖蒲必得人参而奏效,盖两相须而两相成,实为药中不可无之物也。”《素问·举痛论》云“寒气人经而稽迟,泣而不行,客于脉外则血少,客于脉中则气不通,故卒然而痛”,首先在理论层次上提出了“寒邪致痛”,并相应地提出了温通止痛的治法,为芳香温通方药治疗胸痹心痛提供了理论基础。

芳香类药物多为温性药物,因此它除具有化浊、理气、开窍的作用外,还有温经散寒、化瘀通络的功效。据研究,植物类芳香药物多含有挥发油,具有促进胃液分泌、帮助消化、解痉止痛的作用;而动物类芳香药物可使心脏收缩力加强,心输出量增加,且对心率无影响。叶康等现代研究表明,芳香温通类药含有成分挥发油,可解除冠状动脉痉挛,增加冠状动脉血流,减少心肌耗氧量,改善心肌供血及心肌收缩力。

芳香类药物多为辛温香燥之品,易于伤阴耗气,故阴亏津伤、舌红、口干及气虚乏力的患者应当慎用。因本类药物善于辛香走窜,只宜暂服,不可久用,久服则易伤元气,故临床多用于救急,中病即止。此外,芳香辛烈类药物的有效成分易挥发,不宜久煎,只入丸剂、散剂服用。

2. 虫类药物的应用

大力救心丹系列选用了水蛭、土鳖虫等虫类药物。水蛭,味咸、苦,性平,有毒,《本草纲目》云其入肝经血分,能够破血、逐瘀、通经,可治疗蓄血、积聚。《医学衷中参西录》云:“水蛭味咸,色黑,气腐,性平。为其味咸,故善入血分;为其原为噬血之物,故善于破血;为其气腐,其气味与瘀血相感召,不与新血相感召,故但破瘀血而不伤新血。"《神农本草经》认为,水蛭主治恶血、瘀血,利水道。《本草汇言》云,水蛭,逐恶血、瘀血之药也。《草经百种录》云,水蛭最喜食人之血,而性又迟缓善入,迟缓则生血不伤,善入则坚积易破,借其力以攻积久之滞,自有利而无害也。《本草经疏》曰:"水蛭,味咸苦,气平,有大毒,其用与虻虫相似,故仲景方中往往与之并施。咸入血走血,苦泄结,咸苦并行,故善治瘀血。"土鳖虫味咸,性寒,有小毒,入肝经,能破血逐瘀、续筋接骨。《神农本草经》记载土鳖虫"主心腹寒热洗洗,血积癥瘕,破坚,下血闭",《本草经疏》云其"咸寒能入血软坚,故主心腹血积,癥瘕血闭诸症"。《临证指南医案·积聚》曰:"每取虫蚁迅速飞走诸灵,俾飞者升,走者降,血无凝著,气可宣通。"

应用虫类药物治疗痛证在古代文献中就有很多记载,治疗胸痹心痛效果显著的虫类药有水蛭、蜈蚣、全蝎、地龙、土鳖虫、僵蚕等。张仲景《伤寒论》中大黄蛰虫丸配伍水蛭、蛰虫等,可改善血液流变学指标,降低血管阻力,改善微循环,治疗干血证引起的一系列痛证。现代中医临床应用虫类药物可使缺血的心肌组织供血得到改善,临床症状得到缓解。临床运用其配合治疗血瘀型不稳定型心绞痛效果显著。应用地龙注射液、百奥(蚓激酶)治疗心绞痛收到了良好的效果,用水蛭、地龙提取的疏血通注射液已广泛应用于胸痹心痛的治疗。

临床常用的虫类破血药有蜈蚣、水蛭、全蝎、土鳖虫、地龙、僵蚕、蕲蛇、斑蝥、蜂房等。虫类药味多咸、辛,辛能散能行,咸能软坚,走行攻窜,具有逐瘀通络、消癥散积、搜剔风邪、宣痹止痛、散结通利等的功效。虫类药多具有毒性,以毒攻毒,对瘀、毒、癥瘕、积聚等病症可起到驱邪挽澜之效。虫类破血药的特点是重在入络破血逐瘀。病久位深,伤及血分在络,久病入络,瘀毒损及络脉,应用虫类破血药可透达经络,直达病所。此外,沈艳认为虫类药与人类体质较接近,易被人体吸收利用,效专力宏。虫类药自古以来作为治疗疾病的良药,在中医临床中发挥了很好的作用。无论从理论发展,还是大量临床实践,均充分肯定了虫类药的临床疗效。

目前盛行的络病理论为虫类药应用奠定了基础。虫类药在心血管内科、神经内科、风湿病科、肿瘤科等的应用及疗效已经明显显现出来了,解决了很多疑难杂症。尤其是许多久病顽疾,遵循久病入络的基本理论,在常规辨证治疗的基础上,加用虫类药以搜风通路、活血通脉,疗效明显。虫类药物的作用部位主要在血脉经络,这一特点恰与心主血脉之理论相一致。治疗心血管疾病,灵活应用虫类药,可取得良好的治疗作用。正如清代医家傅山提出的"久病不用活血化瘀,何除年深坚固之沉疾,破日久闭结之瘀滞"。

20 世纪 80 年代,黄志华探求虫类药"通经,透络,善窜,搜剔,专能行散"等理论与现代医学抗凝、扩张冠状动脉、改善循环的一致性,用活血化瘀药加虫类药辨证治疗冠心病,收效良好。20 世纪 90 年代,赵淑娟等自拟冠心通(含水蛭、地龙、全蝎等)治疗冠心病,高明镜等使用复方蛭蚓汤(含水蛭、地龙、穿山甲等)治疗冠心病,均取得满意疗效。进入21世纪后,应用虫类药治疗冠心病的临床研究时有报道。唐军等从"内风"论治变异性心绞痛,自拟息风止痛汤(全蝎、地龙、蜈蚣、蝉蜕等),也取得了较好疗效。侯如艳分析了治疗冠心病有效复方的用药及配伍规律,在筛选的古今600首复方中,应用的虫类药共9种,出现频率比较高的依次为水蛭(54次)、地龙(35次)、全蝎(15次)、蜈蚣(9次)、地鳖虫(9次)、九香虫(5次)。吴以岭等以"络以通为用"的治疗原则,研制"通心络胶囊"治疗冠心病,取得良好的临床疗效。朱良春在运用虫类药物治疗冠心病方面有着自己独到的见解和体会,其继承前辈的用药经验与理论,临床应用以虫类药物为主治疗胸痹心痛,有着非常显著的疗效。

虫类药在心血管方面的药理基础主要表现在抗凝血、扩血管、保护血管内皮、调节血脂等方面。水蛭含水蛭素、肝素、组胺、抗血栓素等有效成分。水蛭素有极强的抗凝作用,其抗凝途径与肝素不同,不增加抗凝血酶的消耗,又能灭活凝血酶;任林、周杰明认为其还有较好的纤维蛋白溶解和抗血栓作用。《中华本草》记载水蛭素还能对抗凝血酶所致的离体蛙心收缩力增强的作用,水蛭粉还具有降血脂的作用。另外,吕文海、邱福军、王作明认为水蛭经超微粉碎制成散剂的抗凝血、抗血栓作用是水蛭丝的两倍以上,更优于传统的切段入药。龙子江等研究表明,地鳖虫生物碱有直接扩张血管的作用,可延长缺血、缺氧心脏的心电消失时间,延长心肌耗氧量,增加心脏的存活时间,并可对抗垂体后叶素引起的大鼠ST-T的变化,对心脑缺氧(血)有保护作用。在于燕等的研究中,地鳖虫的水提取物能保护大鼠血管内皮,减少内皮素的合成与释放,降低血清总胆固醇、低密度脂蛋白,预防或减缓动脉粥样硬化的形成。

虫类破血药辨治冠心病能明显提高临床疗效,但有一定毒性,应用时需遵循方证对应、辨证论治,并且需要注重药物性味配伍,选药得当,注意治法、用法、疗程、剂量等方面,以制其偏性而增强其疗效。虫类药为血肉有情之品,以祛邪为主,《神农本草经》多将其列为下品,故不宜久服,中病即止,体虚慎用;过敏体质者和孕妇切忌使用;更应注意炮制方法和服用方法,以免中毒。

沈艳认为临床应用虫类破血药时,应配伍行气药以加强其破血消癥化积之效,或配伍攻下药以增强其攻逐瘀血之力,或配伍化痰药、解毒药以全面发挥其通络消癥之功。虫类破血药剂量常难以掌握,使用剂量不同,其药效有很大差异,按照《药典》剂量可以保障用药安全,如需大剂量应用,要注意采用综合辨证、辨病、辨体的方法施治。服用虫类破血药引起的胃肠道反应,可于饭后服药,并配以健脾和胃消导之品缓解;虫类破血药是动物异体蛋白,出现过敏反应而引起药疹、瘙痒者,可加用抗过敏中药或西药。虫类破血药适用于正未虚者,如病久正虚或体质本虚者,应当选用相对缓和的虫类药或改用丸剂以图缓攻,或配伍适量生白术、黄芪服用,取其益气活血之意。杨仓良认为虫类破血药物炮制后应用,意在减弱毒性,应尽可能制成丸、散、片剂。散剂既可减少药量,节约药材,又可取其发散之性,有利于药物吸收。此外,虫类破血药辛温燥烈,攻伐力峻,易伤阴耗液,因此,气脱证、亡阳证、亡阴证等慎用,宜与养阴扶正药配伍使用。

3. 祛风湿类药物的应用

大力救心丹中含有羌活、威灵仙、细辛、薤白等祛风胜湿类药物。羌活,味辛、苦,性温,无毒,归肾、膀胱经,具有解表散寒、祛风胜湿、止痛的功效。羌活气轻属阳,善行气分,舒而不敛,升而能沉,气雄而散,辛温通脉,并长于入络通经,活血止痛。《本草汇言》谓其"条达肢体,通畅血脉,攻彻邪气",能祛风除湿、通络止痛而"入心主载血脉之流行"。现代药理研究显示,羌活有解热镇痛、抗炎、抗过敏、抗心律失常、抗菌、抗癫痫的作用。其挥发油对抗垂体后叶素引起的急性心肌缺血,能增加心肌营养性血流量,从而改善心肌缺血。另外,羌活还有抗血栓形成、抗脂质过氧化、抗血小板聚集、抗心律失常等作用。威灵仙,味辛、咸,性温,归膀胱经。《开元本草》谓:"宣通五脏,去心膈痰水。"《景岳全书》曰:"善逐诸风,行气血,走经络,宣通五脏。"现代药理研究显示,威灵仙有明显对抗垂体后叶素引起的心肌缺血的作用。

祛风湿药能扩张冠状动脉,改善心肌营养。缺血性心脏病属胸痹范畴,祛风湿药能扩张冠状动脉,改善心肌血液循环,治疗冠心病,对于改善心功能有较好效果,药物如威灵仙、桑寄生、独活、海风藤、刺五加、徐长卿、鹿衔草等。

心系疾病中,胸痹心痛发病多为突发性、阵发性,且发病的部位、性质、临床表现变化多端,类似于中医的"风证"。王显教授认为,从心痛的部位性质看,除了典型的胸膺部外,还可累及腹部、下颌等多处,疼痛的性质也有绞痛、放射痛等;心电图表现多变;冠状动脉造影观察到冠状动脉血流变化、斑块形态多样性及易损斑块,这种"多变""易损",具有"风"之特点。风邪是冠状动脉痉挛的直接原因。

风邪是血管痉挛性心绞痛(VSA)重要的病因,基于治病必求于本,中医治疗本病重视运用风药。风药是指具有发散风邪、祛风解痉的一类药物。现代药理研究表明,绝大多数祛风药都具有解除血管痉挛、扩张血管、改善血液循环、抗血小板聚集、抗凝、改善末梢循环、止痛等多方面的作用,是治疗 VSA 的有效中药。临床在辨证治疗 VSA 的基础上使用祛风药也能提高疗效,杨雪卿等自拟络风宁 2 号方治疗胸痹心痛患者 35 例,在活血的基础上选用徐长卿、威灵仙等祛风药,结果显示,络风宁 2 号方临床疗效显著,临床效果优于不使用祛风药物组。

风药以辛味为主,发散走窜,不仅有祛风通络、止痛等的作用,而且还有通脉活血、开心窍等的功效。如《神农本草经读》载"羌活……入心而主宰血脉之流行"；《本草汇言》言其能"通畅血脉"，细辛主"血不行，安五脏"；《本草备要》言其"利九窍"，等等。现代药效研究也证实，多数风药具有扩张冠状动脉、降压、降脂、扩张外周血管、改善微循环、改善心肌血液供给、抗炎、抗凝、抗血栓形成等方面的作用，这些无疑为风药治疗本病提供了药理学基础。

湿邪重浊，易阻气机，耗伤阳气，湿邪为病，发病隐袭，缠绵难愈，往往间杂它邪，并具有一定的季节性，易受气候变化的影响。冠心病一般病程较长，病情迁延，平素易胸闷、憋气，气候变化时症状加重或被诱发，这些都与湿邪致病的特点有一定的类似性。《难经·五十难》云"假令心病，中风得之为虚邪，伤暑得之为正邪，中湿得之为贼邪"，早已指出湿邪与冠心病的相关性。对于冠心病病理形成过程，国医大师路志正认为，湿邪是源头，痰浊是过渡，痰瘀是结局，湿邪是引发冠心病的重要因素。随着现代人高脂多油饮食、少动多坐的生活方式及气候环境等因素的改变，导致湿邪的地域性不再局限，越来越多的人因体内痰湿内停而成为痰湿体质，成为冠心病发病的高危人群。因此，积极探讨湿邪在冠心病病理机制中的重要性具有重要的临床指导价值。痰瘀为冠心病最终的病理产物，从其形成过程来看，则必有湿邪从中作祟。《医贯》有言："气郁而湿滞，湿滞而成热，热郁而成痰，痰滞而血不行。"湿、痰、瘀都是津液运行不畅所产生的，而其最初产物是湿，由湿作为源头化生痰、瘀。整个病理过程，总因湿邪性质黏滞及湿、痰、瘀阻滞气机，影响津液的正常代谢，导致疾病缠绵难愈。

"木克土""风胜湿""地上淖泽，风之即干"，即所谓"风能胜湿"。"风"本指自然界之风，取类比象，运用到临床便是指"风药"，经过长期的临床实践，便形成"风能胜湿"理论。《素问·至真要大论》云："湿上甚而热，治以苦温，佐以甘辛，以汗为故而止。"此处治法"辛"已暗含辛味风药之意。金元名医张元素的《医学启源》，将药物分为"风升生，热浮长，湿化成，燥降收，寒沉藏"五类，奠定了风药理论的基础。此后李东垣的《脾胃论·调理脾胃治验》，明确提出风药之名，并将风药用治湿寒之胜，"味之薄者，诸风药是也，此助春夏之升浮者也。大法云：湿寒之胜，助风以平之。又曰：下者举之，得阳气升腾而去矣。"明代医家赵献可总结前人对湿病的治疗，提出了升阳风药治湿的看法。清朝叶天士《临证指南医案》言"用药总以苦辛寒治湿热，以苦辛温治寒湿，概以淡渗佐之，或再加风药"，明言治湿有风胜湿之特色法门。此后医家积极传承经验，初步建立的"风能胜湿理论"，在理论发展与临床实践中均取得了一定的进展。风药味薄气轻，辛散宣通，可内可外，能上能下，具有开郁畅气通阳、振奋气化胜湿之功。

"风能胜湿"理论中的风药特指那些具有辛香发散、走窜开泄、升发疏散、宣畅气机的祛外风药，如薄荷、防风、升麻、柴胡、羌活、荆芥、蔓荆子、白芷、藿香、麻黄、桂枝、细辛和葛根等，此类风药长于祛外风，胜湿作用强，仅加入一两味，便能起到明显的祛湿作用。但在胸痹心痛治疗中，应根据胸痹心痛的不同病机特点及诸风药不同的功用特性恰当选用。如辨证为阳虚挟寒者，当选用甘温扶阳、辛散祛风之桂枝；辨证为风湿甚者，加羌活、威灵仙、白芷以祛风除湿；辨证为痰饮甚者，加薤白、细辛以温化痰饮、祛风散寒；辨证为津亏不布者，重用葛根生津解肌等，不可一概而论。而中药的薤白，从其在名方瓜蒌薤白半夏汤中的广泛运用便知其对冠心病的作用尤为突出，其功效为通阳散结、行气导滞，而《开宝本草》载"薤白味辛、苦，温，无毒。除寒热，去水气，温中，散结，利患者。诸疮中风寒水肿以涂之。"故其亦可驱外风、理水气，具有明确的风能胜湿之功效。

值得指出的是，风药治疗冠心病不是单一作用，往往是协同综合性作用的结果。风药具有多种功效，不仅能直接作用于心脉，通利心络以行气血，而且能同时消除各种致病因素，针对该病的各个环节，多层次、多途径地发挥综合性的治疗作用。吴鞠通说："善治血者，不治有形之血，而求之无形之气。"风药治病，很重要的一方面在于调理气血。风药性多辛、温，长于宣通阳气之阻碍，使阳气通达则血液流行。现代药理研究表明，风药从多途径、多环节阻断冠心病的发病因素，达到治疗心绞痛的目的，其作用可归纳为：①抗炎，镇痛，抗脂质过氧化反应，阻断炎性因子所导致的易损血液、易损斑块的形成，降低冠状动脉事件的发生；②抗凝，抗血小板聚集，防止血栓形成；③减慢心率，扩张冠状动脉，阻断交感神经，降低心肌的耗氧量，提高冠状动脉的血供与氧供，缓解心绞痛；④降压，抑制血管紧张素转换酶的活性，对冠状动脉内膜起保护作用，对易损斑块起稳定作用；⑤抑制肝微粒体中的羟甲基戊二酰辅酶 A 还原酶（HMGR）的活力，激活胆固醇 7－2－羟化酶，加速胆固醇的代谢，降低血脂。

对于如何运用风药，李东垣曾告诫"如病去，勿再服，以诸风之药，损人元气而益其病故也"。风药治湿虽疗效甚好，但多辛燥走窜，性温热，能灼津耗液，若滥用、久用、过用或配伍不当，也易灼阴，伤津耗气，不仅耗泄正气，还可使风变为火，寒化为热，由实而虚，加重病情。因此，对于风药的选择，药物剂量、使用时间以及配伍等方面都应注意其使用原则。首先，湿性凝滞，湿邪久羁，消除较慢，风药药量宜轻，如过分香燥，往往湿未化尽，津液先伤。其次，把握应用时间，一般疾病早期，正气尚存，邪气较甚，以驱邪为主，故此时风药可及早、多味、足量运用，以取其调畅气机、升阳除湿、祛风之功；到了疾病的中晚期，正气多虚，此时运用风药则尤当注意，应单味少量，取其升阳、胜湿、发火之功。再次，适量配用养阴药物麦冬、沙参等以制约风药的燥性，稍佐黄连、黄芩等甘苦大寒之品以泻阴火又制其温，治病而不伤脾胃。最后，重视脾虚生湿，治湿不治脾胃，非其治也，也需结合芳香化湿利湿等方法综合治疗。因此,临床上需根据湿的各种特点灵活运用风药,纵观全局,不可顾此失彼。以"风能胜湿"理论辨治冠心病,目的是为了解决疾病的基础矛盾,遂于处方中少佐风药祛除湿邪黏滞,后必结合患者的阴阳、寒热、虚实,根据具体病机加以恰当辨治,于实践中求得经验与进步,这也是中医不断发展的原因。

4. 清热解毒类药物的应用

救心丹系列含黄连、生地黄等清热解毒类药物,王老认识到冠心病除了常规的瘀血阻络的发病机制外,热、毒亦是冠心病的发病机理之一。瘀毒理论包含"瘀""毒"两种病因的共存及其相互转化。《灵枢·五邪》云:"邪在心,则病心痛。"《素问·痹论》云:"心痹者,脉不通。"血瘀作为胸痹心痛最常见的病理因素,气滞、寒凝、痰浊等均可致瘀,不通则痛。古代医籍中亦提及火、热、毒与心病发生的关系。《素问·痹论》指出:"脉痹不已,复感于邪,内舍于心。"《素问·至真要大论》曰:"火热受邪,心病生焉。"心属火,主血脉,易心火盛,心神乱;外感火热之邪易入心脉,损伤心与脉络。《圣济总录》曰:"大抵心属火而恶热,其受病则易以生热。"热毒内蕴,久病入络,瘀血闭阻,伤及心络则成胸痹。《素问·痹论》所述:"心痹者,脉不通,烦则心下鼓,暴上气而喘。"《金匮要略心典》曰:"毒,邪气蕴结不解之谓";刘河间"火热论"和张从正"攻邪论"则为毒热理论奠定了基础;吴又可《温疫论》更是将毒热的病因学理论加以深化,即"毒"不仅指六淫之甚,还包括除六淫外的一些特殊致病物质,意为现代医学中的炎症因子等。

广义之热是指具有火热之性者,狭义之热是阳偏盛者。"毒,邪气蕴蓄不解之谓也。"热毒是指具有火热之性的毒,热常化毒,毒常蕴热。中医学认为,毒邪在病因上有"内毒""外毒"之分,具有骤发性、酷烈性、秽浊性、腐蚀性等特点。陈可冀等提出了"瘀毒致变"引发急性心血管事件的假说。毒邪侵袭人体,与瘀胶结,壅滞气血,损伤心络发为胸痹。而瘀久化热,酿生毒邪,瘀毒内蕴,痹阻心脉,而发真心痛。《灵枢·厥病》曰:"真心痛,手足青至节,心痛甚,旦发夕死,夕发旦死。"可见毒邪致病急骤,相当于西医学心血管急性事件的发生。

热毒引起胸痹的病机理论始见于《素问·刺热》篇,即"心热病者,先不乐,数日乃热,热争则卒心痛"。《周慎斋遗书·心痛》云:"心痛有属心火者。"这说明火热之邪进入人体可以导致胸痹的发生。外感六淫,或内伤情志,或饮食不节都可以化生火热。火热相激相助而无所制,或因素体亏虚,邪气不能及时排出,导致火热积聚体内。火热之邪胶结不解,聚集体内,日久酝酿成为热毒,进而灼伤血脉,损伤心营,加之热甚伤血,热与血结,炼血为瘀,导致火、毒、瘀痹阻心脉,引发胸痹。而冠心病的发病,尤其是冠状动脉综合征的发病具有起病急骤、病情变化多端、进展迅速、变证多等"毒邪"的特点,日久可虚实夹杂、入络入血。同时,冠心病临床常见胸痛,胸闷阵作,心烦,失眠多梦,口干口苦,小便黄赤,大便干结,舌暗红,苔黄欠润，脉细数等瘀热壅毒、毒损心营的证候。由于现代人生活方式的改变，比如吸烟、饮酒、多食肥甘厚味、心理压力大、生活节奏快等，更容易导致火热之邪壅塞体内，蕴结化成火毒，毒伤心络，灼伤营血，耗损心营，痹阻心脉，造成冠心病本虚标实的病理基础。所以说，“火热壅毒”是冠心病的重要病理过程，尤其是冠心病急性发作阶段，火热化毒与冠心病发病联系更加密切。

清热解毒类药物可以分为三类：①清与解，即清热解毒，苦寒直折，适用于在上、在内之热毒。方选黄连解毒汤、葛根芩连汤，药物有黄连、黄芩、栀子、冰片、蚤休、半枝莲等。②排与泻，即排毒泻热，使邪有出路，适用于在内、在下焦热毒之邪，可利尿通便或清解郁热。方选凉膈散、升降散等，常用药物有大黄、芦荟、连翘、防风、蝉蜕、青风藤等。③调与补，通过理气、化瘀、化痰，可以祛除热毒滋生之源。补，即补正气，热毒与气虚关系最为密切。《脾胃论》曰：“火与元气不两立，一胜则一负”，热毒易伤人元气。因此，适当的补气可以遏制热毒之势，修复热毒对气阴的耗伤。另外，气虚是产生热毒的主要病理根源。因此，益气是清热排毒的主要治法，是从源头上治本之上策。而清热解毒药、清热泻火药、清热燥湿药等是热毒证的治标药物。

丁书文认为，社会环境、饮食等诸多因素易导致火热之邪，而体内脂、浊、瘀等毒邪内蕴，变生热毒，损伤心及心络，可导致冠心病的发生，且其具有病变复杂、凶险善变、顽固难愈等毒邪致病特点。他提出用清热解毒法治疗冠心病的新观点，率先提出心系疾病的热毒学说，发展了中医理论，开拓了心脏病新的治疗途径。孙媛认为血瘀热毒是冠心病的基本病机，瘀毒阻络是其发病关键。瘀久化热，毒邪内蕴，瘀毒胶结，外因引动，闭阻经脉。无论是冠心病的发作期还是缓解期，瘀毒互结都贯穿于始终，并指出活血化瘀、清热解毒是治疗冠心病的大法。近年研究认为，动脉粥样硬化的临床表现符合炎症的普遍规律，炎症在动脉粥样硬化斑块形成及不稳定斑块转变过程中起到了至关重要的作用。炎症反应与中医“毒”的认识是一致的，热毒是动脉粥样硬化形成的重要因素。李晓明等研究发现，小檗碱治疗后可明显降低血清总胆固醇（TC）和低密度脂蛋白（LDL－C）水平（$P<0.05$），抑制炎性因子白细胞介素－6（IL－6）分泌，并降低血清和组织中的碱性磷酸酶（ALP）、骨形态发生蛋白2型（BMP－2）、骨保护素（OPG）、骨钙素（OCN）和钙含量（$P<0.05$），抑制血管炎性浸润并提高斑块的稳定性。

丁书文等提出在上、在内之毒者，宜选用黄连解毒汤、葛根芩连汤等清热解毒；在内、在下之热毒，宜选用大黄泻心汤、凉膈散排毒泻热；并根据具体病情适当调补。随着清热解毒法理解的不断深入，有学者提出清热解毒中药所解之“毒”不仅包括“外源性之毒”（细菌、病毒、内毒素），还包括氧自由基和过度释放的细胞因子等“内源性之毒”，并涌现了较多关于清热解毒组分中药作用于炎性因子的基础研究和临床试验。黄连解毒汤不但能改善糖尿病大鼠的胰岛素抵抗状态,提高胰岛素敏感性,降低空腹血糖、甘油三酯和游离脂肪酸的含量,还能下调肿瘤坏死因子-α(TNF-α)和白细胞介素-1β(IL-1β)等炎症因子的水平。

王老将自己的治疗经验系统总结,形成了多种疾病、多种剂型的协定方剂,治疗效果得到了广大患者的认可和肯定。其中,将疗效显著的协定方剂大力救心丹系列制成了院内制剂,更加方便了患者的使用。大力救心丹系列原为辨证论治冠心病的系列处方,在临床应用时,王老充分利用了《黄帝内经》同病异治的原则,将该系列处方进行辨证论治运用于经皮冠状动脉介入治疗(PCI)后、慢性心力衰竭、心律失常、高血压,甚至心肌病、瓣膜性心脏病、失眠等,以便于提高患者应用的依从性。

(朱巧 盖仲辉)

第六章

皮肤病诊治经验

皮肤病很少危及生命，但顽固难愈，病情缠绵，患者痛苦，是医学的一大难题，故有"大夫不治癣，治癣丢了脸"之谚。王皓光作为山东省名中医药专家、地市级中医院知名专家，求治者的疾病多种多样，为了消除患者的病痛，于是走上了皮肤病攻关之路。他对皮肤病的分析，充分体现了中医整体治疗的思路。他认为皮肤病虽病在皮肤、关节，但却与情绪变动、内在脏腑气血失和息息相关，一切皮肤病的根本原因，首先是整体气血失调，然后是风、寒、暑、湿、燥、火等六淫之邪，或长期接触有害物质等诸多外因乘虚袭入而致病，故治皮之道，首当着眼整体，从调理五脏气血入手，见皮治皮，永无逾期。现根据王老临床治疗皮肤病的病案，将其长期积累的经验整理、总结如下。

第一节　常见皮肤病案例举隅

一、荨麻疹

（一）健脾利湿、祛风泻热法治疗荨麻疹

王某某，女，43 岁。

初诊：2000 年 10 月 18 日。

【主诉】皮肤起皮疹 3 天。

【现病史】患者于 3 天前食鱼虾后全身起痒疹，腹痛欲呕，身热咽干，神疲乏力，眠卧不安。曾用扑尔敏、葡萄糖酸钙等治疗无效。刻下见患者颜面、头皮、躯干及四肢遍布红色丘疹，高起成片，颜面及头皮肿，眼皮肿甚不能睁眼，腿部暗红色丘疹按之不褪色。舌质红，苔白腻，脉沉弱。

【诊断】荨麻疹。

【辨证】鱼虾食滞困脾，湿热内蕴，挟风郁于肌表。

【治则】健脾利湿，祛风泻热。

【处方】薏苡仁30g，茯苓15g，佩兰15g，大黄6g，白蒺藜15g，徐长卿15g，防风10g，白鲜皮15g，地肤子15g，竹茹10g，白芍15g，茜草15g，白薇15g。3剂，每日1剂，水煎，分两次服。

二诊：2000年10月21日。

服上方1剂后，患者呕吐1次、腹泻3次；2剂后，腹泻3次，疹退大半；3剂后，未腹泻，疹已消退，偶觉头晕乏力，舌苔薄白，脉沉弱。

【处方】黄芪15g，党参10g，茯苓12g，陈皮9g，炒麦芽15g，焦山楂15g，佛手10g，夜交藤15g，炒神曲15g，炒山药15g。3剂，每日1剂，水煎，分两次服。

按语　该患者素体脾虚，又食鱼虾厚味，致脾阳受困，运化失司，湿热内蕴，加之风阻皮腠，外不得透达，内不得疏泄，发为本病。用薏苡仁、茯苓、佩兰健脾利湿，芳香化浊；白蒺藜、徐长卿、防风、白鲜皮、地肤子祛风止痒；白薇、茜草凉血退热；竹茹清热止呕；白芍柔肝止痛。食鱼虾致荨麻疹，是由于机体对此类蛋白质有变态反应，肥大细胞释放大量组胺使皮内毛细血管扩张，管壁渗透性增强所致。大黄泻热利湿、逐瘀活血，可使机体内大量组胺从大便而出，加速患者康复。二诊时疹已退，单头晕乏力，故以补气健脾之法调理以善其后。

（二）祛风清热法治疗儿童荨麻疹

病案一

张某某，男，6岁。

初诊：2013年7月11日。

【主诉】反复发热、周身起风疹两月余。

【现病史】患儿发热、周身起风疹，反反复复发作已两月余，其间还有过抽搐，经中、西医治疗未效，伴有颜面红、咳嗽、烦躁、口干喜饮等，体温40℃（肛）。舌红，苔黄，脉象洪数，指纹青紫。

【诊断】荨麻疹。

【辨证】风热瘾疹。

【治则】祛风清热。

【处方】黄芪15g，赤芍10g，白术15g，防风10g，地骨皮15g，金银花15g，连翘10g，蝉蜕10g，牡丹皮10g，生地黄15g。7剂，每日1剂，水煎，分两次服。

二诊：2013年7月18日。

【现病史】风疹块未退，瘙痒较甚，体温37.9℃（肛）。

【处方】在上方基础上加减，即黄芪15g，赤芍10g，防风10g，金银花15g，连翘

10g，牡丹皮10g，白术10g，地骨皮15g。3剂，每日1剂，水煎，分两次服。

三诊：2013年7月22日。

风疹块已消失，精神好转，饮食、睡眠均可，体温37℃（肛）。

按语 中医称本病为"风瘾疹"，诱发原因很多，临床贵在审证求因，辨证施治。该案发热、咳嗽、烦渴，是风热之象，故用金银花、连翘、地骨皮、牡丹皮、赤芍等以祛风清热。由于病程久、反复发作，故又用玉屏风散和营卫以固本。

病案二

邓某某，男，7岁。

初诊：2016年7月15日。

【主诉】发热、起风疹块2个月。

【现病史】近2个月来，患儿经常周身起风疹块，时发时退。今晨疹块又伴随发热而出现，颜面满布风疹块，红肿瘙痒，颜面潮红，咳嗽、呕吐2次，大便干，口干喜饮，体温39.4℃。舌苔厚腻，脉象浮数。

【诊断】荨麻疹。

【辨证】风热瘾疹。

【治则】祛风清热。

【处方】荆芥10g，防风10g，金银花15g，连翘10g，黄芪10g，白术10g，法半夏10g，蝉蜕6g，陈皮10g，大腹皮10g。1剂，水煎，分两次服。

二诊：2016年7月16日。

【现病史】服上方后，患者大便未解，小便黄，面赤舌红，苔仍厚腻，体温39℃，风热犹炽。宗前法加减。

【处方】防风10g，白术10g，黄芪10g，牡丹皮10g，赤芍10g，金银花15g，连翘10g，蝉蜕10g，大腹子10g。2剂，水煎，分两次服。

三诊：2016年7月19日。

服2剂后，患者大便每日4次，疹块已消失，体温正常。

按语 本病与前案证候基本相同，故治疗大法也基本一致，唯本案兼有呕吐、大便干、舌苔厚腻等肠胃积滞之象，故用大腹子以导泻，收效亦良好，可见临床上辨证施治、灵活加减的重要性。

（三）养血祛风治疗荨麻疹

周某，男，60岁。

初诊：2014年4月24日。

【主诉】周身风疹已3月余。

【现病史】近3个月来，患者周身皮疹反复发作，皮肤痒甚，用镇静剂及抗过敏药效果不显著。刻下见患者躯干及四肢零星红色丘疹，高起成片，可见抓痕、碎痂。舌红，后根黄腻苔，脉弦缓。

【诊断】荨麻疹。

【辨证】血燥兼风。

【治则】养血，祛风，利湿。

【处方】生地黄15g，骨碎补6g，白蒺藜10g，羌活3g，蝉蜕3g，胡麻仁10g，地骨皮6g，牡丹皮3g，露蜂房6g，荷叶9g，地肤子6g。5剂，每剂两煎，共取200mL，蜂蜜2两（冲），分早、晚两次温服。

复诊：2014年4月29日。

服2剂后，患者风疹块发出较多。再服3剂，患者渐好转，皮肤瘙痒减轻，但夜间较重，食纳较佳，大小便正常。脉如前，黄腻苔减退。于原方加玄参10g，5剂，煎服法同前；并拟外洗方（防风3g，苦参3g，露蜂房3g，荆芥3g），去渣，兑入浴盆洗，2剂。治疗而愈。

按语　风疹块多从风治，可用荆防败毒散、消风散等，外洗方可用浮萍、蛇床子、苍耳子、防风。本案发病已三月，化热化燥，故合用生地黄、牡丹皮、地骨皮、胡麻仁凉血润燥。

（四）养血疏风、益气固表、温经散寒治疗顽固性荨麻疹

陈某某，女，39岁。

初诊：2017年11月。

【主诉】皮肤起疹8年余，反复发作。

【现病史】患者8年前因产后受风而生皮肤瘙痒，经常起大小不等的风团，时隐时现，瘙痒剧烈，多方求医，多年不愈，遇冷更重，寝食俱废，严重时痒不欲生。近年来体质渐弱，形寒怕冷，身体瘦弱，时有头晕眼花、畏寒恶风、动则汗出。刻下见四肢及腹部有数片皮疹及榆钱大小红斑，略高出皮面，皮肤划痕试验阳性。舌质淡、边有齿痕，苔薄白，脉沉细。

【诊断】荨麻疹。

【辨证】血虚肌肤失养，腠理不密，外感风寒，留而不去。

【治则】养血疏风，益气固表，温经散寒。

【处方】当归10g，熟地黄10g，白芍10g，夜交藤30g，黄芪15g，白术10g，防风10g，浮萍10g，桂枝10g，干姜皮10g，僵蚕10g，白鲜皮30g，地肤子15g。14剂，水煎服。

二诊：上方服7剂后，患者皮肤瘙痒减轻；续服7剂，皮疹已很少发生，自觉精

神好转。再以前方去防风、浮萍,加茯苓 10g、苦参 15g。服药 14 剂而愈,随访两年未再发作。

按语 《黄帝内经》云:"人之所有者,血与气耳。"血虚不能濡养皮毛、筋骨、肉;气虚则肤腠开,易受外邪侵袭。有相当一部分慢性荨麻疹患者是因气血两虚而为风邪所乘,风邪稽留久而不去则荨麻疹久而不愈。本方中当归养血和血,熟地黄滋阴补血,白芍和营理血,夜交藤补肝益肾、养血祛风,四药合用,共达养血健肤之效;因患者畏寒、动则汗出而中虚卫阳不振,气虚不能卫外,故用黄芪益气固表止汗,白术健脾以资气血之源,又加防风配黄芪使补中有散,祛风邪,固卫阳;再以干姜皮、桂枝通心阳,散寒气,使里寒得以温;浮萍散风行水以消肿;僵蚕、白鲜皮、地肤子祛风止痒。此方可达养血疏风、益气固表、温经散寒之功,而使 8 年不愈的顽症得以痊愈。

二、湿疹

(一)急性湿疹

许某,女,57 岁。

初诊:2020 年 5 月 20 日。

【主诉】皮肤起疹伴瘙痒半年余,反复发作。

【现病史】腰背部及上肢出现红色泛发性斑疹伴瘙痒半年余,瘙痒遇热、遇风加重,反复发作。患者长期处于潮湿闷热的环境,平时易汗出,性格急躁易怒。刻下见患者腰背部及上肢出现红色泛发性斑疹,腰背部尤为严重,伴剧烈瘙痒,食尚可,二便调。舌淡紫、体大、有齿痕,苔白,脉弦滑稍数。

【诊断】急性湿疹。

【辨证】脾湿内蕴,伤阴耗血,化燥生风。

【治则】祛湿解毒,滋阴凉血,祛风止痒。

【处方】土茯苓 30g,白鲜皮 30g,苦参 10g,黄芩 10g,荆芥 15g,防风 15g,当归 15g,川芎 15g,金银花 20g,车前子 20g,连翘 20g,蒲公英 30g,牡丹皮 30g,赤芍 20g,栀子 15g,地骨皮 15g,泽泻 20g,丹参 30g,地肤子 30g,生地黄 20g。7 剂,水煎,每日 1 剂,早、晚饭后半小时温服。嘱其停用其他药物,同时忌食辛辣、生冷、海鲜等荤腥动风之物,调情志,慎起居。

二诊:2020 年 5 月 27 日。

患者服药后病情有所好转,皮疹颜色变淡,瘙痒减轻,但仍有新发皮疹,瘙痒遇热加重。予上方加玄参 20g。14 剂,水煎,每日 1 剂,早、晚饭后半小时温服。

三诊:2020 年 6 月 10 日。

患者服药后病情明显好转,皮疹基本消退,瘙痒明显减轻。继续服用上方,以巩固疗效，随诊。

按语　湿疹是一种常见的过敏性炎症性皮肤病，与中医学文献中记载的“湿疮”“浸淫疮”相类似，多因饮食失节或过食腥发动风之品，伤及脾胃，脾失健运，致使湿热内蕴，脾为湿热所困，复感风、湿、热邪，内外相搏，充于腠理，浸淫肌肤，发为本病。湿性重浊黏腻，易耗血伤阴，化燥生风，故缠绵不愈，反复发作。本患者长时间处于潮湿闷热环境，同时因其他原因心烦急躁，加之饮食失节，共同导致了本病的发生。治疗用犀角地黄汤加减，同时重用土茯苓以祛湿解毒，兼施清热凉血、祛风止痒之品，标本兼治，取得了满意疗效。

（二）小儿湿疹

王某，女，5岁。

初诊：2020年3月21日。

【主诉】面部、四肢片状红色斑丘疹，伴瘙痒，近日加重。

【现病史】家属代述：患儿自婴幼儿期即患有湿疹，常年反复发作，曾在当地医院治疗（具体不详），疗效不佳，故来求诊。刻下见患者面部、四肢出现红色斑丘疹，上有少量渗出结痂，伴瘙痒，饮食尚可，大便干。舌质红，苔薄。

【诊断】湿疹。

【辨证】脾虚湿重。

【治则】祛湿解毒，清热凉血，祛风止痒。

【处方】土茯苓20g，白鲜皮20g，枇杷叶15g，炒薏苡仁20g，茯苓15g，陈皮15g，金银花15g，连翘15g，蒲公英20g，牡丹皮20g，赤芍15g，栀子10g，地肤子20g，泽泻15g，车前子15g，防风15g，荆芥15g。7剂，水煎，每日半剂，早、晚饭后半小时温服。嘱其停用其他药物，同时忌食辛辣、生冷、海鲜等荤腥动风之物，调情志，慎起居。

二诊：2020年4月4日。

家属代述：患儿服药后病情有所好转，皮疹颜色变淡，瘙痒减轻，无新发皮疹，饮食、睡眠尚可，二便调。上方去泽泻，加生地黄15g、徐长卿15g、炒白术15g。14剂，水煎，每日半剂，早、晚饭后半小时温服。

三诊：2020年5月9日。

家属代述：患儿服药后病情持续好转，原有皮疹明显消退、变干，已无渗出，面部皮疹也有所好转，但仍时有瘙痒。余正常。予以土茯苓20g，白鲜皮20g，枇杷叶15g，炒薏苡仁20g，陈皮10g，防风10g，刺蒺藜15g，金银花15g，连翘15g，当归15g，川芎15g，牡丹皮20g，栀子15g，地肤子20g，泽泻15g，生地黄15g。7剂，水煎，每日半剂，早、晚饭后半小时温服。

四诊：2020年5月30日。

家属代述：患儿面部皮疹逐渐消退，好转明显，腿部皮疹偶有瘙痒。余均正常。予三诊方去刺蒺藜、泽泻，加荆芥10g。14剂，水煎，每日半剂，早、晚饭后半小时温服。

五诊：2020年7月11日。

家属代述：患儿病情明显好转，面部及上肢皮疹已基本消退，小腿皮疹大部分消退，瘙痒明显减轻。舌质淡，苔薄白。予以土茯苓20g，白鲜皮20g，苦参10g，防风10g，当归15g，川芎15g，金银花15g，荆芥10g，连翘15g，炒薏苡仁20g，陈皮15g，牡丹皮20g，赤芍15g，地肤子20g，生地黄15g，泽泻15g，炒枳实10g。7剂，水煎，每日半剂，早、晚饭后半小时温服。随诊。

按语 本案的小儿湿疹是由于婴儿湿疹久治不愈迁延发展而来的。婴儿湿疹是一种婴儿中常见的过敏性疾病，若治疗不当，长期反复发作可继续发展至儿童期甚至成人期，中医称之为“奶癣”“乳癣”。主要病因病机为母亲怀孕时多食膏粱厚味、鱼腥海味等发物；或因母亲情志内伤，易于发怒，肝火内动，遗热于儿；或因产后哺乳失当，饮食不节，脾胃薄弱，过食肥甘，以致脾失健运，湿热内生。湿性重浊黏腻，易耗血伤阴，化燥生风，故缠绵不愈，反复发作。治疗用犀角地黄汤与止痒合剂加减，同时用土茯苓以祛湿解毒，兼施清热凉血、祛风止痒、健脾利湿之品，标本兼治，取得了满意疗效。

（三）过敏性湿疹

白某，女，35岁。

初诊：2015年7月20日。

【主诉】皮肤瘙痒2个月。

【现病史】患者2个月前无明显诱因出现皮肤瘙痒，初病右头维穴处起红疹，瘙痒严重，搔破后流黄水，浸淫成片。继而背部及少腹部起大片风团，搔破后流黄水，奇痒，日轻夜重，不能入睡。近1个月来继发感染，泛发性脓疱疮布满少腹及背部。腹股沟及耳后淋巴结肿硬剧痛，经抗菌、抗过敏治疗20日未被控制，湿热化毒深伏血分。刻下见少腹及背部红斑丘疹，有渗出，多抓痕、血痂，兼口渴、便干、尿赤。舌尖有瘀点，脉细数。

【诊断】急性湿疹，泛发性脓疱疮。

【辨证】湿热证。

【治则】清热利湿。

【处方】防风通圣汤加金银花90g，土茯苓30g，薏苡仁30g，黄柏15g，全蝎10g，蜈蚣(研粉冲服)2条,土茯苓60g。3剂,水煎服,因剂量大,共服5日,病愈。

按语　本案湿疹严重,背部及少腹部起大片风团,搔破后流黄水,奇痒不能入睡,又继发感染,呈泛发性脓疱疮,腹股沟及耳后淋巴结肿硬剧痛,急以防风通圣汤加三妙散清利湿热、表里双解,重用金银花解毒消肿。王氏之体验,大剂量土茯苓对重症湿疹确有覆杯而愈之效;甚则加虫类药全蝎、蜈蚣入络搜风解毒,止痒效如桴鼓。燥、湿二型,可互为演变。湿疹初起湿热化毒,治以连翘败毒散合三妙散加味;若过用升散燥湿之剂,转为伤阴燥化,则用桃红四物汤合定风丹加味。

(四)急性泛发性湿疹

病案一

王某某,男,27岁。

初诊:2017年3月17日。

【主诉】全身红色斑丘疹2个月。

【现病史】近2个月来,患者躯干、四肢大片红色斑丘疹,瘙痒,搔之溢水,全身泛发,尤以两大腿为重。曾服抗过敏类药及龙胆泻肝之剂,无效。刻下见全身皮肤尤以两大腿及上臂成片红斑严重,丘疹呈现渗水、糜烂、结痂等损害,瘙痒极重,妨碍睡眠。舌质红,苔黄腻,脉滑。

【诊断】泛发性湿疹。

【辨证】脾经有湿,心经有热,湿热浸淫。

【治则】凉血,利湿,清热。

【处方】生地黄30g,丹参10g,赤芍10g,荆芥10g,苦参10g,忍冬藤10g,地肤子15g,黄柏15g,苍术15g,土茯苓20g。4剂,水煎服,每日1剂。

二诊:2017年3月21日。

瘙痒减轻,舌红,苔薄白,脉细滑。治疗宗前方,4剂。

三诊:2017年3月25日。

皮疹大部分消退,瘙痒已轻,舌红,苔薄白,脉细滑。上方去苦参,加茯苓10g。5剂愈。

按语　本例急性泛发性湿疹,相当于中医所称的“浸淫疮”。渗水不多,周身红粟,舌红,苔黄腻,为热重于湿之证,前以龙胆泻肝利湿清热之剂,故未见效。后以凉血清热、祛风除湿止痒之剂,即见显效,不旬日大部分消退。可知,明辨湿和热孰轻孰重,用药得当,是其关键。

病案二

万某某,女,63岁。

初诊:2020年6月4日。

【主诉】红斑、丘疹流水、结痂、痒反复发作近1年。

【现病史】1年来,患者颈部、左肘窝等处可反复见到大小不等的红斑、丘疹,抓破则流水,部分伴有轻度感染的现象,曾在某医院皮肤科诊断为泛发性湿疹,先后给予抗过敏药物、葡萄糖酸钙静注,外用高锰酸钾湿敷、擦地奈德乳膏等,均不见效,遂来就诊。刻下见颈部、肘窝及臀部红色丘疹、小水疱,部分融合成片、糜烂,痒感常是日轻夜重,大便干结,3~5天一行。舌红,苔薄黄,脉浮数。

【诊断】泛发性湿疹。

【辨证】湿热蕴于血分,发于肌肤。

【治则】疏风,凉血,利湿。

【处方】荆芥10g,防风10g,生地黄15g,赤芍10g,黄柏10g,茯苓15g,薏苡仁15g,金银花20g,甘草6g,白鲜皮10g,地肤子10g,苍术10g。局部用止痒汤水煎湿敷。

二诊:2020年6月11日。

时过一周,痒感顿减,丘疹、红斑均见平复,但仍有轻微瘙痒,考虑血热未清,风邪未尽,故在上方基础上加减。

【处方】牡丹皮10g,生地黄15g,赤芍10g,黄芩10g,薏苡仁15g,荆芥6g,防风6g,白鲜皮20g,金银花20g,甘草6g,地肤子10g。局部仍用止痒汤洗涤,每日3次。

服上方10剂后,皮损转为正常,仅臀部有轻度瘙痒,大便干燥,改用表里双解法,拟进防风通圣丸,每日2次,一次30丸,用开水冲蜂蜜送下,约一个月而愈,10月时追访未见复发。

按语　湿疹是一种常见、易反复的变态反应性皮肤病,在中医学中类似描述的疾病有"粟疮""奶癣""四弯风"等,但均需抓住"剧痒"和"多形性皮疹"的特点,因此,治疗上大同小异。

王老的治疗经验:初期应分析风与湿的孰轻孰重,投用疏风(如荆芥、防风)、利湿(如茯苓、薏苡仁等)之药;后期转为慢性,往往是由于湿除伤阴的结果,因此,可酌加一些凉血、养阴、护阴之品,如牡丹皮、生地黄、白芍等。同时,由于个体差异和兼症的不同,更应灵活选用解毒药(如金银花、连翘等)、泻下药(芒硝、大黄等)以及养血药(如当归、熟地黄等),这样,才能做到急则治其标,缓则治其本,或标本兼治。局部用止痒方(黄柏20g,白矾20g,苦参20g,白鲜皮20g,百部15g,蛇床子

15g，当归 15g，防风 15g，花椒 10g，枯矾 20g，金银花 20g，马齿苋 20g，外洗）是王老多年心得所创，在临床上确可收到敛液止痒的功效，是治疗湿疹皮炎类皮肤病常用的方剂。

（五）婴儿湿疹

邵某，男，11 个月。

初诊：2014 年 3 月 27 日。

【主诉】面、颈、胸腹部红疹 10 月余。

【现病史】患儿头顶红疹瘙痒，渐扩展到面、颈、胸腹部，糜烂流水，遇热痒甚，烦躁不安。母乳加牛奶喂养，纳可，大便干结，小便短赤。曾多方诊治，时轻时重，缠绵不愈。刻下见营养中等，面色潮红，颜面、头皮、颈部、胸腹部多数粟粒状红色丘疹、丘疱疹，部分融合成片，呈鲜红色糜烂面，渗液较多，部分结有黄色痂皮。地图舌，花剥苔，脉微数。

【诊断】湿疹。

【辨证】脾胃积滞，湿热蕴蒸。

【治则】清脾消导，清热除湿。

【处方】焦栀子 3g，焦槟榔 3g，焦三仙 10g，生白术 3g，生枳壳 3g，生薏苡仁 10g，黄芩 3g，马齿苋 10g，白鲜皮 3g。3 剂，水煎服，每日 1 剂。马齿苋、黄柏煎水湿敷。

服药 3 剂后，患者颜面、头皮停止渗液，皮损干燥。再服药 3 剂后，患者皮损开始消退，痒减轻，大便通畅。又服药 3 剂，基本痊愈。

按语　婴儿湿疹，中医称“奶癣”“胎风”“胎赤”等，多因胎中遗热遗毒或饮食失调，胃热积滞，脾失健运，湿热蕴蒸，兼感外邪所致。儿童期湿疹多因禀赋不足，脾失健运，湿从内生或蕴久化热，内外之邪郁于肌肤腠理而发病；由于反复发作，缠绵不愈，使脾虚血燥，肌肤失养。

脾胃功能对小儿生长发育十分重要。湿疹患儿多有消化不良。脾胃功能失调是本病的本，而湿热之邪则为本病的标。根据“脾欲缓，急食甘以缓之；脾苦湿，急食苦以燥之”的理论，采用健脾消导的治则治其本，以清热除湿之药治其标，这样组方不仅可健脾理气、和胃化滞，而且可清热除湿止痒，标本兼治，消补兼施，故疗效满意。儿童湿疹多因久病缠绵而脾胃湿盛、肌肤失养，故在健脾消导的基础上辅以养血润肤之品可获效。此外，婴幼儿为纯阳之体，用药切忌过用大热大补之品，以免热其热；久病缠绵，脾胃虚弱之患儿又要忌大苦大寒之品，以免耗伤胃阴，致使虚其虚。故临床中应谨守病机，各司其属。

（六）湿疡

马某某，女，20 岁，未婚。

【主诉】面部、头皮及耳后起红色小丘疹伴瘙痒。

【现病史】患者近来面部、头皮及耳后起红色小丘疹，瘙痒无度，随之融合成片，滋水流溢不止。曾服西药，注射药针，不但无效，反见病势更增，面肿如盆，黄痂满布，面失原容，遂以头巾遮盖头面，甚为痛苦。

【诊断】湿疡。

【治则】清热燥湿，祛风利水。

【处方】予以苍石汤，即苍术 15g，滑石 15g，泽泻 10g，黄柏 10g，茯苓 20g，白芷 10g，蝉蜕 10g，薏苡仁 20g。同时，嘱患者如见病情反剧时，不必担心，连续服药即愈。患者如法服药，初起流水确实变得更多，肿甚痒剧，服至 10 剂，面部肿渐消退，流水减少，瘙痒渐减，共服 15 剂而愈。后经随访，未再复发。

按语　苍石汤是王老常用的良方之一，随访观察所治病例每获良效，对于湿疡，其效更著，在临证验治多例，效果确实。综观是方，王老融清热燥湿、祛风利水药于一炉，与湿热浸淫之病机恰中要处。运脾燥湿以苍术为最；利湿行水，滑石、泽泻居首；苦寒清热，黄柏尤佳；白芷一味，祛风胜湿，疗肌解表，更能引诸药于阳明之处；茯苓健脾渗湿；薏苡仁清热排脓；妙在蝉蜕，通经搜风，驱邪外出，故有初用病增，待托毒外出而奏痊愈之妙，此方中蝉蜕必不可少。治湿疡之方繁多，然而配伍虫类者实不多见。此方之配伍独具匠心，组合精当，堪称妙法，并且不需外用药治，内服便能治愈。苍石汤主要适用于湿疡（类似湿疹），初起小丘疹，瘙痒剧烈，继而连合成片，滋水流溢不止，头面肿甚，满布黄痂等。皮肤瘙痒较甚者，酌加苦参、白鲜皮、地肤子、乌梢蛇；滋水流溢较甚者，加重苍术、滑石、泽泻用量；红肿较甚者，重用黄柏、苍术。

三、痤疮

（一）经方治疗聚合性痤疮

1. 清上防风汤合五味消毒饮加减治疗聚合性痤疮

王某，男，17 岁，学生。

初诊：2021 年 6 月 8 日。

【主诉】面部泛发性红色丘疹伴痛痒 3 年。

【现病史】患者面部泛发性红色丘疹伴痛痒 3 年，反复发作，食辛辣及休息不好时加重。曾口服和外用中西药治疗，均效不佳，后自行使用外用药涂抹，症状逐渐加重，故来求诊。患者学习紧张，时常熬夜，精神压力较大。刻下见患者面颊及下颌部出现红色泛发性丘疹，连接成片，色红，表面有白尖，时有痛痒，面部油脂较多，平素饮食尚可，二便调，晨起自觉口干、口苦。舌质淡紫，舌尖红，苔薄黄，脉弦滑稍数。

【诊断】聚合性痤疮。

【治则】祛风除湿,活血解毒,清肺胃之热。

【处方】清上防风汤合五味消毒饮加减,即防风10g,荆芥5g,连翘15g,黄连5g,黄芩5g,当归12g,川芎12g,白芷10g,桔梗5g,枳壳10g,金银花15g,蒲公英15g,紫花地丁15g,天花粉10g,菊花15g,山药15g,丹参15g,莪术10g,炒薏苡仁15g,陈皮9g,茵陈15g,泽泻15g,苍术10g。14剂,水煎,每日1剂,早、晚饭后半小时温服。

嘱其停用外用药膏,配合耳尖点刺放血,每周治疗1或2次。刺络拔罐,每3天1次,半个月为1个疗程。同时忌食辛辣、生冷、海鲜等荤腥动风之物,调情志,慎起居。

二诊:2021年6月22日。

患者自述服药后病情有所好转,但仍有新发皮疹,色红,上方去防风、荆芥,加土茯苓15g、黄柏10g。14剂,水煎,每日1剂,早、晚饭后半小时温服。

三诊:2021年7月6日。

患者自述服药后症状持续好转,皮疹稍有消退,斑疹颜色变淡,面部丘疹较硬。上方加夏枯草12g。14剂,水煎,每日1剂,早、晚饭后半小时温服。

四诊:2021年7月20日。

患者自述服药后面部丘疹变软,白尖减少,痛痒明显减轻,晨起口干、口苦症状明显缓解。予三诊方加皂角刺。14剂,水煎,每日1剂,早、晚饭后半小时温服。

五诊:2021年8月3日。

患者自述服药后症状总体明显好转,原有皮疹基本消退,未见新发皮疹。舌质淡紫,舌尖稍红,苔薄白。四诊方续服14剂以巩固疗效。

按语 痤疮是一种好发于青春期并主要累及面部的毛囊皮脂腺的慢性炎症性皮肤病。聚合性痤疮是痤疮中最严重的类型,皮损形态多样,大多表现为较密集的脓疱、炎症性丘疹、结节、囊肿、窦道和瘢痕。中医称本病为肺风粉刺、酒刺,其病因病机多归于湿、热、痰、瘀、虚等病邪的相互作用,机体气血运行不畅,加之肺经郁热,血热互结;或因饮食失节,过食肥甘厚味,助湿化热,导致湿热两邪损伤脾胃,生湿化痰,进一步累及血分形成热毒,血脉运行不畅,痰、瘀、湿、热四邪互结;病程日久,则津液气血被耗伤,致使机体没有能力抵邪外出,或是因为肾之阴阳失衡,冲任失调,痰、瘀、湿、热之邪循经上蒸于颜面部、颈部或胸背部而形成痤疮。

本案患者因久治不愈,气血凝滞,瘀滞化毒或炼液为痰,导致痰瘀互结,郁于肌肤腠理所致。治宜祛风除湿,活血解毒,清肺胃湿热。方用清上防风汤合五味消毒饮加减。清上防风汤来源于龚廷贤《万病回春》第五卷,专治上焦火盛,是临床治疗痤疮之表热证最有效的方剂之一。五味消毒饮出自《医宗金鉴》,主治火毒结聚的痈疮疖肿，气血同清，三焦同治。方中，防风、荆芥祛风除湿，透疹消疮；金银花、连翘清热解毒散结，入肺胃经，清疏肺胃热邪；蒲公英、紫花地丁清热解毒，为疮疔要药；当归、川芎、丹参、莪术活血化瘀，取其治风先治血之义，又可以制约清热药寒凉之性；黄芩、黄连清上、中二焦肺胃之热；桔梗、白芷化痰消肿排脓，桔梗和枳壳又可宣降气机，以助肺调畅气机；方中多苦寒之药，加炒薏苡仁、陈皮、山药以健脾顾胃，使诸药虽凉而脾胃可受。诸药合用祛风解毒，肺胃之热得清，则皮疹得消，临床可取得满意疗效。

2. 葛根汤治疗聚合性痤疮

许某，男，30岁。

初诊：2017年6月28日。

【主诉】脸部、唇周及后枕部毛囊炎反复发作10年。

【现病史】患者脸部、唇周及后枕部毛囊炎反复发作10年，平日易上火，刷牙有血，易感冒、流清涕，体壮，咽喉红，食欲正常，大便黏，唇红。

【处方】葛根50g，生麻黄10g，桂枝15g，赤芍15g，生甘草10g，干姜5g，红枣20g，生大黄10g，黄芩15g，黄连5g。15剂，每日1剂，症状减轻后改隔天服。

配合火针治疗：每7～10天治疗1次，刺后24小时不沾水。

电话回访：2018年6月11日。

药后有效，配合火针治疗效果明显，后毛囊炎偶发。

按语 葛根汤适用者大多体质较为壮实，尤其以从事体力劳动或平素身体强壮的青壮年居多，年老体弱者、消瘦与易汗者、心功能不全者慎用。服用本方后宜避风，取微汗为佳。

3. 桂枝茯苓丸治疗聚合性痤疮

陈某，女，29岁。

初诊：2018年1月12日。

【主诉】痤疮伴失眠4年。

【现病史】患者熬夜后即发痤疮，激素治疗后更加严重。痤疮多发于下巴，有脓头，经前加剧。牙龈炎，牙龈易出血，冬天手脚冰凉，睡眠差，记忆力差，下肢冷，脾气暴躁，脸油，左少腹压痛，眼睑红。唇红厚，舌苔厚腻。

【处方】桂枝10g，肉桂5g，茯苓15g，牡丹皮15g，赤芍15g，桃仁15g，制大黄5g，黄连5g，黄芩10g。10剂，每日1剂，症状减轻后改隔天服。

二诊：2018年1月24日。

痤疮好转，皮损、白脓已消，脸油减少。

按语 桂枝茯苓丸的适应证：以皮肤干燥起鳞屑、溃疡、丘疹、囊肿、结节、局部色素沉着、紫暗为特征者的皮肤病。易出血、凝血机制障碍者慎用。服用本方后可能出现腹泻或大便不成形,停药即可恢复。

4. 黄连解毒汤治疗聚合性痤疮

李某,女,27岁。

初诊:2014年6月7日。

【主诉】面部痤疮多年。

【现病史】患者妇科炎症反复发作,带下黄,经期第2或3天腹痛严重,经来有血块,有痔疮。体型偏胖,面部油腻,痤疮满布,色红出脓头。舌红,脉滑。

【处方】黄连5g,黄芩10g,黄柏10g,栀子10g,制大黄10g,生甘草20g。10剂,每日1剂,症状减轻后改隔天服。

配合针灸治疗:主穴为百会、尺泽、曲池、大椎、合谷、肺俞、次髎等穴,配穴为四白、攒竹、下关、颊车及皮损四周穴。施平补平泻手法,针刺得气后留针30分钟,每日1次。

二诊:2014年6月21日。

面部痤疮明显减轻,痛经缓解。原方续服10剂,每周服2剂。

按语　黄连解毒汤的适应证:皮肤病见脓疱、糜烂、斑疹、丘疹、出血者,或见红、肿、热、痛、烦者。适用的体质:大多体格强健,肌肉坚紧,面色红,有油光,口唇暗红,舌质红绛,脉滑数;易烦躁,易睡眠障碍;皮肤常有疮疖,口舌易生溃疡,小便黄短等。如畏寒怕冷、精神萎靡、食欲不振、面色萎黄者慎用,肝肾功能不全者忌用。该方不宜久服,应中病即止。

(二)囊肿性痤疮

张某某,男,24岁。

初诊:2016年7月4日。

【主诉】脸面出现痤疮7年。

【现病史】患者脸面出现痤疮7年,开始不多,近两年间加重,好用手挤压,感染后化脓,破溃后形成瘢痕疙瘩,有的形成囊肿。刻下见满脸痤疮,疙瘩累累,皮脂溢出,面颊部可见密集的粉刺,散在脓疮、囊肿、瘢痕,颈背部及前胸部亦见类似的损害。舌红,苔薄黄,脉弦滑。

【诊断】囊肿性痤疮。

【治则】证属脾胃积热,上熏于肺,日久痰瘀结聚。

【治法】清脾肺积热,消肿软坚。

【处方】生地黄30g,牡丹皮10g,赤芍10g,知母10g,生石膏30g,黄芩10g,枇杷叶10g,桑白皮10g,炒三棱10g,当归15g,泽泻10g,莪术10g,连翘15g。7剂,水煎服,每日1剂。

二诊:2016年7月11日。

痤疮已少发,脓疱渐消退,瘢痕、疙瘩略软化,舌红,苔薄黄,脉弦滑。宗前方,去枇杷叶、桑白皮,加昆布10g、海藻10g。7剂,水煎服,每日1剂。

三诊:2016年7月18日。

痤疮未见新起,脓肿渐平复,疙瘩软化。遂配合火针每7~10天治疗1次,刺后24小时不沾水。继服前方10剂,并以上方配成水丸,每日2次,每次服10g,服2~3个月。

四诊:2016年10月3日。

痤疮、脓疱均未起,脸部仅留有瘢痕、疙瘩未平。

按语 本例囊肿性痤疮,中医称为“面皰”,多是由于患者的不适当挤压,感染化脓而成。一般粉刺男女都可罹患,注意饮食卫生,少食油腻、糖、酒,多吃蔬菜、水果,保持消化好、大便通畅,隔段时间可不治自退。切忌挤压,以免影响美观,甚者造成颅内感染。本案例的治疗着重凉血清热、消肿软坚而获治愈之效。

四、脱发

(一)滋阴补肾法治疗普秃

1. 滋补肝肾、养血生发治疗脱发

许某,女,40岁。

初诊:2011年9月5日。

【主诉】脱发5个月。

【现病史】患者于5个月前染发后感头皮痒,继之呈片状脱落,曾服用中西药并外用治疗效果不明显,逐渐出现眉毛、体毛脱落。自觉口干,纳差,夜寐欠安,多梦易醒,月经错后。刻下见头发脱落四分之三,眉毛稀疏,脱发处头皮发亮,其间散在少许毳毛,残存之毛发稍触动即可脱落。舌质淡,苔薄白,脉沉细。

【诊断】脱发。

【辨证】肝肾不足,血虚脱发。

【治法】滋补肝肾,养血生发。

【处方】当归10g,白芍10g,川芎10g,夜交藤30g,熟地黄20g,女贞子30g,菟丝子15g,黑桑椹15g,黑芝麻15g,天麻10g,白术10g,茯苓10g,石菖蒲30g,钩藤10g,生地黄20g,鸡血藤30g,红花10g。

二诊:2011年10月5日。

上方药连服1个月后睡眠好转,毛发已不脱落,两颞部有少量毳毛新生,自觉食后胸腹满闷,眉毛再生不明显。上方去鸡血藤、钩藤,加陈皮、枳壳、白芷各10g。

继服药2个月后，饮食增加，睡眠转好，全头毛发均已长出并见黑发，惟两鬓毛发仍发白、稍软，眉毛已基本长齐。

2. 滋阴补肾治疗脱发

刘某某，女，30岁。

初诊：2014年8月14日。

【主诉】脱发3个月。

【现病史】患者于3个月前突然出现头发呈片状脱发，约占头皮三分之二，脱发区头皮发亮，部分区域有细软毳毛，眉毛脱光。舌质淡，苔薄白，脉沉缓。

【辨证】肝肾不足，血虚脱发。

【治则】滋补肝肾，养血生发。

【处方】熟地黄20g，夜交藤30g，黄芪15g，当归10g，川芎10g，白芍10g，女贞子30g，桑椹30g，黑芝麻15g，天麻10g，珍珠母30g，石菖蒲30g，钩藤10g，生地黄20g。

二诊：服上方1个月后，患者饮食稍增，月经正常，睡眠好转，有少量毳毛新生，未见新的脱发区。

三诊：服药2个月后，患者毛发大部分已长出，眉毛亦有生长。服药期间随症加减，如心悸时加合欢花、合欢皮、五味子、麦冬，纳差、腹泻时加厚朴、扁豆。

按语 中医认为，精血同源，精血互生，精足则血旺。"发为血之余"，是说毛发的润养来源于血；"发为肾之外侯"，说明发虽由血滋养，但其生机则根源于肾气。总之，毛发的生长与脱落、润泽与枯槁，均与肾的精气盛衰和血的盈亏有关。斑秃、全秃、普秃多因精血不足，肝肾亏虚，心肾不交，血虚不能荣养，复因腠理不固，风邪乘虚而入，致使风盛血燥，发失所养。故患者多有五心烦热、腰膝酸软、夜寐不安等表现。脱发的治则为滋阴补肾，养血添精生发。熟地黄、夜交藤、桑椹、女贞子、菟丝子滋阴补肾，添精补髓；当归、白芍、红花养血活血；天麻、川芎活血祛风；黄芪、白术、茯苓健脾益气，故可获生发之效。

（二）青年脱发

青年脱发为一种常见病症，虽无大的痛苦，但却影响美观，给患者带来思想负担，影响学习和工作。根据中医基础理论，参照《医宗金鉴》神应养真丹加减化裁，拟方"生发汤"治疗本病，经几十年的临床实践证明，效果良好。

（1）药物组成：制首乌20g，生地黄、菟丝子各15g，当归、天麻各10g，白芍15g，川芎10g，蛇蜕8g（无蛇蜕可用蝉蜕10g代之，效果稍逊）。

（2）加减法：头皮刺痒重者，加百部、地肤子、白鲜皮各10～15g；头皮脱屑多者，加白蒺藜15g；阴虚内热重（如五心烦热或女子月经先期）者加牡丹皮10g，地骨皮15g，女贞子10g，墨旱莲10g，醋鳖甲20g。

(3)用法及注意:每剂药煎3次,前两次煎出液内服,第3次煎出液洗头。每日1剂。治疗期间嘱患者节制房事,若有手淫不良习惯者,要嘱其纠正,并忌食辛辣刺激性食物。

1.滋阴祛湿法治青年脱发

黄某,男,24岁。

初诊:2000年10月11日。

【主诉】脱发10余年。

【现病史】自述脱发10余年,日趋严重。近半年来每天脱发甚多,早晨起床时枕头上有头发数十根,头皮刺痒严重,脱屑甚多,但不敢洗头,因每次洗头、梳头时都大量脱发。口服西药胱氨酸数百片,外搽米诺地尔生发药水多瓶,均未见效。刻下见患者头发稀疏,不及常人一半,枯槁无泽。头皮干燥失荣,脱屑甚多。舌红少苔,脉弦细。

【辨证】肝肾阴虚,阴虚湿胜。

【治法】滋阴祛湿。

【处方】生发汤加蛇床子10g,地肤子、白鲜皮、白蒺藜各15g。15剂。

患者自述服药6剂后开始显效,15剂后已完全控制脱发,且有纤细头发渐渐新生。继以上方3剂配制丸剂,缓图巩固疗效。2002年春,患者头发已茂密,乌黑如常人。随访10年,未再复发。

2.养血祛风法治青年脱发

时某,女,25岁。

初诊:1999年3月7日。

【主诉】脱发3年。

【现病史】患者自述患脱发症已3年,日渐严重。虽经中西医多方治疗,均无效。经人介绍,前来求诊。患者自幼即头发稀疏、焦黄,偏食,体质差。刻下见头发稀疏,不足常人之半,细而干焦萎黄。头皮干枯失荣,脱屑甚多,但不甚痒。面色萎黄,精神倦怠。月经按时来潮,但量少、色淡。舌质淡,少苔,脉细弱。

【辨证】心肾不交,血虚不能养肤生发,兼受风邪。

【治则】养血祛风。

【处方】生发汤加白蒺藜15g,嘱服用10剂后复诊,并劝其纠正不良的偏食习惯。

二诊:1999年3月20日。

前7剂药未买到蛇蜕,用蝉蜕10g代替。自述用至第7剂药后,脱发基本控制,只在洗头、梳头时偶尔掉几根。头皮脱屑大减。嘱其上方(已找到蛇蜕)再服10剂。

三诊:1999年4月3日。

患者已不再脱发,并于两鬓及前、后头部均有细绒的新发生长。嘱原方再取6剂,其中3剂用法同前,另外3剂配制丸剂服用。

四诊:1999年6月30日。

头发一直未再脱落,且新发生长较多,较前荣润光泽,已完全恢复到病前的情况。

随访1年,未再复发。

按语 《素问·六节藏象论》曰:"肾者,主蛰,封藏之本,精之处也,其华在发。"说明头发的长脱荣枯与肾精有密切关系。然"精血互生",故发之荣枯与血的关系又至关密切。发乃血之余气所化生,故头发又有"血余"之称。当精血不足、络脉空虚时,易受外来风邪侵袭,头为诸阳之会,首当其冲。又精血亏虚,内热由生,水不涵木,虚阳、肝风上扰于头部,风性主动,故致脱发。由此可知,青年脱发之病机主要为精血亏虚、风邪(内风或外风)上扰两个环节。该病因先天禀赋不足或后天失养,后天之精无以充养先天之精,血液生化无源,以及风邪为患所致。因此,治疗上应抓住养血、生精、祛风三个关键。

生发汤中制首乌、菟丝子、生地黄补肾生精荣发,当归、川芎、白芍、生地黄养血生发,并和前三药共清虚热,天麻、蛇蜕祛风固发,再依加减法应用化裁,故能应手取效。

然血虚生风只为脱发病机的一端,尚不能概括脱发病机之全部,故以养血祛风治疗脱发,有时有效,也有时无效。"皮里内外血瘀,阻塞血络,新血不能养发,故发脱落。"其治当活血化瘀。凡脱发见舌有瘀斑,概从活血论治,药用当归15g,赤芍、川芎、红花、桃仁、三七、生姜各10g,每获奇效。

(三)久治不愈脱发

1. 养心血、清血热治脱发

王某,女,14岁。

初诊:1997年11月17日。

【主诉】脱发加重1周。

【现病史】患者近日来头发渐枯,兼有大把脱发,尤以1周来为甚,且伴有胸闷叹息。舌苔薄,脉细。

【辨证】心血有亏,血热偏重。

【治法】养心血,清血热。

【处方】丹参10g,生地黄10g,熟地黄10g,淮小麦30g,桑椹10g,远志10g,牡丹皮10g,炙甘草10g,柏子仁10g,淮山药10g,制首乌10g。7剂,水煎服,每日1剂。

二诊:1997 年 12 月 24 日。

【现病史】胸闷、叹息虽瘥,但脱发仍多,尤以额际上为甚,常易伤风感冒,大便稍干,余无不适。

【辨证】额际上为手阳明大肠经循行之路,肺主皮毛,与大肠相表里。

【治则】清肺热,活血络。

【处方】桑白皮 10g,地骨皮 10g,黄芩 10g,苍耳子 6g,麻仁 10g,柏子仁 10g,制首乌 10g,白茅根 30g,知母 10g,牡丹皮 10g,生甘草 10g。7 剂,水煎服,每日 1 剂。

三诊:1997 年 12 月 31 日。

脱发已有好转,舌、脉如前。在二诊方基础上加生地黄 10g,7 剂。

四诊:1998 年 1 月 7 日。

服药后,患者脱发已减,舌边红,脉平。在三诊方的基础上去苍耳子,加生石膏(布包,先煎)30g,7 剂。

五诊:1998 年 1 月 14 日。

【现病史】脱发已减,前药尚属合机,仍宗前治。

【处方】桑白皮 10g,地骨皮 10g,知母 10g,生石膏(先煎)30g,生甘草 10g,牡丹皮 10g ,制首乌 10g,黄芩 10g,生地黄 10g。7 剂,水煎服,每日 1 剂。

后随访,已不再有大量脱发现象,且见新发渐生。

按语 张景岳有“治病之则,当知邪正”之说。脱发一病,也离不开邪、正两个方面。所谓“发为血之余”“脱发是血亏”,说到了引起脱发的正虚不足的一面,而邪实的一面亦不可忽视。《素问 · 五脏生成》篇云“多食甘则骨痛而发落下”,提示了多食甘味可以滋生脾胃湿热,引起头发脱落。现代医学的“脂溢性脱发”,乃营养毛发之膏脂,因受肺热及血热之蒸熬,外溢于肌腠,堵塞毛窍,以致生发之源闭绝所致。就临床所见,引起脱发正虚的一面主要是心血不足或肾阴亏损;邪实则主要是血分郁热及脾胃湿热;青壮年脱发每每实多虚少。

王老病案中曾遇到数例,为血热偏重或肺与大肠有热,经用凉血活血、清肺胃湿热等法获效,故体会到肺主皮毛,在脱发的辨证与治疗上亦有其实际意义。而“发为血之余”,则不仅说明脱发属血亏,还应理解为头发与血液的关系密切,实际上,血热、血瘀也可引起毛发脱落。方中,丹参、生地黄、熟地黄、远志、柏子仁、炙甘草俱能养心血;桑椹养血凉血;牡丹皮泻血中伏火;淮山药、制首乌养肝肾之阴以有助于血之生长。

初诊方重于养心血,胸闷、叹息得解,而脱发如前,以其前额脱发尤甚,考虑经脉循行路线,王老认为与阳明经有关,故联系到肺与大肠相表里、肺主皮毛的理论。用泻白散之桑白皮、地骨皮,加黄芩、知母等以清肺中之火邪;柏子仁、麻仁、牡丹皮、白茅根润燥凉血清热;前额脱发较甚,故用上行头部之苍耳子为诸药之使。

此案例虽然表现为心血不足，有正虚的一面，但又有自内而生的肺与大肠之热邪，存在着邪实的一面。因而开始以养心血之法，继而清肺与大肠之热。

2. 清肺胃湿热治脱发

刘某某，男，44岁。

初诊：2000年6月12日。

【主诉】脱发3年余。

【现病史】自3年前开始，患者头发、眉毛等由黑变白，由白而脱，左腿、左臂活动不便，持杖行走也不能持久。患者喜嗜白酒，而且酒量颇大，饮之多年。曾经多方治疗，多用温补之剂而未奏效。苔白腻，脉滑数。

【辨证】肺胃湿热偏重。

【治法】清肺胃湿热。

【处方】生石膏（先煎）30g，知母10g，桑白皮10g，地骨皮10g，黄芩10g，防己10g，秦艽10g，怀牛膝10g，生甘草6g。

按语　《濒湖脉学》云："短而滑数酒伤神。"酒性悍烈，多饮则毒积，助湿生热，熏蒸肺胃，致肺脏积热而皮枯毛落；阳明积热而脉络纵缓，左肢行走、举动不便，正合"湿热成痿"之说。前医滥投温补，有似"火上浇油"，无怪其越治而病越进。

除用白虎汤合泻白散大清肺胃之湿热外，并用除肠胃之热的秦艽、通行十二经泻湿清热的防己，以及既能清肺、又善治痿痹的牛膝。上方服至30余剂时，眉发渐渐生长而色黑，左腿、左臂举动亦较便利，能弃杖而行三站多路。

此案例是以本虚之质，酷嗜烈酒，致湿热之毒滋盛于内，伤于肺而致毛发变白、脱落，复出现"肺叶热焦，发为痿躄"的征兆。在治疗上，不仅遵循"肺主皮毛"之训，而且宗"治痿独取阳明"之旨，予两清肺胃法，守方数十剂，多年痼疾得以获愈。

3. 泻肺润燥治脱发

陈某，女，23岁。

初诊：1998年1月27日。

【主诉】脂溢性脱发3年。

【现病史】患者患脂溢性脱发已3年，头皮甚痒，发已稀疏，仍脱落不已。舌红苔少，脉数而浮。

【辨证】肺热偏重，血燥有热。

【治法】泻肺热，润血燥。

【处方】桑白皮15g，地骨皮15g，生甘草10g，丹参15g，失笑散（包煎）15g，桃仁10g，红花10g，当归10g，桑椹10g。

二诊：1998年2月4日。

【现病史】服药后，患者头痒、发落均见减轻，但大便秘结，脉仍浮数。

【处方】上方去丹参、当归、失笑散、桑椹，加知母 10g、黄芩 10g、夏枯草 15g、大麻仁 10g、生地黄 15g、赤芍 10g、牡丹皮 10g。

三诊：1998 年 3 月 10 日。

【现病史】服药后，症状继续减轻，仍宗上法。

【处方】桑白皮 15g，地骨皮 15g，生甘草 10g，生茜草 10g，夏枯草 15g，制首乌 15g，泽泻 10g，生山楂 15g，牡丹皮 10g，生麦芽 15g。

上方服用 30 余剂，患者症状完全消失，后未再复发。

按语　肺主皮毛，可体现于生理、病理之中。《黄帝内经太素·伤寒·五脏痿》言："肺热即令肺叶焦干，外令皮毛及肤弱急相著。"清代张仲岩肺损说指出："肺主皮毛，肺败则皮毛先绝。可知周身之毛，皆肺主之，察其毛色枯润，可以觇肺之病。"上述均提出了肺和皮毛的关系。《素问·五脏生成》有言"肾之合骨也，其荣发也"，肝肾同源，精血互生，故中医论治脱发，常从肝、肾入手。王老精研经典，结合临床实际，在补肾养血效果不明显时，提出脱发从肺论治。而且脱发与血液确有密切关系，脱发的病因也离不开邪、正两个方面。

中医注重整体观念，故脱发的论治不可拘泥于某一方面。中医论治脱发，常从肝、肾入手，而脱发治肺，是对治疗脱发方法的有益补充。因此，治疗脱发要基于仔细辨证、认真思考的基础上，找出脱发的病因，辨出病机而遣方组药。同时，运用经典在临床取得了较好疗效，这也启示我们要熟读经典，精思不倦，打好基础，方能于临证时左右逢源，期获良效。

此案例初诊方用泻白散去粳米，以祛肺中火热之邪；桑椹养阴润燥；丹参、当归、桃仁、红花、失笑散活血行血。二诊方加知母、黄芩以增强清肺热的药力；生地黄、赤芍、牡丹皮以泻血中伏火；夏枯草散结解热；大麻仁润肠通便，且益毛发。三诊方中，生茜草凉血行血，制首乌、泽泻、生山楂、生麦芽均有消结除垢的作用，与清肺热之剂并进，可收相得益彰之效。

五、银屑病

（一）清热凉血法治疗红皮病性银屑病

马某某，男，29 岁。

初诊：2000 年 4 月 25 日。

【主诉】全身块状、银白色多层鳞屑疹 1 年。

【现病史】1 年前开始，患者头顶、四肢出现散在红斑，表面有白屑，在当地被诊断为"银屑病"。外用一种药膏后全身皮损广泛潮红、肿胀，自觉奇痒，伴大量脱屑。又给予强的松每日40mg内服，症状减轻，但减量即复发；又加用甲氨蝶呤等治疗，停药仍复发。刻下见全身皮肤弥漫性潮红，轻度肿胀，表面有银白色或污黄色皮屑，躯干部可见散在块状、银白色多层鳞屑疹。双手、双足、小腿高度肿胀，不能穿鞋。双胫前有手掌大糜烂面，有浆液性渗出物，中心有污黄色痂皮。发热，烦躁，大便秘结，小便短赤，夜寐不宁，小腿浮肿。体温39℃。舌红绛，无苔，脉弦数。

【辨证】湿毒内蕴，血热炽盛，气血两燔。

【诊断】银屑病。

【治法】清热凉血，解毒除湿。

【处方】紫草15g，白茅根30g，生地黄30g，牡丹皮15g，蒲公英30g，金银花30g，板蓝根30g，生栀子10g，生石膏30g，车前草15g，冬瓜皮15g，桑白皮15g，羚羊粉（冲）0.6g。

二诊：服上方7剂后，体温降至38℃，皮疹稍淡但痒重，皮屑多，自觉精神抑郁，心悸失眠，下肢浮肿减轻。再予以清热凉血、解毒利水之剂，佐以护阴之品；强的松开始减量。予前方加减，即羚羊粉（冲）0.6g，生石膏30g，蒲公英30g，金银花30g，紫草15g，板蓝根30g，白茅根30g，牡丹皮15g，生地黄30g，天花粉15g，地骨皮15g，冬瓜皮15g，桑白皮15g。

三诊：服二诊方14剂后，体温正常，皮疹变淡，脱屑减少，下肢浮肿消退，精神、睡眠好转，已能下地活动。舌红，少量薄白苔。二诊方去金银花、蒲公英、生石膏，加当归10g、白芍10g、夜交藤30g、茯苓10g，强的松减至每日15mg。

四诊：服三诊方1个月后，全身皮肤大部分转为正常，脱屑已不明显，只见少数点状红色皮疹，搔之可见银白色鳞屑，稍痒。舌红，苔薄白，脉弦滑。中药给以凉血活血、解毒除湿、养血润肤之品，即紫草15g，茜草15g，白茅根30g，生地黄30g，牡丹皮15g，当归10g，丹参15g，鸡血藤30g，大青叶30g，板蓝根30g，草河车15g，白花蛇舌草30g。停服激素。

两周后皮疹基本消退。随访6个月未复发。

按语　红皮病性银屑病多是由于一些内在的或外在的因素所致，如过强的外用药刺激、神经因素、药物过敏、饮酒、热水烫洗、紫外线照射或感染等。患者可出现弥漫性潮红、大量脱屑，并伴有发热等全身中毒症状。中医认为，本病是心火炽盛兼感毒邪，郁火流窜，入于营血，蒸灼肌肤而发。治宜清营解毒，凉血护阴。复因久病伤阴，气血两亏，故热毒之象消除后应及时投以养血益阴润肤之剂，以使疾病很快痊愈。

用药原则：红皮病性银屑病早期，全身潮红，形寒身热，肌肤燥竭，湿从热化，湿热郁火流窜血分，以致血热血燥之皮红、脱屑时，用紫草、白茅根、生地黄、牡丹皮清热凉血,栀子、川黄连、生石膏清三焦实火,同时用金银花、连翘、蒲公英、板蓝根清热解毒,再加桑白皮、冬瓜皮、车前草利水清热。热势较重者,用羚羊粉加强清热之功。后期热势渐退,阴液亏耗,气血两伤,投以当归、白芍、夜交藤、生地黄、丹参、鸡血藤滋阴凉血,养血润肤,活血润燥,以收全功。

(二)凉血解毒法治疗脓疱性银屑病

李某,男,53岁。

初诊:2017年3月23日。

【主诉】皮下反复脓疱12年。

【现病史】患者12年前开始出现皮下脓疱,继之四肢间断出现粟粒状脓疱伴脱屑,在当地医院诊断为"脓疱性银屑病"。刻下见四肢皮肤弥漫性潮红,有渗出物,轻度肿胀,四肢粟粒状脓疱,部分融合成脓糊,表面有白色或淡黄色的皮屑。口干舌燥,心烦谵妄。舌质红绛、有沟状纹,无苔,脉弦数。

【诊断】泛发性脓疱性银屑病。

【辨证】湿热内蕴,毒热炽盛,气血失和。

【治法】清热解毒,利水消肿,凉血护阴。

【处方】羚羊粉(冲服)0.6g,大青叶30g,紫草根15g,土茯苓30g,茜草根15g,败酱草30g,车前子15g,桑白皮15g,薏苡仁30g,苦参15g,沙参15g,石斛15g。

二诊:7剂后,脓疱减少。续服上方14剂。

三诊:服14剂后,患者精神好转,心烦、口干缓解,四肢红斑、肿胀明显减轻。在初诊方的基础上去车前子、苦参、土茯苓,加玄参15g、地骨皮15g、西洋参(另煎饮)5g。

四诊:服三诊方14剂后,患者皮疹大部分消退,红皮变暗,仅下肢仍间断起脓疱积聚成小片,舌仍有沟状纹,脉细滑无力、两尺尤甚。中药拟以养阴解毒方为主,即南沙参30g,北沙参30g,石斛10g,玄参15g,生地黄15g,生黄芪10g,紫草根15g,茜草15g,板蓝根30g,大青叶30g,金银花15g,蒲公英30g,薏苡仁30g,草河车15g,白花蛇舌草30g。

续服四诊方1个月后,患者皮疹全部消退,随访1年未复发。

按语 中医认为,脓疱性银屑病是湿热蕴久,兼感毒邪,郁火流窜,入于营血,蒸灼肌肤而致毒热炽盛、气血两燔。治宜清热凉血,解毒除湿,重用金银花、连翘、蒲公英、败酱草、板蓝根等解毒重剂。患者初诊时虽有一派毒热之象,但又有口干舌燥、心烦谵妄、舌红无苔沟裂等阴血耗伤、毒热伤阴的征象,故初诊方虽以清热解毒治标为主,同时给予沙参、石斛等品凉血护阴。后期毒热虽然有所缓解,但正气大伤,故加西洋参益气养阴以达扶正固本之效。四诊后虽皮疹已消,但舌象未见好转,脉细滑无力、两尺尤甚,乃为久病气阴两伤,余毒未尽,故再以养阴益气、凉血解毒、清热利湿之剂巩固疗效,才得以治愈。

方中板蓝根、大青叶、金银花、蒲公英、败酱草清热解毒;生地黄清热凉血;紫草、茜草凉血活血;羚羊粉清热解毒,凉血镇惊;薏苡仁、苦参、车前子、桑白皮清热除湿,利水消肿;沙参、石斛、玄参养阴益气,滋阴降火;西洋参、黄芪补中益气。

六、黄褐斑

沈某某,女,38岁。

初诊:2019年5月20日。

【主诉】颜面部起淡褐色斑2年。

【现病史】患者近2年来,颜面部逐渐起色斑,伴五心烦热,夜寐欠安,失眠多梦,月经错后且量少色黑。刻下见双颊部有界清之淡褐色斑疹,大小约5mm×4mm,呈对称性分布。额颞部散布小片色素斑,呈花纹状,无自觉症状。舌质暗,苔薄白,脉弦缓。

【辨证】肾阴不足,肝郁气滞,气血失和。

【治法】滋阴补肾,疏肝理气,调和气血。

【处方】熟地黄10g,山茱萸10g,白术10g,茯苓10g,牡丹皮10g,柴胡10g,枳壳10g,香附10g,女贞子30g,墨旱莲15g,鸡血藤15g,益母草10g,白芍10g,当归10g。

王老将中药(当归、白芷、白芍、白茯苓、白僵蚕、白菊花、白薇、白及、白附子、鲜玫瑰花各30g)磨成粉,混合珍珠粉、蜂蜜、牛奶和蛋白自制面膜。30分钟后洗去,每周1或2次。

二诊:服药1个月后复诊,五心烦热、夜寐不宁大有改善,自述口苦咽干。予前方去茯苓,加青蒿15g、地骨皮10g,配合在皮肤美容科二氧化碳点阵激光局部治疗、耳穴、针灸、拔罐后效果显著。

三诊:继服药1个月后,黄褐斑色素沉着已显著变淡,情绪甚好,月经正常。

按语　《诸病源候论》有言"五脏六腑十二经血,皆上于面。夫血之行,具荣表里。……气血不和,或涩或浊,不能荣于皮肤,故变生黑皮干",说明血能养颜,精能生血,血能化精,精血同源。精充气足神旺,则面部荣润光泽;反之则晦暗不泽。水在人体内的升清降浊靠肾阳的温煦、蒸化和推动,故曰肾主水,肾主黑。若肾水上泛或水衰火盛,皆可导致肌肤或颜面黧黑。黄褐斑多因肾阴不足、水衰火旺、肾阴不能上承所致，亦可因肝郁气滞、郁久化热、灼伤阴血所致，故从肝、肾入手治疗可奏效。方中熟地黄、山茱萸、女贞子、墨旱莲滋阴补肾；茯苓渗湿以祛肾浊；当归、白芍、牡丹皮凉血敛阴；柴胡、枳壳、香附疏肝理气；鸡血藤、益母草活血调经。

黄褐斑的预防措施：①避免日晒；②不滥用化妆品；③劳逸结合，避免过度精神紧张，心情开朗；④树立信心，坚持治疗。

第二节　皮肤病膏方的应用

俗话说，秋冬进补，来春打虎。“春生，夏长，秋收，冬藏，天之正也，不可干而逆之。”秋收、冬藏，故秋、冬季是一年四季中进补的最佳时期，而进补又以膏方为最佳。秋冬养生用膏方，可以如虎添翼助健康。

明代《炮炙大法》曰：“膏者，熬成稠膏也。”膏方，又名膏滋、煎膏剂，是中医传统的丸、散、膏、丹、酒、露、汤和锭8种剂型之一，广泛应用于内、外、妇、儿等各科及亚健康养生保健中。内服膏方最早可追溯到长沙马王堆汉墓出土的《五十二病方》。膏方对体虚者和慢性疾病患者有滋补、养生、防病治病、美容养颜等作用。中医认为，秋冬膏方滋补与调和气血、补虚扶弱、疏通经络、抗衰延年、平衡阴阳有密切关系。下面介绍王老的几个有关膏方的经典案例。

一、治疗脂溢性脱发

病案一

戚某，女，44岁。

初诊：2014年5月12日。

【主诉】脱发20余年，近日加重。

【现病史】患者头顶部头发稀疏，头皮暴露，无明显痛痒，洗头时枕部可见较多落发，平素头发油脂多，每日洗头，易汗出，心烦易怒，失眠乏力，饮食尚可，时有口干口苦，二便正常。舌质淡紫，边尖红，苔薄白，脉弦滑数。

【诊断】脱发。

【辨证】肝郁脾虚，心血亏虚。

【治则】健脾祛湿，疏肝益肾，养心安神，养血祛风。

【处方】熟地黄15g，枸杞子15g，当归10g，川芎10g，制首乌10g，菟丝子15g，桑椹15g，墨旱莲15g，女贞子15g，侧柏叶15g，丹参10g，莪术10g，红花10g，白芍10g，黄芪 15g,羌活 15g,天麻 10g,木瓜 15g,防风 15g,荆芥 15g,蛇蜕 10g,猪苓 10g,萆薢 10g,泽泻 15g,白鲜皮 15g,炒白术 15g,茯苓 15g,生地黄 15g,车前子 15g,柴胡 15g,郁金 15g,香附 10g,枳壳 10g,黄芩 10g,远志 10g,合欢皮 15g,夜交藤 15g,炒酸枣仁 15g,茯神 15g,柏子仁 15g,五味子 15g,刺五加 15g,桂枝 15g,石菖蒲 15g,牡丹皮 10g,山药 15g,山茱萸 15g,焦三仙各 15g,炒薏苡仁 15g,陈皮 15g,枳实 15g,砂仁 10g,荷叶 10g,炙甘草 10g,龟甲胶 15g,阿胶 15g。制作膏剂,服用 1 个月。嘱减少洗头次数,同时忌食油腻、辛辣、海鲜等荤腥动风之物,调情志,慎起居,注意休息。

二诊:2014 年 6 月 15 日。

患者规律口服上方 1 月余,自述症状改善,脱发明显减少,头部油脂、潮热汗出、乏力、烦躁明显减轻,睡眠改善,无明显口干口苦,二便调。舌质淡紫,苔薄白,脉弦滑稍数。原方制作中药膏剂,继续巩固治疗,随诊。

按语 现今社会节奏加快,工作和生活压力加大,中青年脱发的人数日渐增多。在脱发患者中,脂溢性脱发约占 70% 以上,脱发已成为一种常见病症。该病虽无大的痛苦,但却影响美观,给患者带来思想负担,影响生活和工作。该病患者多为肾精亏虚、先天禀赋不足,或肝郁脾虚、后天失养,后天之精无以充养先天之精,血液生化无源,以及风邪为患所致。因此,治疗上应抓住养血、生精、祛风三个关键。脱发属于疑难病症,病因病机复杂,涉及脏器多,治疗时间长,非一方一药所能奏效,需综合调理,长期服药治疗。王老治疗脱发,常喜用中药膏方。中药膏剂具有兼顾面广、药力适度宜久服、集调理和治疗于一体、服用方便等诸多优点,有利于对患者进行整体调理。施方用药,一是"治既病",治疗现在的主要病症;二是"调体质",根据患者体质情况进行整体调理;三是"和胃气",调理脾胃,以保证长期服药不伤脾胃。

经多年临床验证,应用中药膏方辨证治疗脂溢性脱发,实为最佳选择。

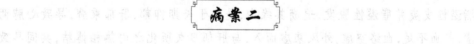

病案二

崔某,女,25 岁。

初诊:2017 年 4 月 26 日。

【主诉】头顶及后枕部脱发 6 个月余。

【现病史】患者于 2016 年 11 月开始,无明显诱因出现头顶及左侧后枕部皮肤发红,后逐渐出现白色糠秕状鳞屑覆盖,奇痒无比,反复挠之,反复生长,伴有局部脱发,毛发稀疏。于外院诊断为脂溢性皮炎,口服中药汤剂及外用各种抗菌消炎软膏治疗,症状未见明显缓解,故前来就诊。刻下见头顶及后枕部各有一片鹅蛋大小红斑，上覆有白色鳞屑，挠之可轻易脱落，瘙痒剧烈，患处大量脱发，伴有精神抑郁、失眠多梦、健忘、阵发心悸，月经延后，两月一行，经色深红。舌质淡红，舌边尖红，苔薄白，脉弦细。

【诊断】脱发。

【辨证】肝郁血虚风燥。

【治则】疏肝健脾，养血润燥，祛湿健发，乌须生发。

【处方】炒白术15g，泽泻10g，猪苓10g，萆薢15g，车前子10g，川芎10g，赤石脂12g，桑椹15g，干生地黄12g，熟地黄12g，夜交藤15g，侧柏叶15g，墨旱莲15g，赤芍15g，牡丹皮10g，黄精10g，白鲜皮15g，黑芝麻12g，桑椹12g，柴胡10g，郁金10g，陈皮10g，川芎15g，菟丝子10g，制首乌10g，当归15g，炒白术15g，木瓜10g，白芍15g，龟甲胶20g，阿胶20g，甘草10g。制作膏剂，服用1个月。叮嘱患者，戒烟酒，勿过劳，调情志，慎起居，忌辛辣、油炸食物和甜食。

二诊：2017年7月9日。

上方连服1个月后月经正常，睡眠好转，瘙痒减轻，偶有心悸，有少量毳毛新生，未见新的脱发区。于前方基础上加合欢花、合欢皮、五味子、麦冬制作膏方，服用2个月。

3个月后随诊，月经正常，已无心悸，毛发已大部分长出。

按语　《外科正宗·白屑风第八十四篇》中载："白屑风多生于头、面、耳、项、发中，初起微痒，久则渐生白屑，叠叠飞起，脱之又生……发中作痒有脂水者……此皆起于热体当风，风热所化。"本病病机主要是素体有热，复感风邪，郁久化燥耗伤阴血，使肌肤失于濡养。

脂溢性脱发多与肝、脾有关。情志不畅，致肝郁不调，肝郁乘脾，脾失健运，水湿内停，郁久化热，湿热内蕴，阻滞脉络，精血不能上濡；又肝郁乘脾，脾失运化，气血化源不足，致血虚；发为血之余，血虚则发失所养，故见脱发。该患者表现为干性脂溢性皮炎并脂溢性脱发，追溯其缘由，是由于长期抑郁，肝郁乘脾，导致心脾两虚，气血不足，血络空虚，外风乘虚而入，与肝郁日久所化之内热相搏结，共同导致头部诸症。失眠多梦，健忘，阵发心悸，月经延后，两月一行，经色深红，舌质淡红，舌边尖红，苔薄白，脉弦细，皆为血虚、血热、风燥共同致病之佐证。

二、治疗少儿斑秃

王某，女，13岁。

初诊：2020年1月10日。

【主诉】脱发4年，近半年加重。

【现病史】患儿自述4年前开始脱发，曾在当地多家医院就诊，诊断为“斑秃脱发”，外用激素类药膏，症状反复，效果不佳，近半年来逐渐加重，故来求诊。刻下见枕部出现数个斑片状脱发区域，眉毛也有脱落。患儿平素常熬夜，压力大，好发脾气，偏爱肉食，头面部易出汗，眠尚可，大便两日一行，稍干，小便正常。舌淡紫，舌尖红，苔薄白。

【诊断】斑秃脱发。

【辨证】肝肾亏虚，阴血不足。

【治则】滋补肝肾，养血填精，祛风活血。

【处方】熟地黄15g，枸杞子15g，当归10g，川芎10g，何首乌10g，菟丝子10g，桑椹10g，墨旱莲15g，女贞子15g，怀山药15g，羌活15g，牛膝15g，天麻10g，蛇蜕6g，防风10g，刺蒺藜10g，白芍10g，白鲜皮15g，土茯苓15g，猪苓10g，泽泻10g，黄芪15g，太子参10g，炒白术10g，黄芩10g，茵陈10g，柴胡10g，郁金10g，香附10g，枳壳10g，炒酸枣仁15g，远志10g，合欢皮10g，夜交藤10g，煅龙骨10g，煅牡蛎10g，牡丹皮10g，地骨皮15g，生地黄15g，焦三仙各15g，砂仁10g，鸡内金15g，炒薏苡仁15g，陈皮10g，生姜10g，大枣10g，炙甘草10g。制作膏剂，饭后半小时口服。嘱其忌食辛辣、生冷、油腻之品和甜食，调情志，慎起居，少熬夜，勿过劳。

二诊：2020年2月13日。

患儿按医嘱口服中药膏剂1个月后，病情有所好转，眉毛及头枕部已有部分新发长出，头面部仍有出汗，二便正常。舌质淡紫，舌尖稍红，苔薄白。上方制作中药膏剂2个月，继续服用巩固治疗。

三诊：2021年4月14日。

患者已服膏剂3个月，枕部头发已经基本长出，眉毛长出恢复正常，脾气较前明显变好，出汗减轻，食可，眠可，二便正常。舌质淡紫，苔薄白。

按语 斑秃脱发与中医学记载的“鬼舐头”“油风”类似，多因肝肾亏虚，阴血不足。血为气之母，血虚则气虚，腠理不固，毛孔开张，风邪乘虚而入，风盛血燥，发失所养，则发脱落。该患儿学习负担重，压力较大，经常熬夜，性急易怒，肝郁气滞，肝肾同源，致肝肾俱虚而发病。治宜滋补肝肾，养血填精，祛风活血。

少儿斑秃的发病往往进展快、病情重、易复发，多合并过敏，且易发展为全秃或普秃。此病属于疑难病症，病因病机复杂，治疗时间长，非一方一药所能奏效，需综合调理，长期服药治疗。由于少儿斑秃患者年龄较小，依从性差，长期服用中药汤剂困难，故王老多使用中药膏方治疗。中药膏方具有服用方便、可长期口服等诸多优点。

三、膏方治疗银屑病

鞠某，男，29 岁。

初诊：2019 年 10 月 26 日。

【主诉】周身泛发性红色斑疹，伴脱屑、瘙痒 7 年余。

【现病史】患者自述患银屑病 7 年，未系统治疗。一直外用自配药膏，无明显效果。自述感冒后、食辛辣、饮酒、睡眠不佳及情绪低落时皮疹加重。现周身散在红色斑疹，上有鳞屑，以腹部、胁肋部为重，食纳可，眠尚佳，大便每日 3 次以上，质稀。舌质淡，舌尖红，苔白，脉弦滑稍数。

【诊断】银屑病。

【辨证】湿热蕴结证。

【治则】清热利湿，凉血解毒，祛风止痒。

【处方】黄芪 30g，大黄 20g，土茯苓 30g，白鲜皮 30g，苦参 15g，黄芩 15g，茵陈 20g，紫草 15g，炒薏苡仁 30g，陈皮 20g，炒白术 20g，茯苓 20g，金银花 30g，连翘 20g，蒲公英 30g，半枝莲 15g，防风 15g，荆芥 15g，刺蒺藜 30g，当归 20g，川芎 20g，桃仁 20g，红花 20g，莪术 15g，牡丹皮 30g，赤芍 20g，栀子 15g，地骨皮 20g，地肤子 30g，马齿苋 30g，泽泻 20g，车前子 20g，徐长卿 20g，虎杖 30g，生地黄 30g，白茅根 30g，苍术 20g，黄柏 15g，知母 20g，牛膝 20g，威灵仙 15g，僵蚕 15g，丹参 30g，鸡血藤 30g，乌蛇 10g，郁金 20g，枳壳 20g，白芍 20g，炙甘草 10g，鹿角胶 15g，阿胶 15g。制成膏剂，每日服 2 次，每次 10～15g，连服 2 个月。嘱其忌辛辣刺激、海鲜、羊肉、狗肉等食物。

二诊：2019 年 12 月 28 日。

患者服药后症状有所好转，皮疹变平、变薄，但仍有少量新发皮疹，瘙痒遇热加重。大便每日 3 或 4 次，不成型。手心易汗出。上方去黄芩，加枇杷叶 15g、地骨皮 20g，制成膏剂，服用 1 个月。

三诊：2020 年 2 月 5 日。

患者服完膏剂复诊，原有症状明显好转，斑疹消退，腹部皮肤已基本正常，头部有少量皮疹。

按语　银屑病属于皮肤顽疾，病因病机复杂，涉及脏器多，症状多变，虚实相兼，缠绵难愈，有复发倾向，非一方一药所能奏效，且需长期坚持服药治疗。经王老多年临床验证，以犀角地黄汤、桃红四物汤或清瘟败毒饮等化裁，兼施健脾利湿、祛风止痒之品，应用中药膏方治疗银屑病，实为最佳选择。中药膏方具有服用方便，药力持久，针对性强，治疗兼证多，可长久使用，且集治、调、养于一体之优势。因此，王老经常应用中药膏方治疗银屑病而屡屡获效。

第三节　皮肤病偏方验方

历代方书，载方数万，要掌握要方、通晓药性、结合临床经验，方可临证应变无常。通过多年临证实践，王老承各家所长，扬长避短，在研制验方基础上独具匠心，拟定了不少经验方用于临床，疗效显著。下面介绍了王老临床上常用的经验方。

一、湿疹皮炎经方验方

1. 祛风胜湿饮

【组成】川萆薢 10g，地肤子 10g，白鲜皮 10g，土茯苓 10g，板蓝根 12g，乌梢蛇 6g，生薏苡仁 15g，生地黄 10g，苦参 10g，地龙 6g，生大黄 5g，炒枳实 10g，滑石 10g。

【用法】上药加水，浸泡 30 分钟左右，武火烧开，改文火煎煮 20 分钟，将药汁倒入容器内，再加等量的水，按以上方法再煎煮 1 次，将两次的药汁混合，此为 1 天的药量，分 3 次服用。

【主治】用于湿疹风邪、湿毒内蕴外发者。临床表现为皮损潮红灼热，瘙痒无休，渗液流汁，伴心烦口渴，大便干，尿短赤，舌质红，苔薄白或黄，脉滑或数。

【用法】水煎服，每日 1 剂。

【注意事项】避免煎炸及辛辣之品，忌鱼虾等海鲜发物。积极寻找过敏源，并尽量避开。衣着宽松，忌穿毛织、化纤衣服。勿用肥皂或热水烫洗，避免搔抓，以防感染。

2. 清热利湿饮

【组成】麻黄 10g，黄芩 10g，栀子 10g，炒枳实 10g，生地黄 15g，当归 10g，牡丹皮 15g，金银花 15g，土茯苓 30g，泽泻 10g，车前子（包煎）15g，甘草 10g，地肤子 10g，白鲜皮 10g，苦参 10g，蝉蜕 10g，连翘 10g，徐长卿 20g。

【主治】用于皮肤病属湿热、血热、风热者，如湿疹、异位性皮炎、接触性皮炎、药疹、荨麻疹、丘疹性荨麻疹、激素依赖性皮炎等。临床表现为发病急，皮疹为红斑丘疹、水疱、糜烂、渗液，痒重，口渴，便干，尿赤，苔黄，脉多弦滑。

【用法】水煎服，每日 1 剂。

3. 健脾除湿饮

【组成】苍术 10g，厚朴 10g，陈皮 10g，炒白术 15g，茯苓 15g，泽泻 10g，猪苓 10g，黄柏 10g，滑石 10g。

【主治】用于发疹比较缓慢，皮肤颜色暗淡的皮炎、湿疹。临床表现为丘疱疹及水疱，轻度潮红渗出，饮食不香，面色萎黄，大便溏薄，小便微黄，舌淡，苔白，脉细缓。

【用法】水煎,每日1剂,分2次服。

4.滋阴除湿饮

【组成】生地黄30g,玄参10g,当归10g,丹参12g,茯苓10g,泽泻10g,白鲜皮10g,蛇床子6g,地肤子10g。

【主治】用于亚急性湿疹、异位性皮炎有阴虚者。临床表现为皮损浸润,干燥脱屑,瘙痒剧烈,舌红苔净,脉细弦。

【用法】水煎,每日1剂,分2次服。

二、荨麻疹经方验方

荨麻疹,又称风疹块,古称瘾疹。本病可发生于身体任何部位,无论男女老幼均可发病,是临床常见、多发的皮肤病。其特点是发病突然,消退迅速,遍布全身。皮疹为大小不等的鲜红色或瓷白色风团,皮肤瘙痒。部分病例的皮肤划痕反应为阳性。有的表现为口周、眼周及四肢远端的深在性水肿,即血管神经性水肿。荨麻疹可兼见发热、哮喘、腹痛、腹泻,甚至喉头水肿、休克样反应。下面介绍4种王老治疗荨麻疹的临床验方。

1.消风清热饮

【组成】荆芥10g,防风10g,金银花10g,牛蒡子10g,浮萍10g,生地黄15g,蝉蜕10g,僵蚕12g,薄荷5g,生甘草6g,地肤子10g。

【主治】急性荨麻疹。临床表现为风团红、痒,受热更重,并伴咽痛、发热、心烦意乱、腹痛、呕吐等,舌红,苔薄白,脉弦滑数。

【用法】上药加水两碗浸泡20分钟左右,置火上煎煮30分钟,去渣取液,第2次加水1碗许,煎沸取液,两次煎液混合,分2或3次温服。

2.麻桂汤

【组成】麻黄10g,桂枝、黄柏、甘草各10g,银柴胡、乌梅、蝉蜕、浮萍各15g,防风15g。

【主治】荨麻疹。临床表现为风团呈白色,恶风怕冷,受冷加重,苔薄白,脉沉缓或紧。

【用法】水煎,每日1剂,早、晚各服1次。

3.荨麻疹汤

【组成】苍术5g,白术30g,茯苓、牡丹皮、龙骨各15g,防风、荆芥、川芎各10g,白蒺藜15g,僵蚕、黄芩各10g,地肤子15g,白鲜皮15g,桃仁6g,红花6g。

【主治】慢性荨麻疹(脾虚型)。临床表现为慢性荨麻疹持久不愈,反复发作,全身症状不重,或有明显脾虚湿胜的兼症,舌淡、体胖,苔白,脉沉缓。

【用法】水煎，每日1剂，分2次服。

4. 驱疹汤

【组成】白鲜皮30g，生地黄、槐花各20g，苦参15g，蝉蜕、牡丹皮各10g，赤芍、防风、地龙各9g，甘草6g。

【主治】顽固性荨麻疹。

【用法】水煎，每日1剂，分3次服。

三、银屑病验方

1. 平肝潜阳方

【组成】乌梅50g，三棱10g，莪术10g，牡蛎30g，磁石30g，白英石20g，生甘草6g。

【主治】银屑病。临床表现为患者年龄大，痒重，情绪急躁，皮损肥厚，鳞屑不易脱落。

【用法】水煎，每日1剂，分3次服。

2. 祛风活血方

【组成】麻黄12g，桂枝10g，荆芥10g，当归10g，红花10g，川芎6g，六月雪30g，生石膏30g。

【主治】冬季银屑病。

【用法】水煎，每日1剂，分3次服。

3. 养阴活血方

【组成】白芍10g，熟地黄15g，枸杞子10g，女贞子10～30g，墨旱莲15g，丹参15g，红花10g，钩藤10g，生龙骨（先煎）30g，生牡蛎（先煎）30g。

【主治】银屑病。适用于皮损消失或减轻，但产后加重；或有月经不调，痛经，经量少，头晕等情况。

【用法】水煎，每日1剂，分3次服。

第四节　皮肤病外治法

皮肤病的一个治疗特点是在内治的同时配合外治。在内，主要是内服中药；在外，一般多外洗或涂抹。中药外洗在皮肤病的治疗中占有很重要的地位，它是将药物煎汤，趁热在患处淋洗、浸泡、湿敷或坐浴的一种治疗方法，古称“溻洗”。张仲景《金匮要略》曾用苦参汤治疗狐惑病，狼牙汤治疗阴疮。洗剂在民间也常为人们所惯用，王老在40多年的临证中，积累了丰富的内、外治法的治疗经验，现将王老的经验方介绍于下。

一、治痒散

【组成】川椒30g,马齿苋30g,滑石20g,苍术20g,侧柏叶20g,苦参20g,土茯苓20g。

【主治】皮肤的各类瘙痒,如皮炎、湿疹、皮肤瘙痒症等所致的瘙痒。

【功效】清热解毒,收湿止痒。

【用法】上七味碾成极细末,用绢布包,在痒的皮肤表面外擦,一次数分钟,每日1次。也可在原方基础上加氧化锌粉、苯海拉明片,使原方止痒效果更强,因此更名为七味止痒散。

【临床心得】《黄帝内经》云"风者,百病之始也";风者,善行而数变,腠理开则洒然寒,闭则热而闷。瘙痒一般由风、湿、热毒引起,但以风邪与寒、湿、热、火、毒邪相互为奸。"风淫与内,治之辛凉"。该方就是根据此理论配伍而成的。临床中只要见皮肤红斑、丘疹、有抓痕、增厚等皮肤病伴有瘙痒者皆可应用。对于湿疹流水,可以中药外洗后,用干粉撒之,若干性皮肤可以用散剂和甘油制成膏剂外用。

【方解】川椒辛温,是治疗皮肤瘙痒和疼痛的特效药。《本草从新》云:"专行水道,不行谷道。消水蛊,除胀定喘。"川椒利水消肿,在临床有很好的疗效。川椒以止痛、止痒见长,临床多用于治疗蛔虫腹痛、脾胃虚寒冷痛、呕吐泄泻、牙龈疼痛、阴痒带下、湿疹、皮肤瘙痒,川椒煎水外洗对关节疼痛有很好的疗效。滑石味甘,性淡、寒,内服能解肌行表,统治表里及三焦,热满烦渴皆效;外用清热、收湿、敛疮,有祛风利湿之功效。马齿苋、苍术、苦参、土茯苓清热除湿,苍术与苦参相配,不但能清热燥湿,而且能利湿止痒。侧柏叶苦寒,《岭南采药录》载其"祛风",《本草汇言》亦载"侧柏叶,止流血,去风湿之药也"。侧柏叶止血凉血,对渗出性湿疹效果尤甚。七药合用,共奏清热解毒、收湿止痒之功。

二、湿疹剂

【组成】苦参、蛇床子、黄连、黄柏各30g,川椒、枯矾各10g,蒲公英、紫花地丁各30g,黄芩、黄柏各15g,冰片3g。

【主治】用于湿疹、虫咬皮炎、痒疹等继发感染,以及脓疱疮、暑疖等。

【功效】清热解毒,收湿止痒。

【用法】上药用水浸泡半小时,武火烧开,再文火煎煮30分钟,煎煮2次,合并2次的药液,局部涂搽,也可用纱布浸药液,湿敷患处。

三、痤疮膏

【组成】黄芩、川黄连、生栀子、牡丹皮、连翘、三棱、莪术、檀香、冰片各30g。

【主治】痤疮。

【功效】清热解毒,软坚化瘀。

【用法】取药膏少许,薄敷于皮损之上,保留20~30分钟,以清水洗净药膏,每日2次。根据临床辨证论治,以汤药内服配合药膏外用疗效更佳。

【临床心得】本方适用于多型痤疮及毛囊炎。对于皮肤油腻者,疗效较好。皮肤干燥者不宜使用。

【方解】肺主皮毛,热郁则生痤疮。方中黄芩入肺经,苦寒泻热,为君药。川黄连善清中焦之火,助黄芩泻热于中;生栀子通泻三焦火热;牡丹皮、连翘清热凉血解毒,共为臣药。“营气不从,逆于肉理,乃生痈肿”“血寒则泣”,故得温则行,故用三棱、莪术温经行气以化瘀,檀香行气以活血,冰片透皮通络,此四药共为佐使药。诸药合用,共达清热解毒、软坚化瘀之效。因本药主治痤疮,故名痤疮膏。

四、手足癣剂

癣是发生于掌、跖与指、趾间皮肤的浅部真菌感染。致病菌主要有红色毛癣菌、须癣毛癣菌和絮状表皮癣菌。手癣,中医称之为“鹅掌风”;足癣,中医又称“脚湿气”。根据王皓光教授的临床经验,其治疗手、足癣的外用方主要有以下3个。

1. 外用方1

【组成】蛇床子、苦参、白鲜皮、黄柏、苍术、生百部各20g,雄黄、硫黄各10g,当归15g。

【主治】适用于各型手癣。

【用法】每日1剂,水煎取汁外洗患处,每日1次,每次30分钟。

2. 外用方2

【组成】白矾、五倍子、地肤子、蛇床子、苦参各30g,大枫子、川椒、黄柏各25g。

【主治】适用于各型手癣。

【用法】上药共研末,用食醋1000mL浸泡1周备用。取药液浸泡患处,每日2次,每次30分钟,每剂可用7天。

3. 外用方3

【组成】土槿皮、蛇床子、透骨草、徐长卿、苍术、黄柏、黄芩各30g,土茯苓、苦参、枯矾各20g。

【主治】适用于足癣合并感染者。

【用法】每日1剂，水煎取汁适量，浸泡患处，每日2次，每次30分钟。

中医认为，癣多因脾胃湿热循经上行于手则发手癣，下注于足则发足癣，或由湿热生虫，或疫行相染所致。另外，由于手、足癣可通过接触传染，因此，患者应分开使用脸盆、脚盆、毛巾、拖鞋等物品，避免交叉感染。皮损恢复正常后，要继续用药1~2周。

五、扁平疣汁

【组成】紫草15g，莪术30g，连翘30g，板蓝根30g，马齿苋30g，夏枯草15g，皂角刺10g。

【主治】各型扁平疣。

【功效】调和气血，活血解毒，软坚散结。

【用法】上药煎水熬汁待凉，以无菌棉签蘸药少许，轻轻涂于患处，每日1或2次。

【方解】扁平疣为常见的病毒性感染性皮肤病，与中医文献记载的“疣证”“扁瘊”相似。该病与机体免疫功能有密切关系。中医学认为，扁平疣乃气血失和，腠理不密，外感毒邪，凝聚肌肤而成，故以调和气血、活血解毒、软坚散结为治则。方中，紫草、莪术调和气血，紫草、连翘、板蓝根活血解毒，马齿苋除湿解毒，夏枯草软坚散结，皂角刺温经通络、活血祛瘀。另外，现代医学研究发现，紫草、连翘、板蓝根、马齿苋等药物有明显的抗病毒作用，适用于病毒感染性皮肤病，效果甚好。

（王轶男 林春环）

—下　篇—

传承与创新

第七章

王皓光名老中医传承工作室建设与创新

一、工作室建设及人员组成

根据2016年山东省名老中医药专家工作室建设的相关文件,王皓光省名老中医工作室(以下简称工作室)于2017年在烟台市中医医院正式成立。目前,工作室有工作人员10名(包括王皓光教授指导的省级五级师承学员2名),其中,正高级主任医师2名,副高级主任医师2名,高年资主治医师4名,住院医师2人。王皓光教授为指导老师,马俊主任医师为工作室负责人,工作室主要成员有朱巧主任医师、李晓日副主任医师、张雷副主任医师、孙晓磊主治医师、盖仲辉主治医师、李秋来主治医师、于志远主治医师、杨伟伟住院医师、卢绪璋住院医师。工作室开展了中医临床及传承工作,临床疗效显著,吸引了省内患者前来就诊,其影响力甚至辐射到了整个华北地区。

二、学术经验继承

工作室成员通过学习《黄帝内经》《伤寒论》《金匮要略》《温病条辨》《温热论》《温疫论》《张氏医通》《医学衷中参西录》等经典著作,做读书笔记,并通过系统跟诊,总结了王老的学术经验。

王老学验俱丰,从医40余年,善于总结临床经验,在探索多种心脏病的治疗方面有其独特的见解,相继提出了:①温阳开窍、理气通络治疗心绞痛;②益气养阴、活血利水治疗慢性充血性心功能不全;③清热养阴、宁心安神治疗快速心律失常;④温阳活血、宁神复脉治疗慢性心律失常;⑤益气养阴、理气透毒治疗病毒性心肌炎。

工作室成员在继承以上学术经验的基础上,进一步梳理了王老发表的论文与救心丹系列院内制剂的组方依据、理论及临床应用资料,结合数年来的门诊跟诊资料，重点回顾相关临床资料，并进行挖掘、整理、研究，提炼形成临床思想，发表论文、出版专著等。

工作室建立以来，已完成王老既往典型病历的整理，包括复诊、随访的资料，也包括疗效不佳的病历；结合王老的临床经验和学术思想，对其平时擅长治疗的常见病进行系统的临床总结。工作室成员通过对王老临床资料、重点疾病治疗的系统总结，在充分挖掘、研究的基础上，全面汇总其临床经验并提炼其学术思想，将其学术成果编著成本书。

工作室成立时已经发表的文章有《温阳补心胶囊治疗缓慢性心律失常的临床研究》《人参通脉贴外敷治疗冠心病稳定型心绞痛临床研究》《大黄通脉贴外敷治疗急性心肌梗死后便秘的临床研究》《大力救心丹加减治疗冠心病心绞痛临床研究》《调脂胶囊治疗高脂血症疗效观察》等。为了对王老的诊疗思路及学术思想进行进一步挖掘，工作室成立后历年发表的论文及著作如下。

2017 年发表的论文：①《高血压平衡疗法的中医临床治疗思路》(《中国继续医学教育》)。②《肝脾理论及调肝健脾法在中青年高血压治疗中的应用》(《中国实用医药》)。③《益气通阳活血解毒治法及黄芪桂枝五物汤加味对急性心肌梗死冠状动脉支架植入术后再灌注损伤炎性反应的影响》(《中国医药指南》)。

2018 年发表的论文：①“Hirudin Protects Ang Ⅱ-Induced Myocardial Fibroblasts Fibrosis by Inhibiting the Extracellular Signal-Regulated Kinase1/2(ERK1/2)Pathway”(*Medical science monitor: international medical journal of experimental and clinical research*)。②“The protective effect of the combination of Xiaoxianxiong Decoction and Guizhi Fuling Pill on rat vascular endothelium post-myocardial infarction”(*Gruppo editoriale archivio siciliano di medicine e chirurgia*)。③《中西医结合治疗中老年高血压的临床疗效及对 HS－CRP，MMP9 水平的影响》(《辽宁中医》)。④《温阳调体膏干预阳虚体质 PCI 术后心绞痛临床研究》(《陕西中医》)。

2019 年发表的论文：①《揿针配合黄芪当归碗脐灸预防膝关节置换术后便秘的效果观察》(《中西医结合护理》)。②《中医药治疗血脂异常的研究进展》(《世界最新医学》)。③“Effect of miR-9 on myocardial fibrosis in rats via TGF－β1/Smads signaling pathway”(*European review for medical and pharmacological sciences*)。④“A comprehensive meta-analysis on relationship between CYP11B2 rs1799998 polymorphism and atrial fibrillation”(*Journal of electrocardiology*)。⑤“Paeonol protects against hypertension in spontaneously hypetensive rats by restoring vascular endothelium”(*Bioscience, biotechnology and biochemistry*)。

2020 年发表的论文：①《宁神救心丹对阴虚阳亢型原发性高血压患者血压变异性的影响 》(《中西医结合杂志》)。②《有氧运动对痰湿壅盛型青年原发性高血压患者血压昼夜节律及生活质量的影响》(《心血管康复医学》)。③《黄芪当归药碗脐灸联合药丸填脐法治疗老年人功能性便秘的效果观察》(《中西医结合护理》)。

2017 年出版的著作:《现代临床康复医学》(西安交通大学出版社)。

2018 年出版的著作:《实用中医内科学》(西安交通大学出版社)。

三、传承梯队建设

工作室通过经验传承及进修培训等形式,培养了胸痹心痛(心绞痛)、眩晕(高血压)、心力衰竭、心悸(心房纤颤)四个优势病种的领军人才,培养了一个以至少5 名技术骨干为主体的集临床与科研于一体的创新团队。

工作室的梯队建设:①第一梯队为科室主任;②第二梯队为科室主要技术骨干、主治医师。③第三梯队为科室青年医师。工作室拟在研究名中医经验的过程中,培养研究生及科研人才,并进一步优化重点病种、优势病种的诊疗方案,扩大影响力,造福广大人民群众。

工作室成员通过参加各种师承学习及培训班等系统学习经典、经方、经验,提高了临床水平。工作室鼓励成员外出进修学习;鼓励中医医生参加院级、省级五级师承,西医医生参加国家级及省级“西学中”;鼓励工作室成员向国家级、省级中医学术会议投稿,积极参与学术交流,扩大工作室的学术影响力。经过努力,工作室在人才培养方向取得了一系列的成效:工作室成立时,马俊主任、朱巧副主任已圆满完成山东省中医药五级师承学习;2017 年马俊主任被遴选为山东省中医药大学硕士研究生导师,共带教 7 名硕士研究生,2021 年获得“烟台市名中医”称号;2019 年朱巧副主任被遴选为山东省中医药大学硕士研究生导师,共带教 5 名硕士研究生;2020 年朱巧副主任获得烟台市中医医院“新冠肺炎抗疫标兵及科研创新能手”,2021 年获得烟台市“建功立业女标兵”的称号;2019 年朱巧、张雷被评为烟台市中医医院院内中青年科技创新后备人才;2019 年金鑫参加市级“西学中”学习班;2019 年于志远参加山东省中医经典竞赛团体赛,取得团体三等奖,2020 年在烟台市妇科急救比赛中获得个人二等奖。2017 年至 2019 年朱巧参加了 3 期经方学习班;2019 年 8 月工作室派盖仲辉至安贞医院进修学习冠状动脉造影、PCI 术,为心绞痛及心肌梗死中西医诊治提供技术支持。同时,工作室还鼓励成员根据自身特点积极参加山东省卫生健康委员会及医院举办的各类活动,发挥自己所长。2017 年科室张雷医生支援贵州黔东南从江县中医医院,并获得“先进个人”荣誉称号;2019 年张雷参加“百名专家下基层”支援莱州市过西卫生院,以帮助提高西部及基层医疗机构的中医药服务能力。2017 年至今,工作室多次组织科室人员参加防治心血管疾病宣传周社区义诊、区老年中心义诊等活动,为心血管疾病中医预防及诊治贡献工作室的力量与担当。

四、科研成绩

在工作室负责人马俊主任医师的带领下，工作室首先对四大优势病种的病因病机等中医理论进行了总结，并完善了王老对四大优势病种的治疗原则，目前形成了心悸、胸痹心痛、眩晕、心力衰竭的诊疗方案，已经在心病科推广应用。诊疗方案涉及疾病的病因病机、辨证分型、处方用药、口服汤剂、四季膏方、中医外治法及方药等。

科研方面，以名医工作室为依托，工作室对王老应用多年的经验方进行进一步临床研究，目前已经申报及正在进行的课题如下。

2017 年立项课题：①高血压体质辨识与经颅多普勒血流速的关系及平衡疗法的综合干预。②温肾活血疗法治疗心肾综合征临床观察。③八段锦联合辨证中药在心脏康复的疗效观察。此三项均为山东中医药科技发展计划。

2019 年立项课题：①遵循经络理论，从气血痰中医综合防治支架后心绞痛的临床研究。②王皓光中医临床经验整理及临床应用。此两项均为山东中医药科技发展计划。

2019 年结题课题：体质辨识指导支架后心绞痛的中医治疗研究（烟台市科技创新发展计划）。已发表论文 3 篇。

2020 年参加的科研合作：①烟台市中医医院芪苈强心胶囊对慢性心力衰竭复合终点事件的评估（国家重点研发计划）。国家级，目前入组 23 人。②正常高值及高血压病中医证型区域性分布规律研究（山东省中医研究中心）。省级，现已完成。③藤菔降压片联合缬沙坦/氨氯地平治疗原发性高血压（2 级）肝阳上亢证的随机、双盲、安慰剂对照、多中心临床研究（山东省中医研究中心）。省级，现已完成。

五、学术交流

烟台市中医药学会心脑分会专业委员会的成立依托于烟台市中医医院心病科王皓光省名老中医工作室，自成立以来，定期进行学术活动，已成功举办四届心血管专业学术交流会。2017 年 7 月，工作室承担了山东省中医药管理局审批继续教育项目——高血压的中西医诊疗；2018 年 7 月，工作室承担了山东省中医药管理局审批继续教育项目——不寐的中医特色治疗；2019 年 7 月，工作室承担了山东省中医药管理局审批继续教育项目——支架术后心绞痛的中西医诊疗技术；2021 年，因心病科发展需要，进行了委员会改选，并成立了烟台市中医药学会心系疾病分会专业委员会，工作室承担了山东省中医药管理局审批继续教育项目——经方在心血管疾病中的应用，对烟台市中医医院心病科的发展及区域影响力起到了积极的推动作用，工作室 9 人在省级及以上学术团体担任委员职务。

六、工作室创新

1. 体质辨识

王老非常重视胸痹心痛的辨证论治，研制出了大力救心丹系列，在其学术思想基础上，工作室成员结合现代疾病的特点，遵循体质辨识及经络理论，从“气血痰”联合中医外治法综合调治心绞痛、心肌梗死及支架术后、搭桥术后心绞痛等并发症，进一步拓展了胸痹心痛的中医诊治范围及方法。

在现代，经皮冠状动脉介入治疗（PCI）已成为冠心病患者血运重建的主要手段。通过对缺血部位的血运重建，PCI 能明显改善冠心病患者心肌缺血的表现，降低血管事件的发生率。但在日常工作中，部分术后患者仍会出现不同程度的心绞痛。研究显示，有超过 30% 的患者 PCI 后仍有心绞痛的症状，12% 的 PCI 后患者有严重的心绞痛事件发生。再发心绞痛是 PCI 后心绞痛常见的原因，发生率为 5% ~ 30%。冠状动脉的再狭窄、无复流、进行性心功能下降均可导致患者术后再次发生心绞痛。PCI 后心绞痛主要分为缺血性胸痛和非缺血性胸痛。缺血性胸痛常见于：①支架内血栓形成，是 PCI 的严重并发症之一，可导致死亡。其原因可能与冠状动脉自身病变，PCI 操作及合并糖尿病、心功能障碍等有关。减少支架内血栓事件的主要措施是选择合适的支架，充分扩张，并严格按要求口服抗血小板药物。②慢血流或无复流，原因有血栓导致的远程闭塞、炎性反应与氧化应激、冠状动脉血管内皮细胞缺血性损伤、操作造成的血管痉挛收缩、血管再灌注损伤等，最终可产生胸痛。针对无复流或慢血流，目前认为使用硝酸甘油、硝普钠及钙离子拮抗剂等有效。③分支血管闭塞，指为解决主支血管、冠状动脉血管病变，而牺牲小血管、分支血管为代价，小血管受压或闭塞，致使该血管供血区域心肌缺血甚至坏死，出现胸痛。目前对于小分支血管闭塞无特殊治疗措施，主要还是应用硝酸盐类药物扩张血管，促进侧支循环的建立。非缺血性胸痛包括神经精神因素导致的胸痛、其他非心脏原因导致的胸痛等。

中医认为，胸痹心痛的病机主要为正气亏虚、饮食不节、情志失调、寒邪侵袭等，导致痰浊瘀阻、气虚血瘀、寒凝心脉，病情严重者将会出现疼痛剧烈、压榨性绞痛、心悸气短、呼吸不畅、惊恐不安等情况。

大量研究证实，中医特色疗法在治疗冠心病方面有独到之处，简单易行且无副作用。活血通络法的主要作用机理为抑制血小板功能,防止动脉血栓形成;抑制血栓凝结,防止静脉血栓形成;增加纤溶活动,促进血栓溶解,保证血管通畅,维持心肌的血氧供应。丹参、川芎具有扩张冠状动脉、增加血流量、改善心肌缺血的功能,可改善循环,抑制血流凝固,促进纤溶,改善血流变指标。益气活血药具有抗血栓、降低血黏度、改善心肌缺血的作用。《金匮要略》认为冠心病的病机为阳微阴弦,即上焦阳气不足、下焦阴寒气盛。采用益气温阳、活血通络为主的中药治疗,能减少心绞痛发作的频率,降低血糖。

研究发现,常规治疗后,多数患者的症状有了些许缓解,但心肌缺血的病理基础已经产生。中医认为,这属于病邪与体质共同致病,常规内科治疗虽能暂时疏通血络,但是若不彻底改变患者体质,扶助荣卫之气,久之心绞痛必然再次发生。故对于 PCI 后患者,在体质辨识的基础上提前给予中医辨证调护,可预防冠状动脉再狭窄和心绞痛的产生。

中医辨体质施治是当下研究的热点,研究表明,辨别体质治疗能增强患者的抗病能力,达到有病防变、未病先防的目的。体质是个体在生命过程中表现出的形态结构、生理功能以及心理状态等方面综合的、相对稳定的特质。中医体质的分类,经过匡调元、王琦等人的发展和探索,目前统一参考由王琦教授提出的、中华中医药学会发布的《中医体质分类与判定》,该分类将体质分为 9 种基本体质,即平和质、气虚质、阳虚质、阴虚质、痰湿质、湿热质、血瘀质、气郁质、特禀质。

既往资料显示,心绞痛患者常见的体质类型有痰湿质、血瘀质、气虚质、阳虚质四种。其中,痰湿质、血瘀质作为心绞痛产生的体制基础已经受到广泛的认可和重视,气虚质、阳虚质在心绞痛中的重要地位正在被越来越多人发现,逐渐成为当下研究的热点。

膏方在中医特色疗法中占有重要地位,"膏"是中医学的传统剂型之一,可起到扶正补虚祛邪、治病调和阴阳的积极作用。膏方治疗冠心病是根据其"阳微阴弦"的病机特点,利用膏方"形不足者温之以气,精不足者补之以味",针对瘀血等病理产物,加以行气活血之品,疏其血气,令其条达,而致阴阳平衡、气血条畅,达到防治冠心病的目的。冠心病需长期治疗,但治疗心血管疾病的药物长期使用会影响胃肠功能。而膏方的多靶点治疗,久煎久煮利于有效成分溶出,便于长期使用,利于胃肠保护的特点能满足调治需要。工作室采取膏方对 PCI 后心绞痛进行干预,获得了很好的疗效。

2. 平衡疗法

王老认为,高血压为"清阳不升,浊阴不降",故运用"平衡疗法"(中药口服 + 中医外治)以升清降浊,平衡阴阳,调整血压。

《黄帝内经》云"阴平阳秘,精神乃治",意思是说如果阴阳平衡了,那身体就健康、精神就饱满了。若是阴阳失衡了,疾病就发生了。阴阳如果轻度失衡,身体就会处于亚健康;阴阳中度失衡,身体就会得病;阴阳重度失衡,身体就会得重病;阴阳离决了,生命就会终止,即所谓的“阴阳离决,精神乃绝”。高血压的主要病机为浊阴不降,清阳不升,实际上就是阴阳失衡、气血紊乱所致。中医学认为,高血压的病理机制主要是肝、肾、心、脾功能失调,其中以肝、肾两个脏腑的阴阳失衡尤为多见。高血压收缩压、舒张压的失衡,现代医学考虑其与神经、内分泌功能失调有关,如平和积极与不良消极等的心态失衡,交感神经与迷走神经等的功能紊乱,肾素-血管紧张素-醛固酮(RAAS)系统失衡,血管收缩与舒张功能失调,水和钠代谢失衡等。总之,高血压的发病是由以上各种相互制约因素的失衡导致的。

烟台市中医医院心内科经过多年的临床探索,目前采用平衡疗法、中西医结合多靶点综合干预高血压的发病,疗效显著。交感神经系统是影响血压节律的最重要因素,正是交感神经活动的日夜规律使血压波动呈现出昼高夜低的现象。高血压患者出现交感神经与副交感神经功能紊乱,主要是交感神经活动过强,出现心率增快、心肌收缩力加强、心输出量增多、血管收缩所致的血压升高。肾素-血管紧张素-醛固酮系统失衡,导致血管收缩,醛固酮分泌增多,促使水钠潴留,从而升高血压。针对以上发病机制,目前出现了抑制交感神经、RAAS系统、血管收缩、水钠潴留等的各类降压药物。西医降压药物主要是抑制交感神经、内分泌系统的兴奋;而中药治疗则是多靶点干预,平衡脏腑阴阳、气血功能;非药物治疗则从兴奋副交感神经入手,主要包括有氧运动、饮食、按摩和针灸等,这些治疗可以控制体重,降低心脑血管风险等,但讲究个体化、持久性。对于病情重者,为安全起见,非药物治疗为辅助治疗,不能随便停用降压药物,只能做到减少药量及服用次数;而对于轻、中度高血压患者,在无明显危险因素的情况下,在密切关注血压变化的情况下,则可改善生活习惯,暂不予以降压药物,可以应用中药及中医非药物疗法改善体质,纠正脏腑气血、阴阳失衡,把血压控制在安全范围内。对于有家族遗传因素的人,如果在发病前就以非药物方式去预防,加用中药调理体质,也许能够延迟血压升高,降低血压水平及并发症,甚至不发病。另外,随着现代社会压力的增加与生活节奏的变快,人的心态容易失衡,可以给予情绪疏导,运用弥补法、转移法、劝说法等减少心理冲突,从而使心态平和,达到血压平稳的目的。

3. 三焦气化

遵循“三焦气化”理论,从三焦论治心力衰竭,运用经方可积极改善口渴、水肿、喘憋、纳呆、腹胀、利尿剂抵抗等。

《黄帝内经》提出“平治于权衡,去宛陈莝”的治疗原则,以及“开鬼门,洁净府,缪刺法”的治水三法;汉代名医张仲景根据《黄帝内经》治水肿病的理论指导,提出了“腰以上肿当发汗，腰以下肿当利小便”，更具体地制订出了治肿准则。张仲景于辨证施治过程中非常注意三焦的功能，指出三焦病变会有不同表现。回顾仲景经方，可发现其记载了不少治疗三焦功能失常的组方，如葶苈大枣汤常用于泻上焦邪实，苓桂术甘汤可用于治中焦痰饮证，五苓散可用于下焦蓄水证，木防己汤、真武汤可用于三焦水湿积聚，四逆汤常用于三焦阴盛等。后人即遵循着这一治肿准则，审证求因，辨证施治，采用宣肺发汗、健脾制水、温肾化水等方法治疗水肿病，收到了理想效果。后世对三焦理论又有所发展，唐代孙思邈在《备急千金要方·三焦虚实第五》中记载了调理三焦的方药，如漏气方“通脉泻热治上焦”。宋金元时期，李杲在《脾胃论·三焦元气衰旺》载三焦“真气衰惫，皆由脾胃先虚，而气不上行之所致也”；成无己在注解《伤寒论》时强调了三焦辨证，为后世温病学派三焦辨证法的创立奠定了基础。清代吴鞠通为调理三焦治病之大家，他完善了三焦辨证，并结合六经辨证、卫气营血辨证治疗疾病，指出“治上焦如羽，非轻不举；治中焦如衡，非平不安；治下焦如权，非重不沉”，上焦当用轻清之法，中焦当用苦辛通降，下焦当重镇填阴，虽常用于指导温病、湿病的辨证，但对于杂病的辨证也有重要的指导意义。

工作室成员研读经典，在王老益气养阴、活血利水治疗慢性充血性心功能不全的基础上，充分认识到水液代谢与三焦气化密不可分。三焦气化是指三焦为人体水液气化运行的道路，通过其气化作用，而使水化为津液。人体的水液代谢是以肾的气化为基础，以肺的宣降为动力，以脾胃的升降为枢纽，以三焦为通道，与上焦、中焦、下焦诸多脏腑相互协调、共同完成的。而由三焦气化失常所引起的病症，亦常常根据其表现不同，辨证求因，寻找所犯脏腑，从而审因论治，以恢复相应脏腑对水液代谢的调节作用，最终达到调和阴阳、维持机体水液平衡的作用。

工作室总结心力衰竭的治疗原则为辨病、辨证、辨体相结合。治疗的理论依据：①三焦气化理论，即上焦如雾，中焦如沤，下焦如渎。②病痰饮者，当以温药和之。诊疗思路如下。

(1)上焦如雾：形容上焦主布散水谷精气，如同雾露蒸腾。常见心悸，胸满，憋喘，头晕，面色黧黑等临床表现。常用方剂为葶苈大枣泻肺汤（泻肺行水，下气平喘），小青龙汤（解表散寒，温肺化饮），大青龙汤（发汗解表，兼清郁热）。

(2)中焦如沤：形容中焦主腐熟水谷，化生精微，如同沤物浸渍。常见疲乏，食欲减退，消化不良，恶心干呕，胃部痞满等胃肠道表现。常用方剂为生姜泻心汤（补中益气，和胃散水消痞），甘草泻心汤（益气和胃，消痞止呕），附子泻心汤（扶阳泻热消痞），苓桂术甘汤（温阳化饮，健脾利湿），木防己汤（行水化饮，益气清热）。

(3)下焦如渎：形容下焦主排泄水液和糟粕，如同沟渠水道。常见小便不利，下肢水肿等水液潴留的表现。常用方剂为五苓散（利水渗湿，温阳化气），真武汤（温阳利水），猪苓汤（利水，养阴，清热）。

临床中，根据辨证，我们合理选用经方进行心力衰竭的诊治，并利用四季膏方改善患者的体质，提高了患者的生活质量及远期预后。

4. 双心治疗

在心律失常的诊治中，王老提出了清热养阴、宁心安神治疗快速心律失常，温阳活血、宁神复脉治疗慢性心律失常。临床中，根据患者工作压力大、心理负担重、不良生活习惯等特点，我们提出了“从肝论治”，“双心”治疗心悸、心律失常、心脏神经症等心系疾病伴有精神症状，研制出了新的院内制剂——理气颗粒，颗粒剂克服了大力救心丹系列水丸的胃肠道反应。

近30年来，心血管介入治疗发展迅速，但心脏支架术后焦虑发生率高达35.7%，严重影响患者冠心病二级预防治疗的效果，心血管界在胡大一教授的推动下，发展了双心医学（心脏、心理）这一门新的学科。通过对抗焦虑药物的应用，少数患者疗效肯定，但长期应用会使患者产生较强的依赖性，并伴有乏力、头晕等伴随症状，甚至停药后会有戒断表现。

如何利用中医药多靶点、更有效干预心脏支架术后焦虑状态，从而改善心脏的症状及预后，值得大家进一步深入研究。经过多年的临床实践，我们发现心脏支架术后焦虑患者多为气滞血瘀兼有痰浊体质，故从“气、血、痰”三方面严谨组方，多靶点干预心脏支架术后患者焦虑状态及体质状态，取得了显著的临床疗效，我们将此方申请为烟台市中医医院心内科的院内制剂——理气通痹颗粒。

理气通痹颗粒是由四逆散合瓜蒌薤白半夏汤与小陷胸汤加减化裁而成的，具体组方为柴胡、白芍、枳壳、炙甘草、法半夏、瓜蒌、薤白、皂角刺、川芎、丝瓜络、木香、郁金、石菖蒲、远志、茯神、珍珠母。

四逆散出自《伤寒论》第318条“少阴病，四逆，其人或咳，或悸，或小便不利，或腹中痛，或泄利下重，四逆散主之”。唐宗海《血证论》云“四逆乃疏平肝气、和降胃气之通剂，借用处尤多”，认为肝郁气滞证是后世使用四逆散的主要依据。心脏支架术后焦虑患者多为气滞兼有血瘀、痰浊。该组方以四逆散为基本方，四逆散为调畅气机的名方，故将本组方命名为理气颗粒。

瓜蒌薤白半夏汤出自《金匮要略·胸痹心痛短气》篇第4条“胸痹不得卧，心痛彻背者，瓜蒌薤白半夏汤主之”。该方为化痰通阳、宽胸散结的经典方剂，可有效改善心绞痛胸闷、胸痛的症状。

小陷胸汤出自《伤寒论》138条“小结胸病，正在心下，按之则痛，脉浮滑者，小陷胸汤主之”。该方清热化痰除烦，可进一步改善冠心病支架术后患者的心烦焦虑。

以上三方合用，以疏肝理气、化痰散结、清热除烦为主，配伍木香、郁金以加强疏肝理气之效，配伍白芍、皂角刺、川芎、丝瓜络以增强活血通络之功，配伍石菖蒲、远志、茯神、珍珠母以增强宁心安神的作用。全方共奏疏肝理气、活血化痰、宁心安神之功,从气、血、痰多靶点进行心脏支架术后焦虑患者的双心治疗,具有广阔的应用前景,临床疗效确切,既帮助患者解除了疾病痛苦,又有效避免了严重的抗焦虑药物的不良反应。

理气通痹颗粒鉴于既往救心丹系列的服用情况,将本组方加工成颗粒制剂,便于服用,易于吸收,携带方便,适用人群广泛,除了心脏支架术后焦虑患者应用外,也可用于冠心病、心律失常、心力衰竭、高血压等伴有焦虑失眠的患者。

5. 中医外治法

"阴阳体质辨识""外治之理即内治之理""一审阴阳,以知病情",结合体质理论,遵循阴阳辨证,烟台市中医医院心内科疾病的外治方案均采用以上辨证论治。阳性体质包括热证、实证,阴性体质包括寒证、虚证。方药分寒热补泻,治法、选经、选穴亦分寒热补泻。工作室开展的中医外治疗法有中药穴位敷贴、中药封包治疗、耳穴压豆、放血疗法、中药离子导入、埋针治疗、隔物灸法、中药足浴、脐疗、药枕、特色针灸、刺络拔罐、刮痧、蜡疗等 18 种。相关方药可制成散剂、软膏、乳膏等剂型,根据治疗需要选用相应的剂型。治法、经络、穴位分补泻,如补法多用艾灸法,泻法多用放血疗法、刺络拔罐,补泻兼施疗法多用针刺、推拿,补泻同用多用不同性质的方药+经络、穴位等配合。中医外治根据患者体质不同,采用不同的药物及治法,既便于临床操作,又能保证临床疗效。

(1)特色病种治疗如下。

冠心病、心肌病、瓣膜病、心律失常、心力衰竭等的特色治疗

【穴位】膻中、心俞、内关、足三里、三阴交、涌泉、至阳、郄门。

【治法】中药离子导入,中药封包,特定电磁波谱疗法(TDP),穴位敷贴+隔物灸或蜡疗,耳穴压豆,中药熏药,揿针。

【方药】心脏病 1 号方(香芎止痛膏):适用于阳性体质,辨证属痰热、阴虚、气郁、心火等以热象为主;由石菖蒲、醋香附、冰片、川芎、乳香、没药、黄芩、黄连等组成。

心脏病 2 号方(二仙温经膏):适用于阴性体质,辨证属气虚血瘀、阳虚水泛等以寒象为主伴畏寒便溏;由仙灵脾、肉苁蓉、川椒、丁香、威灵仙、川乌、乳香、没药等组成。

高血压病的特色治疗

【穴位】肝俞、风池、大椎、肾俞、内关、足三里、涌泉等。

【治法】放血疗法,脐疗,中药离子导入,中药熏药,穴位敷贴+隔物灸,耳穴压豆,针灸,药枕,音乐疗法,揿针等。

【方药】高血压 1 号方:适用于阳性体质,辨证属肝火、阴虚等以热证为主;由清半夏、夏枯草、桑叶、菊花、钩藤、瓜蒌、葛根等组成。

高血压 2 号方：适用于阴性体质，辨证属气虚、阳虚等以寒证为主；由吴茱萸、肉桂、黄芪、当归、太子参、木瓜、葛根、吴茱萸等组成。

(2) 脐灸疗法：根据患者体质及兼症亦分阴阳。

脐灸 1 号方：适用于阳性体质，辨证属热证、实证者；由大黄、厚朴、枳实、白芍、栀子、甘草、桃仁、芒硝等组成。

脐灸 2 号方：适用于阴性体质，辨证属寒证、虚证者；由吴茱萸、干姜、制附子、细辛、大黄、黄芪、厚朴、桂枝等组成。

(3) 特色药茶：有降压药茶、安神药茶和降脂药茶。

降压药茶：有滋水清肝降压茶、培土疏肝降压茶和温经利水降压茶。

滋水清肝降压茶

【组成】桑叶、决明子、枸杞子、大枣、菊花、玫瑰花、生姜、青葙子。

【功效】清肝明目，补肾升阳。适用于高血压伴心烦头痛、视物模糊者。

培土疏肝降压茶

【组成】柴胡、枳壳、大枣、党参、藿香、炒白芍、炙甘草、橘红。

【功效】疏肝健脾，化痰降浊。适用于高血压伴肥胖便溏者。

温经利水降压茶

【组成】桂枝、白术、大枣、生姜、益母草、山楂、枸杞子、泽泻。

【功效】温经健脾，活血利水。适用于高血压伴水肿、唇暗、舌暗者。

安神药茶：有清心安神茶和益肾安神茶。

清心安神茶

【组成】玫瑰、连翘、百合、合欢花、当归、茯神、大枣等。

【功效】活血解郁，清心安神。适用于心烦失眠者。

益肾安神茶

【组成】炒酸枣仁、熟地黄、百合、枸杞子、菊花、竹叶、五味子、大枣等。

【功效】益肾养心，甜梦安神。适用于阴虚失眠者。

降脂药茶：有化湿降浊调脂茶。

化湿降浊调脂茶(清轻调脂茶)

【组成】荷叶、佩兰、生姜、化橘红、太子参、黄芪、玫瑰花、茯苓、决明子、桑叶、山楂、泽泻等。

【功效】化湿醒脾，清轻降浊。适用于高血脂及肥胖患者。

6. 中药不同剂型的选择思路

临床中，根据疾病发展的不同阶段、病情的轻重缓急，我们中药内服遵循“汤—膏—丸—茶”的应用顺序，外用则多以散剂、膏剂(软膏、乳膏)为主。

所谓“剂型”，即中药的制剂形式。由于治疗经验的积累和临床诊治的需要，长期以来，中药方剂已发展有汤、酒、茶、露、丸、散、膏、丹、片、锭、胶、曲，以及条剂、线剂等多种内服、外服剂型。

《圣济总录》云“治内者，自内达外，汤醴丸散丹之类，见于服饮者是也；治外者，由外以通内，膏熨蒸浴粉之类，借于气达者也。”由此可见，不论是“汤醴丸散丹”，抑或“膏熨蒸浴粉”的临床应用，总是以疾病治疗的实际需要为出发点。

汤剂，是将中医配方加水煎煮饮用的剂型，是临床最常用的剂型。所谓“汤者荡也”，是说汤剂具有吸收快、作用迅速、加减灵活、针对性强等特点，故适用于急病、新病以及病情较急而亟须荡涤病邪或扶持正气的病症治疗。如麻黄汤治疗外感风寒，承气汤泻下实热，独参汤补虚固脱等。

散剂，分内服、外用两种。内服者指将处方中的药物研成粗末，用水调服，或者煎汤服用。散剂兼具汤剂吸收快、作用迅速，以及丸剂的用量小、容易携带等特点，尤其适用于脾胃病的调理和某些急症的治疗，如平胃散、五苓散、行军散等。除了内服之外，外科也常用散剂（极细）调敷，治疗体表局部病变，如生肌散、金黄散等。

膏剂，和散剂一样，也分内服和外用两种。内服膏剂是先将配料加水煎熬，滤去渣滓，再加进水、冰糖、蜂蜜等熬成稠厚的膏滋，如十全大补膏等。内服膏剂多适用于需要长期进补的慢性虚证患者。外用膏剂则用棉籽油或花生油等先将药物煎熬去滓，接着再放进黄丹、白蜡等辅料收膏，然后根据需要装瓶或趁热平摊在纸或布上，制成膏药。外用膏剂多适用于外科疮疡或风寒痹痛等的治疗。

丸剂，是将配料药物研成细末，然后以水、蜜、面糊、米糊、药汁或蜂蜡等拌制成大小不等的丸状制剂，如六味地黄丸等。“丸者缓也”，临床一般多适用于慢性或虚弱性疾病的调理。但是某些有毒或芳香走窜的药物制成的丸药也可治疗急症，如备急丸、苏合香丸等。

茶剂，是将药方配料轧成粗末，制成块状或粉末状剂型泡服冲饮。茶剂有时也可以加进茶叶同制，服用时仅用沸水冲泡即可，饮用极为方便，有的也可煎服，如午时茶等。

在临床中，我们会根据中药剂型的作用特点、疾病的不同发展阶段及病情的轻重缓急，选择不同的中药剂型予以内服。如在急病、新病以及病情较急而亟须荡涤病邪或扶持正气时，或患者入院时，或初诊时，我们会选择中药汤剂治疗；需要长期进补的慢性虚证，或出院时，或病情缓解后的后续治疗，或体质调理，我们多会选择膏方进行调补；患者体质虽有好转，但仍存在慢性疾病或虚弱性疾病的调理，我们会考虑丸剂的长期或间断应用，进行治疗的巩固；患者病症不明显，或病情明显缓解，或预防保健时，我们会将具有治疗作用且口感良好的中药加工成药茶，方便冲服。故关于内服中药，我们形成了“汤—膏—丸—茶”的治疗顺序，既保证了临床疗效，又提高了患者服用中药的依从性。

7."5 +1"心脏康复处方

除了以上中药治疗(内服、外用)及中医非药物疗法外,我们还重视心血管疾病的中医康复应用,将心脏康复理念较早地传达给患者及家属,并且形成了"5 +1"的心脏康复处方。

八段锦是我国传统地用形体活动结合呼吸的健身方法。八段锦可舒展筋骨、疏通经络,并且与呼吸相配合,能起到防病、治病、炼筋、炼骨的作用,比如两手托天理三焦,摇头摆尾去心火。通过和缓、温和的运动,可以宣畅气血,达到舒展筋骨的目的。另外,牵拉了平时很少运动的肌群,对五官、头颈、躯干、四肢、腰腹全身的各个部位进行了锻炼,并且起到了保健、调理的作用,使机体进行了全面的调整。锻炼筋骨的同时,也对五脏起到了升发阳气的作用。烟台市中医医院心内科自2012年开始,每天早上,由护士带领病情相对稳定的患者进行八段锦的学习与锻炼;卧床患者,则于床上进行保心操的锻炼;出院后的患者,我们鼓励负重八段锦,从而形成渐进式八段锦在心血管不同阶段的应用,这些运动均有效促进了不同心脏病患者的康复。

另外,我们还重视心血管患者的心理及失眠的调整,应用中医五行音乐疗法联合针灸改善患者的失眠取得了良好效果。百病生于气,止于音。古代的音乐和现在有所不同,只有五音,即角、徵、宫、商、羽。这五个音阶分别被中国传统哲学赋予了五行的属性:木(角),火(徵),土(宫),金(商),水(羽)。音乐可以深入人心,在中医心理学中,音乐可以感染人,调节情绪,进而影响身体。在聆听中让曲调、情志、脏气共鸣互动,达到动荡血脉、通畅精神和心脉的作用。生理学上,当音乐振动与人体内的生理振动(心率、心律、呼吸、血压、脉搏等)相吻合时,就会产生生理共振、共鸣。这就是五音疗疾的身心基础。

"百病生于气",这个"气"不仅是情绪,五脏的脏气也包含其中。根据每个人自身的身体结构不同、五脏在脏气上的差异,配合不同的音乐,就可以使五音防病、养身。当然,我们并不是用某个音去调理某个脏器,而是运用五行原理,使它们相生相克,又相互制约,五音搭配组合,适当突出某一种音来调和身体。音乐与药物治疗具有天然的联系。音乐可以舒体悦心,流通气血,宣导经络,与药物治疗一样,对人体有调治的作用。音乐有归经、升降浮沉、寒热温凉,具有中草药的各种"特性"。音乐也需要"炮制",同样的乐曲可以使用不同的乐器、节奏、力度、和声等,彼此配伍,如同中药处方中君、臣、佐、使的配伍一样。用音乐治疗,也有正治、反治。让情绪兴奋者听平和忧伤的乐曲,是最常用的方法;还可以使乐曲与情绪同步,帮倾听者宣泄过多的不良情绪,如以如泣如诉的乐曲带走悲伤,以快节奏的音乐发泄过度兴奋的情绪。中国音乐追求的清、静、淡、远的意境,与中医学提倡顺应自然"恬惔虚无"的法则如出一辙。

(1)肝(将军之官):肝主疏泄,喜条达而恶抑郁。属肝的音阶为角音,相当于简谱中的“3”。角调式乐曲有大地回春、万物萌生、生机盎然的旋律,曲调亲切爽朗,有“木”之特性,可入肝。

最佳曲目:《胡笳十八拍》。肝顺需要木气条达,这首曲子中属于金的商音元素稍重,刚好可以克制体内过多的木气,同时曲中婉转地配上了较为合适的属于水的羽音,水又可以很好地滋养木气,使之柔软、顺畅。

最佳欣赏时间:19:00—23:00。这是一天中阴气最重的时间,一则可以克制旺盛的肝气,以免过多的肝气演变成火;二则可以利用这个时间旺盛的阴气来滋养肝,使之平衡、正常。

伴茶:准备一杯绿茶,里面放少许白茶,以起到疏肝顺气的作用。

(2)心(君主之官):心主血脉,主神明,恶热。属心的音阶为徵音,相当于简谱中的“5”。徵调式乐曲有热烈欢快、活泼轻松、构成层次分明、性情欢畅的旋律,具有“火”之特性,可入心。

最佳曲目:《紫竹调》。心气需要平和,这首曲子运用属于火的徵音和属于水的羽音配合得很独特,补水可以使心火不至于过旺,补火又可使水气不至于过凉,利于心脏的功能运转。

最佳欣赏时间:21:00—23:00。中医最讲究睡子午觉,所以一定要在子时之前就要让心气平和下来,过早、过晚听都不太适合。

伴茶:准备一杯红茶,略加少量绿茶,可以补益心脏。

(3)脾(仓廪之官):脾主运化,喜燥恶湿。属脾的音阶为宫音,相当于简谱中的“1”。宫调式乐曲风格悠扬沉静,淳厚庄重,有如“土”般宽厚,可入脾。

最佳曲目:《十面埋伏》。脾气需要温和,这首曲子运用了比较频促的徵音和宫音,能够很好地刺激脾胃,使之在乐曲的刺激下,有节奏地对食物进行消化、吸收。

最佳欣赏时间:在进餐时、餐后1小时内欣赏,效果较好。

伴茶:准备一杯黄茶,略加少量红茶,可以温和地调节脾胃功能。

(4)肺(相傅之官):肺主宣发肃降,喜润恶燥。属肺的音阶为商音,相当于简谱中的“2”。商调式乐曲风格高亢悲壮,铿锵雄伟,具有“金”之特性,可入肺。

最佳曲目:《阳春白雪》。肺气需要滋润,这首曲子曲调高昂,包括了属土的宫音和属火的徵音,一个助长肺气,一个平衡肺气,再加上属于肺的商音,可以通过音乐把肺从里到外彻底梳理一遍。

最佳欣赏时间:15:00—19:00。太阳在这个时间段里开始西下,归于西方金气最重的地方,体内的肺气在这个时段是比较旺盛的,随着曲子的旋律,一呼一吸之间,里应外合,事半功倍。

伴茶：准备一杯白茶，里面放少许红茶和黄茶，以起到生补肺气，同时清除肺中杂质的作用。

(5)肾(作强之官)：肾主水，主封藏，主骨生髓。属肾的音阶为羽音，相当于简谱中的“6”。羽调式乐曲风格清纯，凄切哀怨，苍凉柔润，如天垂晶幕，行云流水，具有“水”之特性，可入肾。

最佳曲目：《梅花三弄》。肾气需要蕴藏，这首曲子中舒缓合宜的五音搭配，不经意间运用了五行互生的原理，反复、逐一地将产生的能量源源不断输送到肾中。一曲听罢，神清气爽，倍感轻松。

最佳欣赏时间：7:00—11:00。这段时间是一天中气温持续走高的一个过程，人和大自然是相互影响的，在这个时间段，太阳在逐渐升高，体内的肾气也在蠢蠢欲动地受着外界的感召，如果此时能够用属金的商音和属水的羽音搭配，可促使肾中精气的隆盛。

伴茶：准备一杯黑茶，里面放少许白茶，以起到五行相生的作用。

（朱　巧　于志远）

第八章

常见疾病诊疗方案

王老对于心内科四大常见病(慢性心力衰竭、心房颤动、心绞痛、高血压),结合中医学及自己的从医治疗经验,提出了自己独到的见解,并分别进行了详细的辨证分型。

一、慢性心力衰竭(心水病)

(一)定义及中医辨证

慢性心力衰竭是以喘促、胸闷、心悸、乏力、水肿等为主要特征的综合病症,是各种心脏疾病导致心功能不全的一种综合征,绝大多数情况下是心肌收缩力下降使心排血量不能满足机体代谢的需要,器官、组织血液灌注不足,同时出现肺循环和体循环瘀血的表现。王老认为,心力衰竭病因多样,病机复杂,需辨证施治,辨证需抓主症,辨证、辨病相统一,辨证论治要注意整体平衡。中医学无论理论还是临床,都应审证求因,辨证为果,多结合中国传统哲学观点,方能理解透彻,熟练使用。辨证论治是医者运用四诊,通过外部现象,结合中国传统的朴素辨证法,探索其病机实质,并随证立方遣药。根据患者存在瘀血、水肿、阴虚、阳虚等辨证分析,予以活血化瘀、利水、滋阴、补阳等中药治疗。

(二)心力衰竭的西医诊断标准、临床表现及分类

1. 西医诊断标准

西医诊断标准主要参照人民卫生出版社出版的《实用内科学》(15 版)。

2. 临床表现

(1)症状:主要表现为胸闷,喘促,呼吸困难,疲乏无力,水肿。呼吸困难分为劳力性呼吸困难,端坐呼吸,阵发性夜间呼吸困难,急性肺水肿。发作有时,或突然发作,经久不愈。常兼有胸痛,气短,心悸。

(2)体征:左心室增大,心尖搏动向左下移位,心率增快,心尖区有舒张期奔马

律，肺动脉瓣区第二心音亢进，脉搏强弱交替，肺部啰音，胸水，紫绀等。

3. 辅助检查

（1）X线检查：颈静脉充盈期，左侧心力衰竭在X线检查时仅见肺上叶静脉扩张，下叶静脉较细，肺门血管阴影清晰。肺间质水肿期可见肺门血管影增粗、模糊不清，肺血管分支扩张、增粗，或叶间淋巴管扩张。肺泡水肿阶段可见密度增高的粟粒状阴影，继而发展为云雾状阴影。急性肺水肿时可见自肺门伸向肺野中部及周围的扇形云雾状阴影。此外，左侧心力衰竭时还可见到局限性肺叶间单侧或双侧胸水；慢性左侧心力衰竭患者还可有叶间胸膜增厚，心影增大（左心室增大）。

（2）超声心动图：射血分数（EF）值 $<50\%$；$E/A<1.2$。

4. 病情分类

（1）按心功能不全发生缓急分类：①因急性弥漫性心肌损害、急起的机械性阻塞、急起的心脏容量负荷过重、急起的心室舒张受限制、严重的心律失常导致的心排血量在短时间内急剧下降，甚至丧失排血功能，为急性心功能不全。②慢性心功能不全是各种病因所致的心脏疾病的终末阶段，是各种心脏结构或功能疾病损伤导致心室充盈和（或）射血能力下降的结果。

（2）按心室收缩/舒张功能障碍分类：①收缩性心力衰竭是指因各种原因导致的心肌收缩功能障碍引起的呼吸困难、乏力、体液潴留等临床综合征，主要指标是左室射血分数下降。②舒张性心力衰竭是指在心室收缩功能正常的情况下，心室松弛性和顺应性降低，使心室充盈量减少和充盈压升高，从而导致肺循环和体循环瘀血的综合征。

5. 病情分级

（1）心功能Ⅰ级：体力活动不受限，一般体力活动不引起过度的乏力、心悸、气促和心绞痛。

（2）心功能Ⅱ级：轻度体力活动受限，静息时无不适，但一般日常活动量即乏力、心悸、气促或心绞痛。

（3）心功能Ⅲ级：体力活动明显受限，静息时无不适，但低于日常活动量即致乏力、心悸、气促或心绞痛。

（4）心功能Ⅳ级：不能进行任何体力活动，休息时可有心力衰竭或心绞痛，任何体力活动都会加重不适。

（三）心力衰竭的中医诊断、证候分析及中医药治疗

1. 中医诊断标准

中医诊断标准参照中华中医药学会发布的《中医内科常见病诊疗指南》（ZYYXH/T19－2008）与《中医内科学》（7版）。

(1)自觉胸闷、喘促、心悸、乏力、水肿。

(2)可见沉细、细数、结代、细欲绝等脉象。

(3)常有七情、气候变化、起居失宜、饮食劳倦等诱发因素。

2. 证候诊断

(1)气虚血瘀型:心悸,胸闷气短,动则加剧,咳嗽,咳吐白痰,或咯血痰,神疲乏力。舌暗红,苔薄,脉结代。

(2)气阴两虚型:心悸怔忡,稍活动即加剧,神疲乏力,头晕,盗汗,颧红,心烦失眠。舌质偏红,脉结代或细数。

(3)心肾阳虚型:心悸,胸闷,喘急,咳嗽,咳白泡沫痰,畏寒肢冷,腰酸尿少,面色苍白或青紫,全身水肿。舌暗淡,脉细。

3. 治疗方案

(1)辨证选择口服中药汤剂、中成药。

气虚血瘀型

【治则】补益心肺,活血化瘀。

【方药】四君子汤合血府逐瘀汤加减(党参15g,白术9g,陈皮9g,炙甘草9g,当归9g,川芎10g,赤芍10g,生地黄9g,桃仁9g,红花10g,柴胡6g,枳壳10g,牛膝4g,桔梗12g)。

【加减】咳吐白痰、喘憋不得卧者,加葶苈子(包煎)15g、桑白皮15g,以泻肺化饮。

【中成药】通心络胶囊、活血救心丹等。

气阴两虚型

【治则】益气敛阴,活血养心。

【方药】生脉饮加减(党参15g,麦冬15g,五味子5g,炙甘草9g)。

【加减】烦热盗汗、心悸明显的阴虚内热者,加黄连3g、知母9g,以清虚热;伴足肿者,加黄芪15g、白术12g、防己15g,以健脾益气行水。

【中成药】心悦胶囊、宁神救心丹等。

心肾阳虚型

【治则】温补阳气,化瘀逐饮。

【方药】真武汤加减(附片15g,生姜5g,白芍9g,白术15g,茯苓15g)。

【加减】神疲乏力者,加黄芪30g、党参15g,以补气;腹胀、纳少、恶心者,加大腹皮9g、陈皮9g、半夏9g,以健脾行气、消胀健胃。

【中成药】麝香保心丸等。

(2)辨证选择中成药注射液:根据病情,可辨证选择中成药注射液治疗,如气阴两虚证选用生脉注射液,气虚血瘀证选用舒血宁注射液,心肾阳虚证选用肾附注射液。

(3)中药贴敷外治法如下。

【部位】膻中穴。

【方法】将粉成细末的中药用醋均匀调敷于干净纱布上,外敷于患者的膻中穴20分钟;在此基础上结合TDP治疗,将TDP置于治疗部位外敷药物的上方,距胸部30~50cm,外敷过程中,根据不同患者对温度的感知程度,适当调控TDP的温度。每日1或2次,每次20分钟。

【分型选方】①气虚血瘀证,宜益气活血,通痹止痛。药用红花15g,当归15g,川芎20g,郁金20g,王不留行30g,降香15g,黄芪30g。②心肾阳虚证,宜温阳通脉,活血止痛。药用红花15g,当归15g,川芎20g,薤白30g,蒲黄15g,王不留行30g,桂枝15g,细辛10g。③气阴两虚证,宜益气养阴,活血宁神。药用红花15g,当归15g,川芎20g,生地黄30g,蒲黄15g,黄芪30g,冰片10g,丹参30g。

(4)耳穴治疗法如下。

【主穴】神门、心、交感、三焦。

【配穴】气虚血瘀证加肺、脾、肝穴;气阴两虚证加肺、肾穴;心肾阳虚证加肾、脾、内分泌穴。

【方法】确定主、辅穴,以酒精棉球轻擦消毒,左手手指托持耳郭,右手用镊子夹取割好的方块胶布,中心粘上准备好的药豆,对准穴位紧贴其上,并轻轻揉按1~2分钟。每次以贴压4~6穴为宜,每日按压3~5次,隔1~3天换1次,两组穴位交替贴压,两耳交替或同时贴用。5次为1个疗程,2个疗程后评定疗效。

(5)中药塌渍治疗法:①操作方法:将药物加入1500mL水中浸泡30分钟,先武火后文火慢煎30分钟,煎煮中药2次,共取汁1000mL左右,倒入足浴盆进行塌渍治疗,每日1或2次,每次15~20分钟。或将药物研成粉末,取约1000mL的30~40℃度温水放入足浴盆进行塌渍治疗,每日1或2次,每次15~20分钟。②气虚血瘀证、气阴两虚证、心肾阳虚证的选方同“中药贴敷外治法”的选方。

4. 护理

(1)起居:保持居室环境安静,生活起居规律,适当休息,避免过劳。心力衰竭加重时立刻休息,一般患者在停止活动后症状即可减轻。较重的发作可使用作用较快的硝酸酯制剂。调整日常生活习惯与工作量。保持适当的体力活动,但以不发生胸闷憋气、乏力为度。

(2)饮食:调节饮食,清淡营养,特别是一次进食不应过饱;可辨证选用红枣、莲子、银耳、黑木耳、牛奶等食品。水肿者,低盐或无盐饮食,适当限制水的摄入量,可进食冬瓜、鲫鱼汤等。戒烟戒酒,限制茶、咖啡的摄入;忌辛辣肥甘厚腻之味。多食蔬菜、水果等。

(3)情志:避免劳累、情绪波动、精神紧张、饱餐、感冒等诱发因素,做好心理护理和卫生宣教。缓解紧张情绪,避免精神刺激,要关心、安慰患者,解除思想顾虑。

(四)疗效评价

1.评价标准

(1)西医临床疗效评价标准:参照2005年ACC/AHA《成人慢性心力衰竭诊断及处理指南》。

显效:心力衰竭完全不发作或偶有发作。

有效:心力衰竭发作减少60%以上。

无效:达不到显效或有效标准者。

(2)中医临床疗效评价标准:参照2002年《中药新药临床研究指导原则》。

显效:临床症状、体征明显改善,证候积分减少≥70%以上。

有效:临床症状、体征均有好转,证候积分减少≥30%以上。

无效:临床症状、体征无明显改善,证候积分减少<30%,而>0。

加重:临床症状、体征加重,证候积分减少<0。

2.评价方法

(1)中医临床评价:按照中医证候积分量表进行积分评价。

(2)西医临床评价:按照西医临床疗效评价标准以自身症状积分及动态心电图(DCG)的结果评价。

(3)生活质量评价:基于患者结局报告的PRO量表及生活质量量表(SF-36健康简表)评分进行评价。

(五)难点分析

目前心力衰竭的诊疗方案,解决了临床中心力衰竭诊断及治疗的大部分问题。在临床工作中,很多患者经药物治疗后明显好转,但因后期家属陪护及配合治疗不力,会导致患者病情反复。尤其难治性心力衰竭患者,病情再反复后很难再改善。所以,心力衰竭患者需控制饮水量,保持大便通畅、心情愉悦,以避免加重病情或使病情反复。

王老认为,对于心力衰竭患者,还需注意以下方面。

(1)体位:根据患者病情轻重及呼吸困难程度,予以高枕卧位、半卧位及端坐位,急性肺水肿患者需双下肢垂于床沿以减少回心血量。临床应用活血利水中药,需观察患者尿量。

(2)饮食:心力衰竭患者需注意低盐低脂饮食,饮食应以清淡开胃、易消化、易吸收的食物为主,如蔬菜、蛋类、豆制品、水果、鱼汤、瘦肉等,制作以清蒸、炖熬为主,避免煎、炸、炒、烩的酸辣、燥热、油腻之品。因患者在心力衰竭过程中,会有不同程度的消化道水肿,不可施以肥腻滋补之品,如骨头汤、鸡汤等,否则瘀血积滞,难以消散,必致病情加重。

(3)睡眠:保证优质睡眠,睡眠质量较差的患者可借助百合、夜交藤、茯神等中药入眠。

(4)起居:适劳逸,避免过度疲劳,适度运动。注意心理调节以促进病情恢复。

二、快速型心房颤动

快速型心房颤动是指患者自觉心中悸动,惊惕不安,甚至不能自主的一种病症。王老认为,《黄帝内经》谓之"惊""惕",《金匮要略》除了惊之外,又有"悸"之称谓。心悸的形成主要由体虚久病、情志刺激和感受外邪,导致心神失养、心神被扰或心脉闭阻所引起。治疗原则:虚证者,予以补气、养血、滋阴、温阳;实证者,予以清热化痰、解表祛邪、活血化瘀。

(一)诊断

1.疾病诊断

西医诊断标准:参照《国家中医药管理局"十一五"重点专科快速型心房颤动诊疗方案》。

(1)病史:应仔细询问患者心悸的发生是否与体力活动、精神状态以及应用药物等因素有关。若心悸常在轻度体力活动后发生,则病变多为器质性的,应进一步询问既往有无器质性心脏病的病史;若心悸发生在剧烈运动或应用阿托品等药物之后,则为机体的一种生理反应。

(2)主要症状:自觉心脏跳动的不适感或心慌感。当心率加快时,患者可感到心脏跳动不适,心率减慢时搏动有力。心悸时,心率可快、可慢,也可有心率失常,心率和心律正常者也可以有心悸。

(3)主要体征:可能有心脏杂音、心脏增大及心律改变等,可有血压增高、脉压增大、水冲脉等心脏以外的全身情况。

(4)辅助检查:若怀疑患者有甲状腺功能亢进、低血糖或嗜铬细胞瘤等疾病时可进行相关的实验室检查,如测定血清 T_3、T_4,血糖,血、尿儿茶酚胺等。怀疑贫血时,可查血常规,必要时可进行骨髓穿刺,检查骨髓涂片以进一步明确病因。还应行心电图检查,方便快捷,且患者无痛苦。心电图检查不仅可以发现有无心律失常,还可以发现心律失常的性质。若静息时心电图未发现异常,可嘱患者适当运动或进行24小时动态心电图监测,对于怀疑有器质性心脏病的患者,为进一步明确病因,还可进行心脏多普勒超声检查以了解心脏病变的性质及严重程度。

中医诊断依据:根据中国中医药出版社出版的“十四五”规划教材《中医内科学》(新世纪第五版)等诊疗指南制订。

(1)患者自觉心中悸动,甚至不能自主的一类症状。

(2)可见结脉、代脉、促脉等脉象。

(3)常有情志刺激、精神紧张、劳累、寒冷、烟酒等诱发因素。

2. 辨证分型

(1)气阴两虚证:心悸不宁,心烦失眠,五心烦热,口干,盗汗,思虑劳心则症状加重,伴耳鸣腰酸,头晕目眩,急躁易怒。舌红少津,苔少或无,脉细数。

(2)心血不足证:心悸气短,头晕目眩,失眠健忘,面色无华,倦怠乏力,纳呆食少。舌淡红,脉细弱。

(3)心阳不振证:心悸不安,胸闷气短,动则尤甚,面色苍白,形寒肢冷。舌淡苔白,脉象虚弱或沉细无力。

(4)气滞血瘀证:心悸不安,胸闷不舒,心痛时作,痛如针刺,唇甲青紫。舌质紫暗或有瘀斑,脉涩或结或代。

(二)治疗方案

1. 辨证论治

王老认为,中医学无论理论还是临床,都应审证求因,辨证为果,多必须结合中国传统哲学观点,方能理解透彻,熟练使用。辨证论治是医者运用四诊,通过外部现象,结合中国传统的朴素辨证法,探索其病机实质,并随证立方遣药。

气阴两虚证

【病机】气血亏损,肝肾阴虚,心脉失养。

【治则】益气滋阴,补血复脉。

【代表方】炙甘草汤加减。

【常用药】重用生地黄滋阴养血;炙甘草、人参、大枣益心气,补脾气;阿胶、麦冬、麻仁滋心阴,养心血;佐以桂枝、生姜温心阳,通血脉。

【加减】兼心气郁结、心悸烦闷、精神抑郁,加柴胡、郁金、合欢皮、绿萼梅以疏肝解郁;气虚夹湿,加泽泻,重用白术、茯苓;气虚夹瘀,加丹参、川芎、红花、郁金。

心血不足证

【病机】心血亏耗,心失所养,心神不宁。

【治则】补血养心,益气安神。

【代表方】归脾汤加减。

【常用药】黄芪、人参、白术、炙甘草益气健脾,以资气血生化之源;熟地黄、当归、龙眼肉补养心血；茯神、远志、酸枣仁宁心安神；木香理气醒脾，使补而不滞。

【加减】若热病后期损及心阴而心悸者，以生脉散加减，有益气养阴补心之功。

心阳不振证

【病机】心阳虚衰，无以温养心神。

【治则】温补心阳，安神定悸。

【代表方】桂枝甘草龙骨牡蛎汤合参附汤加减。

【常用药】桂枝、附子温振心阳；人参、黄芪益气助阳；麦冬、枸杞子滋阴，取“阳得阴助而生化无穷”之意；炙甘草益气养心；煅龙骨、煅牡蛎重镇安神定悸。

【加减】形寒肢冷者，重用人参、黄芪、附子、肉桂温阳散寒；大汗出者，重用人参、黄芪、煅龙骨、煅牡蛎益气敛汗，或用独参汤煎服；兼见水饮内停者，加葶苈子、五加皮、车前子、泽泻等利水化饮；兼瘀血者，加丹参、白芍、川芎、桃仁、红花；兼见阴伤者，加麦冬、枸杞子、玉竹、五味子；若心阳不振，以致心动过缓者，酌加炙麻黄、补骨脂，重用桂枝以温通心阳。

气滞血瘀证

【病机】血瘀气滞，心脉瘀阻，心阳被遏，心失所养。

【治则】活血化瘀，理气通络。

【代表方】桃仁红花煎合桂枝甘草龙骨牡蛎汤。

【常用药】桃仁、红花、丹参、白芍、川芎活血化瘀；延胡索、香附、青皮理气通脉止痛；生地黄、当归养血活血；桂枝、甘草通心阳；煅龙骨、煅牡蛎镇心神。

【加减】兼气虚，加黄芪、党参、黄精；兼血虚，加何首乌、枸杞子、熟地黄；兼阴虚，加麦冬、玉竹、女贞子；兼阳虚，加附子、肉桂、淫羊藿；络脉痹阻，胸部窒闷，加沉香、檀香、降香；夹痰浊，胸满闷痛，苔浊腻，加瓜蒌、薤白、半夏、广陈皮；胸痛甚，加乳香、没药、五灵脂、蒲黄、三七粉等祛瘀止痛。

2. **中医外治法**

(1)针刺及电针治疗如下。

【治则】调理心气，安神定悸。以手厥阴经、手少阴经穴为主。

【主穴】内关、郄门、神门、厥阴俞、巨阙。

【配穴】气虚胆怯者，加胆俞；心脾两虚者，加脾俞、足三里；阴虚火旺者，加肾俞、太溪；水气凌心者，加膻中、气海；气滞血瘀者，加膻中、膈俞；善惊者，加大陵；多汗者，加膏肓；烦热者，加劳宫；耳鸣者，加中渚、太溪；浮肿者，加水分、中极。

【操作】毫针，平补平泻法。

【方义】心包经内关及郄穴郄门可调理心气，疏导气血。心经原穴神门宁心安神定悸。心包之背俞穴厥阴俞配心之募穴巨阙，可益心气，宁心神，调理气机。诸穴配合以收镇静宁神之效。

（2）刮痧治疗：①穴位为心俞、巨阙、膈俞、脾俞、足三里。②心俞，当第五胸椎棘突下，旁开 1.5 寸。巨阙，前正中线上，当脐中上 6 寸。膈俞，当第七胸椎棘突下，旁开 1.5 寸。脾俞，当第十一胸椎棘突下，旁开 1.5 寸。足三里，当犊鼻下 3 寸，距胫骨前缘一横指处。③刮拭顺序，先刮背部心俞、膈俞、脾俞，再刮前胸巨阙，最后刮下肢足三里穴。④刮拭方法，在需刮拭部位涂抹适量刮痧油。先刮背部，从心俞穴经膈俞穴一直到脾俞穴，宜用刮板角部从上向下刮拭，应一次到位，中间不要停顿，以出痧为度。再刮拭腹部正中线巨阙穴，用刮板角部自上而下刮拭，用力轻柔，以出痧为度。最后重刮足三里穴，30 次，不出痧。

3. 耳穴疗法

（1）操作方法：确定主、辅穴位，以酒精棉球轻擦消毒，左手手指托持耳郭，右手用镊子夹取割好的方块胶布，中心粘上准备好的药豆，对准穴位紧贴其上，并轻轻揉按 1 ~ 2 分钟。每次以贴压 5 ~ 7 穴为宜，每日按压 3 ~ 5 次，隔 1 ~ 3 天换 1 次，两组穴位交替贴压，两耳交替或同时贴用。5 次为 1 个疗程，2 个疗程后评定疗效。

（2）注意事项：①贴压耳穴应注意防水，以免脱落。②夏天易出汗，贴压耳穴不宜过多，时间不宜过长，以防胶布潮湿或皮肤感染。③如对胶布过敏者，可用黏合纸代之。④耳郭皮肤有炎症或冻伤者不宜采用。⑤对过度饥饿、疲劳、精神高度紧张、年老体弱、孕妇等人员按压宜轻，急性疼痛性病症宜重手法、强刺激，习惯性流产者慎用。

【取穴】心、交感、神门、枕、肾、皮质下。

【方解】耳穴心，补益心气、心阳；交感穴，滋阴潜阳，可调节心脏自主神经功能；神门穴、枕穴，镇静安神；肾穴，补肾益气，交通心肾；皮质下穴，可以调节大脑皮质的功能，平衡神经的兴奋与抑制。

4. 艾灸疗法

（1）操作方法：协助患者取舒适体位，屏风或窗帘遮挡，暴露施灸部位，冬季应注意保暖。选取施灸部位，避开红肿、外伤、发炎、皮肤病及硬结斑块等处皮肤，用 75% 酒精消毒局部皮肤。严格按照医嘱进行施灸，将艾绒贴较突出面卡在多功能艾灸仪凹槽内，另一面贴紧患者皮肤绑好固定带，松紧度适宜（以可容下一指为宜），并询问患者感受。确认艾绒贴固定在位，以防止加热时发生烫伤。打开艾灸开关，温度调节到 38 ~ 40℃。施艾完毕，立即整理好被褥，注意保暖艾灸部位，防止受风、受凉。长期卧床、营养不良、水肿、年长者，以及皮肤敏感者酌情降低温度至 36 ~ 37℃，时间调节到 20 分钟为宜，按动“启动”按钮即可。艾灸过程中要加强巡视，询问患者感受。

(2)注意事项：绑定仪器后一定要复查确保艾绒贴固定在艾灸仪凹槽内，防止艾绒贴脱离皮肤，仪器直接接触皮肤发生烫伤，确认无误后方可打开“启动”按钮。艾绒贴制作流程的注意事项：艾绒粉碎不宜太细；装入小纱布前要揉搓压实，有充盈感；边角处粘贴紧密，勿留空隙；放置在密封的塑料袋中保存待用，并标注生产日期，每包艾绒贴可反复使用5次。

【取穴】心俞、神门、足三里。

【灸法】悬灸，每穴10~15分钟。

【辨证取穴】气阴两虚证，加三阴交穴。心血不足证，加血海穴。心阳不足证，加关元穴。气滞血瘀证，加太冲穴。

5. 拔罐疗法

(1)操作方法：令患者俯卧位，将施治部位涂抹凡士林，用镊子夹住点燃的95%的酒精棉球，在火罐内壁中段绕1或2圈，迅速退出并及时将罐子扣在施术部位上。将罐内皮肤吸起约4mm。术者一手(左手)按住罐旁近端皮肤，另一手(右手)握住罐具，用力向远端推移，并折返重复移动数次。控制推罐频率和力度，约每秒钟将火罐来回推移1次，重吸缓推。推罐至局部皮肤出现红润、充血，甚或瘀血时将罐取下。每周1次，3周为1个疗程，治疗3个疗程后评定疗效。

(2)注意事项：①推罐时，宜动作缓慢，用力均匀，要求罐口有一定的倾斜度。即后半边着力，前半边略提起，这样上、下、前、后、左、右地移动，就不会产生较大的阻力。②走罐疗法宜选用口径较大的罐子，罐口要求圆、厚、平滑。③白血病、皮肤过敏溃烂部位、大血管搏动处、五官、前后二阴、孕妇、月经期间、神经错乱者及6岁以下儿童均应慎用。

6. 足浴疗法

(1)操作方法：将药物加入1500mL水中浸泡30分钟，先武火后文火慢煎30分钟，煎煮中药2次，共取汁1500mL，用过滤器将药液过滤以待使用。每次足浴前先在水里放入煎煮过的药液，再加入水，使水温保持在42℃左右，浴足时水要淹过踝部，且要时常搓动。浴足时间不要少于30分钟，40分钟较适宜。

(2)分型选方如下。

气阴两虚证

【治则】益气滋阴，补血复脉。

【方药】炙甘草12g，生姜9g，人参6g，桂枝9g，麦冬10g，生地黄30g，麻仁10g，大枣10枚，阿胶(烊化)10g。

心血不足证

【治则】益气养血，宁神定悸。

【方药】红花15g，当归15g，川芎20g，生地黄30g，黄芪30g，夜交藤20g，桂枝15g，丹参30g。

心阳不振证

【治则】温阳通脉，活血定悸。

【方药】红花15g，当归15g，川芎20g，薤白30g，艾叶30g，王不留行30g，桂枝20g，细辛6g。

气滞血瘀证

【治则】活血化瘀，理气止痛。

【方药】红花15g，当归15g，川芎20g，郁金20g，蒲黄15g，王不留行30g，降香15g，香附30g。

7. 揿针治疗

【主穴】心俞、厥阴俞。

【配穴】神门、膻中、至阳、内关、足三里、间使等。

【方法】协助患者取舒适体位，暴露局部皮肤，注意保暖。遵医嘱取穴，通过询问患者感受，确定穴位的准确位置。操作者用75%酒精消毒治疗部位皮肤(直径>5cm)待干。用镊子夹取揿针，将揿针针尖对准穴位或反应点垂直按入。观察患者埋针部位，询问患者有无不适，若患者感觉局部刺痛，应将针取出重埋或改用其他穴位。再次核对，向患者交代注意事项。记录埋针的部位、时间。一般埋针以2或3天为宜。秋天时间可适当长些，夏天可适当短些。同一埋针部位出针3天后可再次埋针，初次接受治疗的患者，应首先消除其紧张情绪。每日按压3或4次，每次约1分钟，以患者能耐受为度。

【禁忌证】骨关节处，皮肤红肿、破损处，皮肤病患病部位及皮肤化脓感染处；紫癜、瘢痕处，皮肤过敏，出血性疾病；体表大血管处；孕妇的下腹部、腰骶部；金属、酒精过敏。

(三)护理

1. 一般护理

(1)休息：处于发作期的患者应卧床休息，避免劳累。

(2)饮食：根据病因选择合适的饮食，如有冠心病、高血压者嘱低盐低脂饮食，合并糖尿病者宜糖尿病饮食，病因为甲亢者宜低碘饮食。严禁吸烟与饮酒。

(3)吸氧：及时吸氧有利于预防心律失常，改善心肌缺血、缺氧。

(4)大小便的护理：快速型心房颤动的患者应预防便秘，选用适量蛋白质、充足的纤维素等饮食以促进肠蠕动，利于通便。

2. 病情观察

严密观察心电图、血压、呼吸等参数的变化，做好护理病历记录。

3. 心理护理

快速型心房颤动时，患者易产生焦虑不安，甚至是悲观沮丧的心理，护理人员应善于观察，分析患者的心理变化，针对患者不同的心理特点，实施针对性护理，使患者解除思想顾虑，正确对待疾病，配合治疗。

（四）疗效评价

1. 评价标准

（1）中医临床疗效评价标准：参照2018年《证候类中药新药临床研究技术指导原则》。

显效：临床症状、体征明显改善，证候积分减少≥70%。

有效：临床症状、体征均有好转，证候积分减少≥30%。

无效：临床症状、体征无明显改善，甚或加重，证候积分减少<30%。

（2）西医临床疗效评价标准：参照AHA/ACC/HRS发布的《2019心房颤动患者管理指南更新》。

临床治愈：临床症状、体征消失，心电图等实验室各项检查恢复正常。

显效：临床症状、体征基本消失，心电图等实验室各项检查基本恢复正常。

有效：临床症状、体征有所改善，心电图等实验室各项检查有一定改善。

无效：临床症状、体征及实验室检查均无改善。

2. 评价方法

患者入院和出院当天分别按照中医和西医评价标准进行评价。

王老认为，很多患者病情易反复，药物口服依从性差。在中西医结合方面提出以下建议。

（1）向患者详细交代心房颤动栓塞风险及抗凝的必要性，嘱患者认真按照医嘱服用抗心律失常药物。

（2）避免劳累，保持心情舒畅。

（3）反复详细地向患者讲明口服用药的必要性，结合患者体质，予以四季中药膏方进行体质调理，从根本上调理患者体质，提高患者生活质量，预防复发。

三、心绞痛

王老认为，心绞痛的基本病机多属本虚标实，《金匮要略·胸痹心痛短气病脉证治》之“夫脉当取太过不及，阳微阴弦，即胸痹而痛，所以然者，责其极虚也。今阳虚知其在上焦，所以胸痹心痛者，以其阴弦故也”，以及《诸病源候论·胸痹候》

的“因虚而发”均为本虚提供了理论依据。本虚以心气阴两虚、心阳虚多见。心气阴两虚、心阳虚又可使气血运行失畅，在本虚的基础上形成标实，导致瘀血、痰浊、气滞、寒凝闭阻心脉，阻遏胸阳发生胸痹心痛。标实又以痰瘀并存为中心。

对于胸痹的中医诊治，王老认为，如痰浊、阴寒居于胸中，胸阳痹阻，病延日久，可用附子、肉桂补肾阳，檀香、降香、沉香以降浊。如果肾阳虚衰，不能制水，水饮上凌心肺，可见水肿、喘憋、心悸，除可合用真武汤温阳化水饮外，王老善于应用苏木、泽兰以活血利水。

如肾阴亏虚，不能濡养五脏之阴，水不涵木，又不能上济于心，因而心阴耗伤，心脉失于濡养，而致胸痹，同时心阴不足，心火燔炽，下汲肾水，又可进一步耗伤肾阴，两者相互影响，临床多见心痛憋闷、心悸盗汗、虚烦不寐、腰膝酸软、头晕耳鸣、口干便秘、舌红少津、苔薄剥、脉细或促代。临床多以滋阴降火、养心和脉治疗，以炙甘草汤加减。临床多用煅龙骨、煅牡蛎、琥珀、磁石等重镇潜阳；女贞子、墨旱莲以加强阴阳相接，滋阴潜阳，交通心肾。如患者伴有失眠多梦较甚，多加用交泰丸以引火归元，同时多应用琥珀粉、百合、磁石、紫贝齿等；如患者伴有心悸，气短，动则尤甚，倦怠乏力，面色㿠白，多合用生脉散以益气养阴；如盗汗较为严重，则加用煅牡蛎、白芍、五味子、麻黄根等敛汗之品。

（一）诊断

1. 疾病诊断

西医诊断标准：参照目前国际相关诊疗指南和文献资料，结合本科室人员的临床实践采用如下方法进行。

（1）劳力性心绞痛：心绞痛的发作由体力劳累、情绪激动、饱食或足以增加心肌耗氧量的情况所诱发。休息或舌下含用硝酸甘油后迅速缓解。

（2）自发性心绞痛：心绞痛的发生与体力和脑力活动等增加心肌耗氧的因素无明显关系。疼痛程度重，时限长，含用硝酸甘油不易缓解。

（3）不稳定型心绞痛：根据病史、典型的心绞痛症状、典型的缺血性心电图改变（新发或一过性 ST 段压低≥0.1mV，或 T 波倒置≥0.2mV）以及心肌损伤标记物（cTnT，cTnI 或 CK－MB）测定，可以做出诊断。诊断未明确的不典型患者而病情稳定者，可以在出院前做负荷心电图、负荷超声心动图、核素心肌灌注显像、冠状动脉造影等检查。冠状动脉造影仍是诊断冠心病的金指标，可以直接显示冠状动脉狭窄程度，对决定治疗策略有重要意义。

（4）稳定型心绞痛：慢性稳定型心绞痛是指发作的程度、频率、性质及诱发因素在数周内无显著变化的心绞痛。

中医诊断标准:根据中国中医药出版社出版的"十四五"规划教材《中医内科学》(新世纪第五版)等诊疗指南制订。

(1)两乳之中、鸠尾之间及左胸膺部疼痛,疼痛有闷痛、刺痛、压榨性痛和绞痛的不同,有的可引及咽、肩背、臂、心窝等部位。

(2)突然发作或发作有时,经久不瘥。常兼有胸闷,气短,心悸。

(3)七情、气候变化、饮食劳倦等因素常可诱发。

2. 证候诊断

(1)气虚血瘀证:胸部刺痛、绞痛,固定不移,入夜尤甚,时或心悸不宁,伴有面色无华,乏力气短,动则加重。舌质淡暗或紫暗,苔薄白或白滑,脉沉细或弦涩。

(2)痰瘀痹阻证:胸部如窒而痛,或痛引肩背,气短喘促,肢体沉重,形体肥胖,痰多。舌苔浊腻,脉滑。

(3)气阴两虚证:胸闷隐痛,时作时止,心悸气短,倦怠懒言,面色少华,头晕目眩,遇劳则甚。舌偏红,脉细弱或结代。

(4)阳气虚衰证:胸闷气短,甚则胸痛彻背,心悸汗出,畏寒肢冷,腰酸乏力,面色苍白,唇甲淡白或青紫。舌淡白或紫暗,脉沉细或沉微欲绝。

(二)治疗方案

1. 辨证用药

(1)心绞痛发作期:急则治其标,治疗以芳香温通、活血止痛为主,方以麝香保心丸、速效救心丸等中成药为主进行急救治疗,同时结合硝酸酯类、吗啡、艾司洛尔等药物,以达到迅速缓解疼痛的目的。

(2)心绞痛缓解期:因血脉瘀阻是贯穿心绞痛发病过程始终的基本病机之一,所以本科室以活血化瘀的血府逐瘀汤为基本方加减治疗。

气虚血瘀证

【临床表现】胸部刺痛、绞痛,固定不移,入夜尤甚,时或心悸不宁,伴有面色无华,乏力气短,动则加重。舌质淡暗或紫暗,苔薄白或白滑,脉沉细或弦涩。

【治则】益气活血,通痹止痛。

【方药】四君子汤合血府逐瘀汤加减,即党参6~15g,白术6~15g,茯苓6~30g,甘草6g,桃仁12g,红花10g,当归9g,生地黄15g,川芎15g,赤芍15g,丹参30g,延胡索30g,降香9g。

【中成药】血府逐瘀胶囊,复方丹参滴丸,通心络胶囊,活血救心丹。

痰瘀痹阻证

【临床表现】胸部如窒而痛,或痛引肩背,气短喘促,肢体沉重,形体肥胖,痰多。舌苔浊腻,脉滑。

【治则】化瘀活血,宣痹通阳。

【方药】瓜蒌薤白半夏汤加减,即瓜蒌15～30g,薤白15～30g,半夏10g,桂枝10～15g,砂仁5～10g,丹参15～30g,川芎10g,红花10g,赤芍15g。

【中成药】麝香保心丸,降脂通脉胶囊,化瘀救心丹。

气阴两虚证

【临床表现】胸闷隐痛,时作时止,心悸气短,倦怠懒言,面色少华,头晕目眩,遇劳则甚。舌偏红,脉细弱或结代。

【治则】益气养阴,活血通痹。

【方药】生脉散加减,即黄芪20～30g,党参10～30g,麦冬10～20g,五味子10～15g,丹参20～30g,赤芍10～15g,川芎10～15g,红花10g。

【中成药】心悦胶囊,参松养心胶囊,宁神救心丹。

阳气虚衰型

【临床表现】胸闷气短,甚则胸痛彻背,心悸汗出,畏寒肢冷,腰酸乏力,面色苍白,唇甲淡白或青紫。舌淡白或紫暗,脉沉细或沉微欲绝。

【治则】益气回阳,活血通痹。

【方药】参附汤加减,即人参10～20g,附子10g,干姜10～15g,白术10～15g,桂枝10g,川芎10g,红花10g,丹参20～30g,黄芪15～30g。

【中成药】振源胶囊,温阳救心丹。

2.辨证选择中药注射液

根据病情,可辨证选择疏血通注射液、丹参注射液、血塞通注射液、血栓通注射液、舒血宁注射液、参麦注射液、参附注射液、生脉注射液、丹参川芎注射液(或参芎葡萄糖注射液)、冠心宁注射液、银杏达莫注射液、丹红注射液、丹参多酚注射液。

3.其他中医疗法

(1)艾灸疗法:分期、分型选穴如下。

心绞痛急救期:内关配郄门、天突、膻中、心俞、厥阴俞。可每次选2或3穴。

心绞痛缓解期:主穴为心俞、厥阴俞、内关。采取辨证分型配穴。气虚血瘀证,配大椎、气海、膻中、期门。痰瘀痹阻证,配丰隆、太白、肺俞。气阴两虚证,配太溪、膻中、三阴交。阳气虚衰证,配关元、命门、大椎、足三里。

方法:患者取平卧位,将艾条灸治疗仪敷于相关穴位,调整适宜温度,治疗20分钟。

(2)中药外治法(包括中药封包、穴位敷贴、中药离子导入等):采取辨证分型配穴。①心俞、巨阙、内关、上巨虚。②厥阴俞、中脘、间使、足三里。气滞,配肺俞、气海。血瘀,配膻中、膈俞。痰浊壅盛,配丰隆、太白。寒凝,配关元、名门、中极。

方法:患者取平卧位,两组穴位交替应用,每次6穴。

剂型选择:中药封包、穴位敷贴,采用膏药剂型;中医离子导入,采用乳膏剂型。

根据"阳微阴弦"病机,采用分型选方,简化处方如下。

二仙温经膏:仙灵脾30g,肉苁蓉30g,川椒10g,干姜10g,丁香15g,艾叶10g,当归20g,威灵仙30g,冰片3g,川乌15g,草乌15g,老鹳草30g,蒲黄(单包)40g,五灵脂20g,乳香10g,没药10g,皂角刺30g。

精粉:丁香15g,艾叶10g,干姜10g,老鹳草15g,肉苁蓉10g。

适用证型:气虚血瘀证,心阳不足证,痰瘀痹阻证。

治法:益气温阳,活血化瘀,通痹止痛。

香芎止痛膏:石菖蒲30g,醋香附30g,冰片3g,薤白30g,川芎30g,降香20g,炒王不留行20g,郁金20g,蒲黄(单包)20g,五灵脂20g,皂角刺30g,乳香10g,没药10g,刺蒺藜30g,黄芩10g,黄连10g,大黄10g。

精粉:川芎10g,郁金20g,香附10g,石菖蒲10g,大黄10g。

适用证型:肝郁气滞证,气滞血瘀证,气阴不足证。

治法:疏肝行气,活血通脉,通痹止痛。

(3)耳针疗法:①心绞痛急性发作期,可配合按压耳中穴止痛。②心绞痛缓解期,主穴选取神门、心、耳中,配穴选用皮质下、交感区、内分泌、降压沟、肝、肾等。

方法:确定主、辅穴位,以酒精棉球轻擦消毒,左手手指托持耳郭,右手用镊子夹取割好的方块胶布,中心粘上准备好的药豆,对准穴位紧贴其上,并轻轻揉按1~2分钟。每次以贴压4~6穴为宜,每日按压3~5次,隔1~3天换1次,两组穴位交替贴压,两耳交替或同时贴用。5次为1个疗程,2个疗程后评定疗效。

(4)揿针治疗:①心绞痛急性发作期,选神门、膻中、至阳、内关、郄门、阴郄止痛。②心绞痛缓解期,主穴选取心俞、厥阴俞,配穴可选用神门、膻中、至阳、内关、足三里、间使、郄门、阴郄等。

方法:协助患者取舒适体位,暴露局部皮肤,注意保暖。遵医嘱取穴,通过询问患者感受,确定穴位的准确位置。用75%酒精消毒治疗部位皮肤(直径>5cm)待干。用镊子夹取揿针,将揿针针尖对准穴位或反应点垂直按入。观察患者埋针部位,询问患者有无不适,若患者感觉局部刺痛,应将针取出重埋或改用其他穴位。再次核对,向患者交代注意事项。记录埋针的部位、时间。一般埋针以2或3天为宜。秋天时间可适当长些,夏天可适当短些。同一埋针部位出针3天后可再次埋针,初次接受治疗的患者应首先消除其紧张情绪。每日按压3或4次,每次约1分钟,以患者能耐受为度。

禁忌证：骨关节处，皮肤红肿、破损处，皮肤病患病部位及皮肤化脓感染处；紫癜、瘢痕处，皮肤过敏，出血性疾病；体表大血管处；孕妇的下腹部、腰骶部；金属、酒精过敏。

(5)针灸疗法：①心绞痛发作期针刺膻中、内关、至阳、郄门、阴郄穴止痛，留针20分钟。②心绞痛缓解期，主穴选取心俞、厥阴俞，配穴可选用内关、足三里、间使、郄门、阴郄等。

方法：确定主、配穴，以酒精棉球轻擦消毒，持针取穴，留针20分钟，10次为1个疗程，2个疗程后评定疗效。

(6)中药熏药治疗：分型选方如下。

气虚血瘀证

【治则】益气活血，通痹止痛。

【方药】红花15g，当归15g，川芎20g，郁金20g，蒲黄15g，王不留行30g，降香15g，黄芪30g。

痰瘀痹阻证

【治则】化痰活血，宣痹通阳。

【方药】瓜蒌15g，薤白15g，红花15g，当归15g，川芎20g，王不留行30g，桂枝15g，丹参30g。

气阴两虚证

【治则】益气养阴，活血宁神。

【方药】红花15g，当归15g，川芎20g，生地黄30g，蒲黄15g，黄芪30g，冰片10g，丹参30g。

心阳不足证

【治则】温阳通脉，活血止痛。

【方药】红花15g，当归15g，川芎20g，薤白30g，蒲黄15g，王不留行30g，桂枝15g，细辛10g。

方法：将上述方药水煎约1000mL，倒入足浴盆进行塌渍治疗，每日1或2次，每次15～20分钟。或将上述药物研成粉末，取约30g与40℃温水约1000mL放入足浴盆进行塌渍治疗，每日1或2次，每次15～20分钟。

（三）护理

(1)起居：发作时立刻休息，一般患者在停止活动后症状即可消失。较重的发作可使用作用较快的硝酸酯制剂。调整日常生活与工作量。保持适当的活动，可坚持八段锦练习，但以不致发生疼痛为度。

(2)饮食：调节饮食，特别是一次进食不应过饱。禁止吸烟与饮酒。低盐低脂饮食，忌辛辣肥甘厚腻之味。多食蔬菜、水果等清淡食物。

(3)情志：避免劳累、情绪波动、精神紧张、饱餐、感冒等诱发因素，做好心理护理和卫生宣教。减少紧张情绪，避免精神刺激。心绞痛发作时患者有濒死感，要关心、安慰患者，解除思想顾虑。

(4)音乐疗法：音乐对与心肌缺血有关的疼痛、焦虑和压力有影响，可选用笛、萧、笙、埙、大提琴、古筝等乐器演奏《梅花三弄》《阳春白雪》《故乡的原风景》《满庭芳》《千年风雅》《枉凝眉》《夏日吟》《神人畅》《幽兰》《梦》《小河淌水》《潇湘水云》等。

（四）疗效评价

1. 评价标准

(1)中医临床疗效评价标准：参照2018年《证候类中药新药临床研究技术指导原则》。

显效：临床症状、体征明显改善，证候积分减少≥70%以上。

有效：临床症状、体征均有好转，证候积分减少≥30%以上。

无效：临床症状、体征无明显改善，证候积分减少<30%，而>0。

加重：临床症状、体征加重，证候积分减少<0。

(2)西医临床疗效评价标准：参照美国七大协会联合发布的《2021年AHA/ACC/ASE/CHEST/SAEM/SCCT/SCMR胸痛评估与诊断指南》。

显效：原有症状全部消失或显著减轻；静息时心电图恢复到正常或大致正常。

有效：原有症状大部分减轻或基本消失；经治疗后心电图ST段回升0.05mV以上，主导联T波倒置变浅达25%以上或T波由平坦变为直立。

无效：治疗后症状未改善；心电图无变化。

2. 评价方法

(1)中医评价：按照中医证候积分量表进行积分评价。

(2)西医评价：按照西医疗效评价标准以自身症状积分及DCG的结果评价。

(3)生活质量评价：基于患者结局报告的PRO量表及生活质量量表(SF-36健康简表)评分进行评价。

3. 难点分析

胸痹患者为气血阴阳失调、心脉痹阻所致，故以活血通络为基本治疗方法，同时兼顾气滞、气虚、痰浊、阴虚、阳虚等。此类患者同时应用抗凝、抗栓、抗血小板药物，可增加患者出血及血小板下降的风险。且活血化瘀药物长期应用易耗伤气血，损伤人体的正气，不利于疾病恢复。冠状动脉再通术后患者心绞痛仍有发作，西医常规治疗疗效欠佳,拒绝再次造影或手术;另依从性差的患者,随意性大,药物不能坚持,增加心血管不良事件及终点事件发生。诱因较多,如烟、酒较难控制,易诱发冠状动脉痉挛,加重冠状动脉缺血或反复发作。

王老认为,在急性期应用活血药物时,根据患者血瘀程度,适当加用不同活血力度的化瘀药物,观察患者临床表现、出凝血时间、血小板数等。注意益气、养阴、温阳等扶正治疗,据辨证酌加扶正药物。该病分急性期与缓解期,应注意轻重缓急的辨证施治,并适当加减相关药物以改善患者腹胀、纳差、烦躁、便秘等伴随症状,提高疗效及患者的依从性。缓解期用活血药物时,注意益气扶正、养血补血,以改善预后。冠状动脉再通术后患者心绞痛仍有发作,采取体质进行辨证分析,据体质不同,应用四季膏方调整体质。并根据患者疾病的不同阶段,分别采用汤、膏、丸、茶灵活应用;另依从性差的患者,加强随诊及健康教育,督促不良习惯的改变,保证全方位、无缝隙治疗,改善患者预后,减少终点事件发生。患者病情复杂,兼症较多,在临床诊治时,应重视个体、整体辨证,善于总结,用药精当,方能疗效确切。

四、原发性高血压

原发性高血压是指由于血压升高引起的头晕目眩,甚至头痛的疾病。王老认为,高血压早在《黄帝内经》就有对其病因、病性及脏腑归属的记载,眩晕可由风、痰、虚引起,故有“无风不作眩”“无痰不作眩”“无虚不作眩”的说法。眩晕的病因病机以“风”“火”“痰”“虚”四字可概括,治疗原则为虚补实泻、调整阴阳。虚实夹杂者或由虚致实,或由邪实致虚,当扶正以祛邪,或祛邪以扶正,临床应权衡缓急轻重,酌情论治。

(一)诊断

1. 诊断标准

西医诊断标准:参照中国高血压联盟和国家心血管病中心制订的《中国高血压防治指南(2018 年修订版)》。未使用抗高血压药物情况下,平均收缩压(SBP)≥140mmHg 和(或)平均舒张压(DBP)≥90mmHg;既往有高血压史,目前近 4 周内应用抗高血压药物治疗的个体。

诊断要点:①眩晕为发作性视物或自身旋转感、晃动感、不稳感,多因头位或(和)体位变动而诱发。②眩晕同时或伴有其他脑干等一过性缺血的症状,如眼的症状(黑矇,闪光,视物变形,复视等),内耳疼痛,肢体麻木或无力,猝倒,昏厥等。③有轻微脑干损害的体征,如角膜和(或)咽部反射减退或消失,调节和(或)辐辏障碍，自发性或转颈压迫一侧椎动脉后诱发的眼震以及阳性的病理反射等。④测血压，查血红蛋白、红细胞计数，以及心电图、电测听、脑干诱发电位、颈椎X线摄片、经颅多普勒超声等有助明确诊断。有条件者行CT、MRI检查。⑤肿瘤、脑外伤、血液病、脑梗死、脑出血等引起的眩晕患者除外。

眩晕程度分级标准：参照第四军医大学出版社出版的《眩晕》（2版）。

0级：无眩晕发作或发作已停止。

Ⅰ级：眩晕发作中和过后的日常生活均不受影响。

Ⅱ级：发作中的日常生活被迫停止，过后很快完全恢复。

Ⅲ级：发作过后大部分日常生活能自理。

Ⅳ级：发作过后大部分日常生活不能自理。

Ⅴ级：发作过后全部日常生活不能自理，且需别人帮助。

轻度：0、Ⅰ级；中度：Ⅱ、Ⅲ级；重度：Ⅳ、Ⅴ级。

中医诊断标准：参照中华中医药学会发布的《中医内科常见病诊疗指南——中医病证部分》（2021年），以及上海科学技术出版社出版的《实用中医内科学》。

（1）头晕目眩，视物旋转，轻则闭目即止，重者如坐舟船，甚则仆倒。

（2）可伴恶心呕吐，眼球震颤，耳鸣耳聋，汗出，面色苍白等。

（3）起病较急，常反复发作，或渐进加重。

2. 证候诊断

（1）痰浊中阻证：眩晕有旋转感、摇晃感、漂浮感，头重如裹，伴有恶心呕吐或恶心欲呕，呕吐痰涎，食少便溏。舌苔白或白腻，脉弦滑。

（2）阴虚阳亢证：头晕目涩，心烦失眠，多梦，面赤，耳鸣，盗汗，手足心热，口干。舌红少苔，脉细数或弦细。

（3）气虚血瘀证：头晕目眩，动则加剧，遇劳则发，唇甲紫绀，肌肤甲错，或头痛，乏力。舌淡暗，苔薄白，脉细弱或涩。

（4）痰瘀互结证：眩晕而头重昏蒙，伴胸闷恶心，肢体麻木或刺痛，唇甲紫绀，肌肤甲错，或皮肤如蚁行感，或头痛。舌质暗有瘀斑，苔薄白，脉滑或涩。

（二）中医治疗方案

本方案适用于18岁以上原发性高血压人群，不适用于儿童高血压、妊娠高血压、合并严重慢性肾脏疾病的高血压及继发性高血压人群。

1. 辨证选择口服中药

痰浊中阻证

【治则】祛风化痰，健脾和胃。

【方药】半夏白术天麻汤加减，即制半夏、白术、天麻、茯苓、生姜、橘红、大枣。

阴虚阳亢证

【治则】镇肝息风，滋阴潜阳。

【方药】镇肝息风汤加减，即怀牛膝、代赭石、生龙骨、生牡蛎、生龟板、生白芍、玄参、天冬、川楝子、生麦芽、茵陈、甘草。

气虚血瘀证

【治则】益气活血化瘀。

【方药】补阳还五汤加减，即黄芪、白芍、川芎、当归尾、地龙、桃仁、红花。

痰瘀互结证

【治则】活血化痰，通络开窍。

【方药】半夏白术天麻汤合通窍活血汤加减，即半夏、白术、天麻、茯苓、陈皮、石菖蒲、竹茹、丹参、白芍、桃仁、川芎、红花、牛膝、郁金等。

2.中成药治疗

目前，烟台市中医医院常用的中成药有口服和静脉用药两种。

痰浊中阻证可选用牛黄降压丸；阴虚阳亢证可选用清脑降压片等；气虚血瘀证可选用养血清脑颗粒；痰瘀互结证可选用血塞通片等。

辨证选择静脉滴注中药注射液，可选用天麻素注射液、血栓通注射液、川芎嗪注射液等。

3.中医外治法

（1）中药熏药：①夏枯草30g，钩藤20g，桑叶15g，菊花20g。上述药制成煎剂，用时加热至50℃左右，浸泡双足，两足相互搓动，每次足浴20~30分钟，每日2次，10~15天为1个疗程。②钩藤20g，吴茱萸10g，桑寄生30g，夏枯草30g，水煎取药液1500mL，加入食醋100mL，每天足浴30分钟左右，每日1次，10天为1个疗程。

（2）耳穴治疗法如下。

常用穴：耳背沟、肝、心、交感、肾上腺。备用穴：耳神门、耳尖、肾。常用穴每次取3或4穴，酌加备用穴，以7mm×7mm的胶布，将王不留行籽贴于所选穴，贴紧后并稍加压力，使患者自感胀痛及耳郭发热。每隔2天换贴1次，每次一耳，双耳交替，15次为1个疗程。阴虚阳亢证选用肾、枕、皮质下。耳穴肾，在对耳轮下脚下缘；枕，在对耳屏后上方；皮质下，在对耳屏的内侧面。

（3）穴位敷贴如下。

高血压一号方（肝火、阴虚、热证为主）：将清半夏、夏枯草、桑叶、菊花、瓜蒌、葛根、吴茱萸等药研为末，敷于足三里、气海、涌泉等穴位。

高血压二号方（气虚、阳虚、寒证为主）：将吴茱萸、肉桂、黄芪、当归、太子参等药研为末，敷于曲池、合谷、丰隆等穴位。

阴虚阳亢伴有头晕者，以吴茱黄、川芎颗粒剂各3g混匀，白醋调成糊状，每天晚间临睡前贴敷双侧涌泉穴，2 周为 1 个疗程；阴虚阳亢伴头痛明显者，以决明子 10g 焙干研末，以绿茶水调成糊状，贴敷于两侧太阳穴，干后更换。

(4)耳尖放血疗法、埋针治疗：根据中医辨证施治，给予耳尖放血、埋针治疗，可显著降低患者血压。

4. *其他中医治疗*

如隔物灸，药枕，中药离子导入及针灸治疗。

5. *平衡疗法*

采用平衡疗法，中西医结合多靶点、综合干预高血压的发病机理，中药以平衡阴阳、气血、脏腑功能，非药物治疗包括有氧运动、饮食和心理治疗等。

王老认为，目前眩晕的诊疗方案基本解决了临床眩晕的诊断及治疗问题，在临床诊疗中，还需要患者配合以下问题。①饮食：高血压患者要求低盐低脂饮食，饮食应以易消化、易吸收的食物为主，避免高盐、煎炸、油腻食品。②体重指数：控制体重，适宜锻炼是控制血压的重要方面。③情绪控制：避免情绪激动，以减少交感神经兴奋。④睡眠：保证睡眠良好，患者需得到充分的休息。

（三）疗效评价

1. *评价标准*

(1)中医临床疗效评价标准：采用《中药新药临床研究一般原则》的证候评分标准，动态观察证候变化，重点在于评价患者已有或新发的头晕目眩、头痛等主要症状是否明显缓解（证候积分下降≥50%）。

临床治愈：中医临床症状、体征消失或基本消失，证候积分减少≥95%。

临床显效：中医临床症状、体征明显改善，证候积分减少≥70%。

临床有效：中医临床症状、体征均有好转，证候积分减少≥30%。

临床有效：中医临床症状、体征无明显好转，甚或加重，证候积分减少＜30%。

(2)西医临床疗效评价标准：推荐采用世界卫生组织生活质量测定简表中文版和杜氏高血压生活质量量表进行成人原发性高血压的生活质量评分，采用《中国高血压防治指南(2018 年修订版)》进行成人原发性高血压的病因鉴别诊断、心血管危险因素的评估，并指导诊断措施及预后判断。

降压目标：年轻人或合并糖尿病、慢性肾脏病者，血压＜130/80mmHg；60～69 岁者，血压＜140/90mmHg，如能耐受，还可进一步降低；70～79 岁者，血压＜150/90mmHg，如能耐受，还可进一步降低；肾功能受损，蛋白尿＜1g/d 者，血压＜130/85mmHg；肾功能受损，蛋白尿＞1g/d 者，血压＜125/75mmHg。

临床治愈：临床症状、体征消失，达到降压标准。

临床显效：临床症状、体征基本消失，血压基本达到降压标准。

临床有效:临床症状有时改善,血压在降压标准上下。

临床无效:临床症状无改善,血压达不到降压标准。

2. 评价方法

主要从以下方面的变化进行评价:①主症,头晕目眩;②伴随症状,如恶心呕吐,耳鸣耳聋,倦怠乏力,汗出等;③发作频率;④血压测量。

推荐同时采用肱动脉血压评定降压疗效。

单纯收缩期高血压:根据偶测,收缩压平均值下降 > 10mmHg 以上作为疗效判定,分别计算治疗有效率和血压达标率。治疗有效:SBP 下降 > 10mmHg;降压达标:SBP < 140mmHg,且脉压(PP) < 60mmHg,同时舒张压适度下降(不低于 60 ~ 70mmHg)。

单纯舒张期高血压:①显效,DBP 下降≥10mmHg,并降至 < 85mmHg,或降低 20mmHg 以上;②有效,DBP 下降 < 10mmHg 但降至 < 85mmHg;③无效,未达到上述标准。

双期高血压:参照单纯收缩期高血压和单纯舒张期高血压的降压疗效标准,综合判定。

附:中医眩晕程度分级评分表(表 8 - 1)

表 8 - 1 中医眩晕程度分级评分表

症状	分级量化标准
头晕目眩	① 0 分:无头晕目眩;② 2 分:尚可忍受,闭目即止;③ 4 分:视物旋转,如坐舟船;④ 6 分:眩晕欲仆,不能站立
恶心、呕吐	① 0 分:无恶心、呕吐;② 1 分:轻度恶心、呕吐,但不影响日常生活及进食;③ 2 分:影响日常生活及进食;④ 3 分:频繁、严重的恶心、呕吐,需卧床休息
耳鸣耳聋	① 0 分:无耳鸣耳聋;② 1 分:偶尔出现;③ 2 分:频繁出现,轻度听力下降;④ 3 分:持续出现,影响工作和睡眠,明显听力障碍
倦怠乏力	① 0 分:无倦怠乏力;② 1 分:乏力,偶有倦息;③ 2 分:时有嗜卧,乏力倦怠;④ 3 分:整日困卧,对外界事物兴趣下降,坐时即可入睡
汗出异常	① 0 分:无汗出;② 1 分:皮肤微潮,稍动更甚;③ 2 分:皮肤潮湿,动则汗出;④ 3 分:稍动汗出,如水流
发作频率	① 0 分:无发作;② 1 分:偶尔出现;③ 2 分:经常出现;④ 3 分:持续存在

(李晓日 孙仲明)

第九章

心血管疾病的预防

一、心血管疾病的流行病学

根据《中国心血管与疾病报告2020年》的报告：心血管疾病死亡率占我国城乡居民的首位，农村心血管疾病死亡率为46.66%，城市心血管疾病死亡率为43.81%，也就是说，每死亡5人中就有2人是心血管疾病患者。现代社会，众多的年轻人担心自己年迈的父母患上心血管疾病的时候，殊不知自己的血压及血脂也在悄悄发生着变化，高血压病及冠心病正在逐步年轻化和低龄化。根据我国高血压的调查发现，我国≥18岁居民高血压患病率约为27.9%，青年人群（18～34岁）高血压患病率为5.2%，≥75岁者患病率为59.8%。我国≥18岁居民血压正常高值检出率约为39.1%，高血脂检出率>40.4%。通过2020年高血压、高血脂统计数值可以看出，心血管疾病的年轻化越来越明显，已成为青中年猝死的"头号杀手"。

人在刚出生的时候血管内壁光滑而有弹性，但随着越来越多高糖食物充斥在儿童的成长过程中，糖分的过多摄入导致了儿童肥胖的发生，糖分代谢饱和后转化为多余的脂肪储存在体内，从而引起血管内血脂的过早沉积，导致血管过早硬化。现代人的生活模式经常是：长期熬夜，三餐不规律，便捷的快餐，运动的缺乏，有些人甚至嗜酒，烟不离手。长期熬夜扰乱人体生物钟，使机体分泌过多的肾上腺素，使得血管处于收缩状态，血液黏稠度增加，血流减慢；而饮酒抽烟及快餐的多油多盐又导致身体血脂代谢异常，再加上缺乏运动使得血脂沉积在血管壁，导致血管的进一步硬化，久而久之，不仅引起心肌梗死及高血压发病的年轻化，还会导致猝死及难治性高血压的发生。

二、心系疾病的中医预防理念

当代心系疾病的发生发展，与社会进步、生活质量提高有着密切的关系。中医学对心系疾病的认识有着悠久的历史。王老对心系疾病，在病因病机、诊断治疗、预防保健等方面积累了大量的临床经验。王老在接诊每一位患者的时候，除了对患者进行寒热虚实辨证外，还总是事无巨细地询问患者的生活习惯、饮食结构、作息、工作强度、烟酒嗜好及家族史等情况，通过多年对心系疾病的诊疗，总结经验，经常告诫年轻医生：心系疾病中的高血压、高血脂在疾病的早期阶段是可防可治的。通过对每一位患者的辨证分析及治疗经验的总结，王老指出，气、血、痰、水既是机体的病理产物，又是导致心系疾病的主要病理因素；补气化浊、行气活血、温阳利水、寒热并行是心系疾病治疗思路的中坚力量；同时要特别重视心理因素在心系疾病发生发展过程中的重要作用。

《黄帝内经》云："夫百病之始生者，必起于燥湿、寒暑、风雨、阴阳、喜怒、饮食、居处。"中医上并无高血压的病名，根据该病的主要症状及其发展过程，属于中医学"眩晕""肝风"等。王老熟读经典，认为高血压疾病是从中医外感及内伤着手治疗；根据中医五行相克，肾水生肝木，因生活失节而致肾阴虚，肾阴不足而不能涵木致肝阳上亢，那么治疗得从肝、肾着手；七情内伤中因忧思劳倦伤脾或劳心过度伤心，心脾受损，脾失健运，聚湿生痰，可使痰浊上扰，土壅木郁，肝失条达而痰湿壅盛。工作室在王老对高血压认识的基础上，认为中青年早期高血压发病，血压基本处于正常高值或者 $<160/100mmHg$，多因工作压力大、生活节奏快、作息时间乱导致情志失调，引起肝、脾、肾三脏功能失调，气机逆乱，阴阳不和，肝风升动而发病，此类患者多伴有头晕、头痛、腰酸甚至失眠耳鸣等症状，舌、脉多表现为舌红苔少、脉弦细而数。众所周知，年轻患者基于对疾病的认识不足及高血压药物副反应的担忧，均或多或少对高血压药物有不同程度的抵触，那么对于此型患者，我们除了采用四逆散合葛根汤合天麻钩藤饮控制血压，还配合大椎穴刺络拔罐、双耳尖放血的中医治疗方法，通过对中药及中医治疗的辨证应用，同时指导其生活方式的改变，如避免高盐、高油食物的摄入，加强运动，改善睡眠。这种中青年高血压患者基本不用服用西药降压治疗，免除了患者服药的焦虑情绪，避免了长期服药的胃肠道刺激等不良反应。对于痰湿壅盛型高血压，我们认为，因作息时间乱、饮食不规律、喜食肥甘厚味、缺乏运动致脾胃失于运化，脾气不升，胃气不降，使痰湿积聚于体内而发病，此类患者多有舌体胖大、舌红苔厚、脉滑。多用泽泻汤合苓桂术甘汤合半夏白术天麻汤治疗，同时制订中等强度的运动治疗方案，加强对患者饮食的严格管

理，此类患者的血压基本可控制在正常范围。

与古人相比，现在人们的体质发生了变化，致病因素也发生了很大的变化。王老在临床工作中，从历代医家的致病思路中，汲取古籍的精髓，亦结合当代的致病因素，总结当代疾病的特点，给予适合的治疗措施。众所周知，心脏病的发作大多在寒冷季节，所以古代医家治疗多从寒辨证入手，但王老认为，心系疾病怕寒，多因“虚”所致，他指出当代的心系疾病发病部位主要在心，但涉及肺、脾、肝、肾多脏。致病因素以脾气不足为主，以血瘀、痰浊、水湿为病理发生发展机制，情志因素往往会加重气滞、内火等方面的问题。因此，健脾补气、化痰除湿、行气活血是治疗的根本，在减轻症状、减少病情反复方面起着至关重要的作用，同时根据患者的具体问题，用药时往往会有寒热病因同时出现，治疗也会寒热药物同时使用，更好地体现了中医学辨证施治、整体观念的精髓所在。胸痛患者在“虚性体质”基础上，气、血、痰、水是导致心系疾病的主要病理因素；根据患者不同体质，王老研发了活血救心丹、化痰救心丹、温阳救心丹等大力救心丹系列对心系患者进行救治。王老在临床带教中，经常告诫年轻医生：不仅要治疗患者的病，还要让患者的“症”痊愈。心内科的众多患者从一个健康人到患者有个角色转化的过程，或多或少地存在精神心理因素，在服用西药抗焦虑的同时，药物依赖性越来越强，而药物疗效却越来越差，同时进一步影响临床预后及生活质量。针对病患的这种心理疾病，王老特别擅长应用中药稳定患者的情绪，他的理论要点在于黄元御《四圣心源》的气机升降论：中气衰则升降窒，肾水下寒而精病，心火上炎而神病，肝木左郁而血病，肺金右滞而气病。不论哪个环节升降不利，情志皆会生病，根据对患者的六经辨证，调节气机运行以改善患者情志。对于不同类型的患者经常采用柴胡加龙骨牡蛎汤、血府逐瘀汤配合相关经络的针刺等中医治疗调理患者情志，在临床中收效颇丰。在情志治疗上，王老研发了宁神救心丹改善患者情志致病的自主神经功能紊乱的情况，能显著改善患者焦虑的情绪及睡眠状态，从本质上治疗患者的“症”。工作室成员在此基础上，在临床工作中，不仅仅根据患者气虚、血瘀、痰浊的体质进行辨证分析，还结合“双心”理念，特别注意从“气郁”辨证上对患者进行情志的调节，十分重视心理因素在心系疾病发生发展过程中的重要作用。王老还研发了理气颗粒，治疗伴有肝郁气滞、烦躁、焦虑的患者，同时配合改良式八段锦治疗重症心系患者取得了事半功倍的疗效。

在北方尤其临海地区，周围居民高盐饮食、食用大量面食、长期饮酒，加之气候寒冷，很多海边居民血压升高。王老特别叮嘱这类高血压患者要低盐饮食。现代研究表明，高血压与体内钠盐的增多有关，如果严格控制食盐的摄入量，即使不服用降压药，仍可使血压降低 5 ~ 10mmHg。从饮食上控制盐的摄入，低盐饮食可以帮助降低血压，高血压患者每天盐的摄入量应 <6g。钠为高血压的元凶，钠不仅存在于食盐中，还要特别注意“隐形盐”，如酱油、豆瓣酱、腌制品、海产品、果脯及一些含盐量高的坚果及佐料；若是口味很重的人，很难一下子将盐摄入量低于6g，改变烹饪方法可以帮助患者达到减盐的目的，建议多用清煮、慢炖、蒸的方法烹饪食物。根据患者的重口味，可以逐步降低盐的摄入量，同时添加洋葱、醋等有口感的食物过度。

除了以上低盐饮食外，结合高血压防治指南，高血压人群我们不建议全素饮食，全素饮食的人会导致饮食失衡，引起脂蛋白及蛋氨酸的缺乏。现代营养学认为，鱼、虾等海产类中的蛋白质含有丰富的蛋氨酸，有降低血压的功效。不饱和脂肪酸较饱和脂肪酸更有利于人体健康，鱼类的脂肪中含有多种不饱和脂肪酸，有促进排钠、降低血脂和血压的功效，其作用是植物油的 3 ~ 5 倍，故多食用鱼、虾类可预防高血压、冠心病的发生，但是无鳞的鱼及软体海鲜胆固醇含量偏高，不建议过多食用。我们建议高血压患者改变膳食结构，注重营养均衡。研究发现，膳食中钾和钙的摄入与血压呈现明显的负相关，可多多食用新鲜的果蔬；新鲜的果蔬里面含有丰富的钾元素，每天摄入 4.7g 的钾（慢性肾功能不全者除外）可以有效降低血压；还要减少淀粉类食品的摄入，尤其高糖类（如糕点），过多的糖分超过机体的代谢后，会通过肝糖原转变为脂肪，引起肥胖及血管硬化的发生；特别要注意糖分的过多摄入，尤其对高血压及高血脂患者，限制甜食及加工食品的摄入，控制到平时摄入量的1/4，会大大减少肥胖的发生。另外，要特别注意膳食均衡，中国居民膳食营养宝塔根据我国居民身体素质在饮食均衡上做了非常详细的说明。强烈建议高血压患者戒烟，吸烟是心血管的独立危险因素，吸烟会导致血管内皮细胞受损，促进炎症及血栓形成，更可进一步导致动脉粥样硬化血脂异常和冠状动脉痉挛，同时会导致动脉瘤及外周血管病变的发生，故必须尽早戒烟。在众多戒烟患者的戒断反应中，除了药物治疗及心理疏导外，根据中医八纲辨证针对不同的患者治疗具有积极的疗效。我们建议高血压患者节制饮食，均衡膳食是高血压及高血脂患者必备的辅助措施。蛋白质应占总热量的20%，脂肪占25%，早、中、晚三餐热量分配也要均衡，特别要杜绝不吃早餐及晚餐、暴饮暴食的不良习惯。三餐均要避免饱食，更多的实验证实，适度的饥饿感更有利于肝脏的活性及人体健康。三餐一般着眼于三个标准：早餐营养，中餐丰富，晚餐少食；在饮水上，要适度饮用硬水（硬度 > 8°的水，富含钙、镁等微量元素）、矿泉水，尽量少饮软水、纯净水，杜绝饮料，饮料中经常含有过多的糖分。另外，王老特别强调，要注意饮食调和，五味力戒偏亢，食物也和药物一样具有寒、热、温、凉四气及辛、甘、酸、苦、咸五味，一直秉承的饮食原则为肝病禁辛、心病禁咸、脾病禁酸、肺病禁苦、肾病禁甘。在身体正常时，注意适当节制五味，多吃淡味，淡味并不是说没有滋味的食物，而是指酸、苦、甘、辛、咸五味要淡。同时还告诫大家不要过食生冷，生冷易伤脾阳，会致水谷不化而生病，从西医上说遇冷血管收缩，同时兴奋交感神经，会引起血压升高；在饮食上，还要特别注意预防便秘。我们强调高血压患者应限制酒精等刺激性饮料的摄入，过多摄入酒精会引起血液黏稠度增加及血管硬化，同时合并机体营养失衡，引起心血管疾病的发生。限制红肉和咸肉的摄入，高血压饮食中限制红肉量为160g；多食用白肉（如鸡、鸭、鱼、鹅）；鱼肉的蛋白质优于鸡肉、鸭肉、瘦猪肉、羊肉和牛肉，但要注意烹饪方式，高血压及高血脂患者要选择合适的烹饪方式。国内外大量研究都证实，缺乏身体活动（除职业性活动、家务劳动）已经成为全球范围内造成死亡的第4位主要危险因素，前3位是高血压、吸烟、高血糖。《中国人群身体活动指南（2021）》指出：针对18～64岁成年人，一是每周要进行150～300分钟中等强度或75～150分钟高强度有氧活动，或者等量的中等强度和高强度有氧活动组合；二是每周至少进行2次肌肉力量练习；三是保持日常身体活动，并增加活动量。鉴于上，每天尽量保证30～45分钟中等程度运动（如快走、跳舞、骑车等），对于超重或者肥胖患者建议增加60～90分钟的运动，这些积极的运动方式对患者是比较有利的。

三、工作室心系疾病防治理念的创新

（一）中医心脏康复的创新

王老一直强调，病和症不一样，尽管在科技高速发展的今天，PCI、射频消融术、心脏同步化治疗、瓣膜置换术等新技术与新活素等新药品已经极大地提高了患者的生存率，改善了患者的生存质量，但在临床诊疗中，经常发现很多术后患者出现体力活动下降、阵发性心绞痛等心脏疾病的表现，甚至出现寝不安、食无味，以至于严重影响患者的日常生活。王老针对上述患者的病情，将自己的治疗经验系统总结，形成了多种疾病、多种剂型的协定方剂，治疗效果得到了广大患者的认可和肯定。其中，将疗效显著的协定方剂制成院内制剂，更加方便了患者的使用。院内制剂在烟台市中医医院投入使用十余年，得到了越来越多患者的认可。为了更加适合患者多种疾病、不同治疗阶段的需求，工作室进一步创新了膏滋方剂、药茶、中药乳膏外敷等多种治疗方法，同时注重疾病全程管理，强调药物治疗只是疾病治疗的一部分，提醒患者要重视平时的运动锻炼，并从中医传统文化中汲取精髓，结合心系疾病的发病特点，工作室成员在运动方面借鉴传统中医运动方式（八段锦）指导患者的康复。在传统八段锦的基础上，基于不同的患者及病情，创立了卧式八段锦、坐式八段锦、站式八段锦等渐进式八段锦，贯穿于患者整个临床康复过程，使众多的患者从中获益。另还针对高血压患者,利用降压操等锻炼方法,为长期解决患者的健康问题,提高患者的生活质量,起到了药物所不能及的重要作用。随着心绞痛、心肌梗死发病率的增加,冠状动脉介入治疗发展迅速,在有效改善患者冠状动脉供血方面功不可没,但部分患者仍有 PCI 后心绞痛,工作室针对 PCI 后心绞痛患者应用体质辨识指导中医药的应用,同时注重心肌梗死患者早期进行心脏康复。大数据的对照分析发现,中医的早期介入可以明显改善患者的生存状态,中医证候疗效量表积分明显减少,有效减轻了患者痛苦,减少了患者住院率。

下面以心肌梗死(简称心梗)患者进行早期心脏康复的具体做法为例,来说明在现在医疗条件下,工作室对心肌梗死患者的现代治疗方案。对于心梗后 48 小时病情相对稳定患者,在常规西药治疗的基础上,开始给予本院院内制剂活血救心丹口服,每次 10g,每日3 次,饭后半小时服用,一直服用至心梗后 3 个月。同时住院初期配合卧式八段锦的功能训练,每次 2 节,每日 2 次;若 2 天后患者病情无反复,可开始坐式八段锦训练,每次 4 节,每日 2 次;若 3 天后患者病情无反复,可开始站立式八段锦训练,每次 4 节,每日 2 次;此后,在医生的指导下,根据患者的具体情况,逐渐增加站立式八段锦的训练时间,心梗后 1 个月时,统一增加至站立式八段锦 8 节,每日2 次,连续训练至心梗后 3 个月。通过比较患者各项理化指标,如血生化、心脏彩超、心电图、嗜铬粒蛋白 A(CgA)、6 分钟步行试验、动态心电图及生活质量评估 WHO QOL－100 量表,中医证候疗效量表积分均较对照组疗效显著,通过真实的实验数据客观证实了心梗患者早期心脏康复和中医治疗的效果。对于其他心系疾病,如心力衰竭应用渐进式八段锦配合中药膏方治疗,高血压患者应用中药配合降压操、运动处方及中医外治法治疗,高血脂患者服用降脂药茶配合运动处方平衡膳食等,工作室也做了非常详细的治疗方案,并取得了良好的效果。通过一种疾病,我们与对患者进行病情沟通,制订治疗方案,指导患者康复训练、改善饮食结构及生活习惯,同时告知患者规律服药,定期监测各项指标和接受健康教育,让患者了解自己的病情,同时通过康复训练时运动类型、强度、频率和时间的选择,让患者对自己的身体状态具有初步的掌握。王老常讲,让患者将疾病交给医生,将习惯交给自己,通过心脏康复让患者改善生活质量,扩大生活范围,回归家庭及社会。

(二)体质辨识与治未病的应用

随着现代心血管疾病发病率的升高,美国及欧洲一些国家也在不断制订和修正心血管疾病一级预防指南,国外的最新观点一般在健康饮食、体力活动、控制体重、戒烟、控压降脂 5 个方面。中医治未病的理论最早见于《黄帝内经》,即“圣人不治已病治未病,不治已乱治未乱”。古代医家根据《黄帝内经》理论开展预防疾病及养生，而现在王琦教授的《中医体质分类与判定》将体质分为平和质、气虚质、阳虚质、阴虚质、痰湿质、湿热质、血瘀质、气郁质、特禀质9个类型。体质差异是人体内在脏腑阴阳气血盛衰以及功能代谢差异间的重要反映，它也代表了患者人体的整体特征。王老认为，亚健康是“未病”的一种重要表现形式，中医治未病的思想对于亚健康的防治具有自身的优点。当身体处于亚健康或心理处于焦虑、紧张、压抑等状态时，通过针灸、推拿等非药物疗法，把疾病消灭在萌芽状态，控制疾病的发生。众多亚健康患者体检结果正常，但却伴有头晕、头胀、失眠、胸闷等症状，鉴于此，王老经常把中医四诊、体质辨识、经络评测等中医健康风险评估纳入亚健康防治方案，治疗的主要手段是调理体质偏颇，但要特别注意结合六经辨证。比如失眠患者，经过中医评估，可能是阴虚体质，病机是肾阴虚、心火旺、扰动心神所致的失眠；也可能是痰湿体质，病机是痰热扰心、心神不宁所致的失眠。确定患者体质，同时寻求患者经络辨证的中医病因，再用中医治未病药物或非药物特色治疗手段治疗，切实解除患者病痛，这就是未病先治及治病求本的意义所在。

（李秋来　卢绪璋）

第十章 膏方

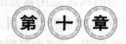

在临床工作中，医生经常会被患者问道：“汤药好苦，还得喝多久呢？”“我吃什么可以补身体呢？”“我家里有朋友送的补品，我可以吃吗？”……问这些问题的，有健康人，有患者，有老人，有年轻人；有的是为自己问的，有的是替家人问的。这些问题反映出，随着生活水平的提高，随着慢性病的逐年增多，也随着老百姓健康意识的增强，大家想让自己更健康，想让自己能够在疾病的初期甚至患病之前“有所作为”，这也体现出了社会的发展、文明的进步！

王老对于冠心病、高血压、高血脂、代谢综合征、心力衰竭等诸多慢性病的治疗有着丰富的临床经验。王老根据“急则治其标，缓则治其本”的中医传统理念对患者进行对症治疗，中药膏方是“缓则治其本”理念的具体体现。膏方在烟台市中医医院使用已近20年，虽然时间不是很长，但是已经获得了广大患者的认可。

一、膏方的前世今生

在古代，膏方是作为滋补圣品的地位存在的，因为价格昂贵，有些药材难以随时获得，古代也只有王公贵族才有能力享用这种既能治病又能调理的滋补圣品。膏方运用历史悠久，最早可以追溯至先秦时期。《黄帝内经》载方313首，其中包括膏方2个。唐代孙思邈《备急千金要方》中苏子煎，治疗上气咳嗽，方用苏子、杏仁、生姜汁、地黄汁、白蜜，“上五味，捣苏子，以地黄汁、姜汁浇之，以绢绞取汁，更捣，以汁浇，又绞令味尽，去滓，熬杏仁令黄黑，治如脂，又以向汁浇之，绢绞往来六七度，令味尽，去滓，内蜜合和，置铜器中，于汤上煎之，令如饴。一服方寸匕，日三夜一”。可见，当时的膏方使用已与现代膏方的情况大体一致。膏方发展到明代，已进入成熟阶段，如《本草纲目》的益母草膏，《寿世保元》的茯苓膏等。明代医家多注重用血肉有情之品调补身体，认为能“延年益寿，填精补髓，发白变黑，返老还童”。当时的膏方制作方法和现今类似，煎汁，浓缩，加糖蜜或胶类收膏。当时的膏方也已从药用延伸到膳食调养，如明代《御制饮膳调养指南》，用人参、生地黄、茯苓、蜂蜜制成的琼玉膏,用枸杞子、白酒熬成的金髓煎,用天冬熬成的天冬膏等,均以慢火熬成膏,并有延年益寿、调养身体的作用。清代名医张聿青《张聿青医案》中《膏方》一卷,较全面地反映了当时医家运用膏方的经验。此时膏方收膏时常选加阿胶、鹿角胶、龟板胶、鳖甲胶等,以加强补益作用。因时、因人处方,强调辨证施治,注重炮制工艺,既能补益,又能治病。《清太医院配方》和《慈禧光绪医方选议》均收录了很多著名的抗老滋补膏方,如用于延缓衰老的菊花延龄膏,用于补益的扶元和中膏,用于治疗眼病的明目延龄膏,用于治疗咳嗽的润肺和肝膏,用于治疗脾胃不和的理脾调中化湿膏,用于治疗肝病的清热养肝和络膏等。当时膏方的运用不单单局限在冬季,四季都有使用。到了现代,慢性病发病率逐年增高,慢性病及肿瘤放化疗后、术后虚弱患者等,均可考虑使用膏方来益气养血、养阴润燥、温阳通络、健脾补肾,以达到补充疾病消耗、提高机体免疫功能的作用。

二、膏方的优势

膏方使用之所以历经千年,经久不衰,王老总结其原因主要有以下几点。

1. 服用有效又安全

在长期临床工作中,膏方的使用已经成为王老每天工作的一部分。有患有心力衰竭、心梗后、PCI 后、糖尿病、慢性阻塞性肺疾病(慢阻肺)等常年服用膏方的虚衰患者,有高血压、高血脂、代谢综合征、肥胖、黄褐斑、失眠、焦虑等症状明显的轻症患者,也有每年冬季按节气调理身体的健康人群。重症患者服用后明显感觉活动耐量改善,再住院率下降;慢性病患者体会到血压、血糖、血脂等指标控制得更加容易,达标率更高;健康人群冬季膏方的常规服用,患者自觉精神饱满、情绪稳定。膏方从古代使用至今,仍然能够在临床上甚至生活中继续存在,已经经过了上千年的时间来证明膏方的安全性。

2. 科学又独特

中药的使用,本身就非常强调“整体观念,辨证论治”。膏方是中药临床使用的一种途径,也要强调辨证使用。因此,临床上膏方的开具,也是和其他汤、丸、散、丹一样,主张“一人一方”。王老常常告诉我们,心系疾病的发生,“必有内虚为因”。气血阴阳的亏虚,不仅仅存在于心力衰竭、心梗等这些危重的患者中,也会发生在年轻的高血压、高血脂这样的慢性病的患者身上。因此,对于疾病稳定期的调理,膏方的优势是其他剂型不能替代的。膏方的处方内容丰富,顾护病情更加全面,能够根据患者的具体证型来给予对症治疗。而且,疾病的发生发展不是一朝一夕突然发生的,病情的改善也是同样的道理。长期服用膏方坚持治疗,慢慢调,慢慢养,能从根本上解决疾病发生发展的根源,能使健康更加稳固,这也是膏方所具有的独特魅力。

3. 口感容易接受并可长期服用

中医理论本身就有药食同源的体现。要从治本上解决问题，药物服用时间往往会较长。古往今来，多少医家为了能够达到治病防病、健康养生、延年益寿的目的，不仅要在治疗方面进行辨证治疗的思路更新，同时为了减少药味带来的困扰，能够使服用者更加主动积极地坚持服用膏方，医家在膏方制作方面也进行了长期不懈地探索。经过上千年的反复试验，经过制作工艺的改良，当代膏方在服用的时候，已经不需要“良药苦口利于病”的谆谆教导了，苦味、腥味已经减少了很多，口感方面没有了负担。膏方从组方到制作，在口感的润滑度、服用的方便度、照顾健康需求的全面程度等方面，都可以称之为“精益求精”，使得膏方更加利于患者的长期服用。

4. 吸收快，药效强，作用持久

和汤剂相比，膏方的处方更丰富、更全面，需要经过浸泡、水煎、过滤、成膏、收膏等步骤，其间根据不同的膏方成分分环节加入一些细料药和胶类药。长时间的熬制，使得膏内水分含量极少，利于膏方保存；药物成分经过长时间熬制，尤其是膏方内的补药成分，更加利于脾胃的吸收。膏方的治疗也体现了“慢病慢养”的主张，每天服用的药量很少，长期服用下来，效果持久而稳固。

5. 补中有通

膏方的优势是以补为主，膏方中大部分的药物组成也是滋补类药。但在临床中，随着时代的进步，疾病谱也随之发生了变化。因此传统膏方的配药也在发生改变。王老平时开具膏方时，非常重视患者的个人生活情况，根据个人的不同生活状况和性格特点，适当加入柴胡、白芍、瓜蒌、半夏、大黄、蒲黄等有理气通络、清热活血类的药物。王老认为，脾胃运化功能好，才能将水谷运化成精微；全身气血更加通顺，精微才能变化成气血通达全身而起作用。

三、膏方的服用特点

1. 一人一方

膏方主要是针对慢性虚损性疾病的患者进行长期调理以及滋补养生，具有滋补强身、抗衰延年、治病防病的作用，具有一人一方、量体用药的特点。

2. 冬季膏方

冬季膏方以补益、养生类为主。冬季所开具的膏方以改善亚健康，提高机体免疫力，术后恢复，抗衰延年等滋补类膏方居多。适用于体质虚弱者、慢性患者、老年人急性病的稳定期、术后患者等，充分体现了“冬主收藏”的原则。每年深秋开始到来年春季,尤其主张立冬到来年立春这三个月的最佳时间服用膏方,连服 3 个月以上效果更佳。

3. **四季膏方**

四季膏方以治疗、调理类膏方为主,主要适用于急性病缓解后、术后恢复、亚健康状态、慢性病的长期调理,往往是在汤药之后继续服用的首选方式,体现了“缓则治其本”的治疗原则。一年四季都可以服用,和冬季膏方相比,四季膏方的方子更小,治疗方向更明确,治疗作用更突出,可以服用 1 个月以上或者常年服用。

另外,市面上可以见到一些类似的膏剂出售,如龟苓膏、秋梨膏、川贝枇杷膏、益母草膏、夏枯草膏等。这些也是很好的成膏药,这些成膏药成分明确,适应证清晰,但是治疗范围偏小,药物也相对简单,和我们提到的滋补治疗类膏方不能相较而言。

四、膏方的组成

膏方由中药饮片、细料药、成膏药、调味药及辅料五部分组成。

1. **中药饮片**

中药饮片是膏方发挥药效的主体部分,需要医生通过望、闻、问、切的详细辨证分析后,根据患者的不同体质来开具处方。

患者的体质一般有阴虚、阳虚、气虚、血虚以及不同脏腑的虚损,医生会根据患者的病情特点,按照君、臣、佐、使的配伍原则开具处方。如果患者形体瘦削、口干咽燥、渴欲饮水、潮热盗汗,多为阴虚体质,宜选用太子参、麦冬、玉竹、沙参、枸杞子等组成方剂;如果患者畏寒肢冷、自汗、小便清长、腹中易冷痛,多为阳虚体质,宜选用人参、肉桂、淫羊藿、干姜等药物。如果患者神疲倦怠、面色㿠白、饮食无味,多为气虚体质,宜选用党参、黄芪、茯苓、白术等药物;如果患者面色萎黄、精神萎靡、失眠少神,多为血虚体质,宜选用熟地黄、当归等中药。

膏方中的药物配伍,由于要综合考虑到处方既“治疗”又“补益”的双重作用,因此,膏方的中药药味要比通常的汤药处方药味种类多,且药物剂量要能够满足膏滋药服用时间的剂量。大多膏方是一次开具 1 个月的服用剂量,下个月再调方。也有以补益作用为主的膏方,不需要频繁调整方剂者,一次可以开具两个月甚至更多的剂量连续服用。通常情况下,一剂膏方的中药部分,其总量应控制在 3 ~4kg。

2. **细料药**

细料药是一些贵重药物的统称,是处方中体现膏方补益虚损功效的重要组成部分。细料药的品种来源主要有以下几个方面。

(1)参类:如生晒参、红参、西洋参、花旗参等。

(2)贵重的动物药:如羚羊角粉、珍珠粉等。

(3)贵重的其他药材:如冬虫夏草、红花等。

(4)粉末类:如琥珀粉、川贝粉、三七粉等。

其中,需要煎煮的细料药不能与一般饮片入汤共煎,否则用量较少的细料药所煎出的有效成分极易被数量众多的饮片药渣吸去,而有损补益之效;应该采用另炖、另煎、兑入等方式单独处理,以达到物尽其用的目的。粉末类细料药往往是在收膏时再加入。膏方中细料药的配伍并非多多益善,而是随需而择,切勿多用、滥用。

3. 成膏药

成膏药能够提供胶质,让汤药成为膏药的中药材。成膏药可根据各自的特点起到补虚疗疾的作用。常用的成膏药有阿胶(补血润燥、养血止血)、龟板胶(滋阴潜阳、益肾壮骨)、鳖甲胶(益肾滋阴、退热散结)、鹿角胶(温补肾阳、填精补髓)等胶类,这些胶类是膏滋加工中常用的药物,医生会根据患者的辨证来选择合适的成膏药加入,起到补益虚损、固定成形的作用。

4. 调味药

调味药主要包括两个方面。

(1)糖类:膏方加工过程中所采用的糖类,不仅可以掩盖药物的苦味,增加可口度,也可以增加膏药一定的黏稠度,同时糖类本身也有各自不同的补益作用,冰糖、红糖、饴糖、蜂蜜等都是比较常用的。如对于像糖尿病这样的低糖摄入人群,可以用甜菊糖、木糖醇、阿斯巴甜等甜味剂替代,但是对于这些甜味剂的添加必须掌握正确的使用方法,且用量要有度,以免产生副作用。

(2)食材:根据患者的不同体质,经常会在膏方中加入龙眼肉、百合、枸杞子、芝麻、核桃、桑椹、红枣等,这些药物既是我们日常食用的食物,也是具有一定药效的药物,很受患者的欢迎。

5. 辅料

黄酒是膏方加工中常用的辅料,主要是用于浸泡阿胶、龟板胶等动物类胶。一般是在收膏之前,先将所需的药胶用黄酒浸泡一定时间,再隔水冲烊,然后趁热兑入药汁中收膏。黄酒具有活血通络、散寒、矫味、矫臭的功效。用黄酒浸泡药胶不仅可以去除各种药胶的腥膻味,而且可以加强药物在体内的运化吸收作用。如果是儿童服药,小儿若不能接受黄酒的味道,还可以改成米酒来入药,刺激性会小一些。考虑到有些患者不能耐受酒精,也会不加黄酒或米酒,直接将胶类药物烊化兑入。

膏方的主要组成部分主要是这五大部分,具体各个部分的药味和剂量都要由专业中医师根据患者的病情辨证加减,实现膏方组方的最佳组合,这样才能达到理想的疗效。

五、膏方的保存

膏方制作完成后,一次量往往需要服用一个月以上,如何保存需要注意。现在医院里的膏方加工室都有膏方分装机,可将患者每次需要服用的剂量真空分装成若干小包,平时放冰箱保鲜储存即可,以利于患者掌握每次服用的剂量。

有些患者希望自制膏方,将药材买回去后,自己按照加工步骤进行制作。膏方制作完成后,一般要迅速将膏药装进干燥、洁净的罐子里密封,冰箱保鲜保存。每次从罐子里舀膏药的时候,一定注意使用干净且干燥的汤匙,以防膏药发霉变质。

六、服用膏方的注意事项

膏方虽然有着中药其他剂型不可比拟的滋补调理作用,但也不是人人都适合用、任何时间都可以开始的,也有人会出现服用后的不适现象。故服用膏方时需要注意以下几个方面。

服用时间:一般强调空腹服药。饭前较为适宜,更利于膏方的吸收。但遇到胃酸偏多、胃溃疡的患者,还是主张饭后服用;若是患者饱餐或进食肉类过多,餐后服药时间可以适当推后。

融药方法:用温水融药更合适。一是温水容易化开膏药;二是温水更加有助于胃肠对药物的吸收,使药效充分发挥作用。

脾胃虚弱的患者,如果发现服用膏方后出现口臭、腹痛、便溏等症状,可能是脾胃运化不足,对补药不耐受,可暂时停用膏方或咨询医生后酌情处理。

如果服用膏方期间突然患急性病,如感冒、发热、急性胃肠炎、疱疹等,一般建议先停止服用膏方,待急性病痊愈后再开始服用。

至于平时经常提到的咖啡、茶、萝卜、姜、蒜等食物能否同时服用,可根据自己的膏方成分咨询医生,不可一概而论。

随着临床经验的日渐积累,王老对于膏方在临床中的使用范围越来越广。从冬季膏方3个月的有效运用到四季膏方的长期服用,膏方使用从重病患者开始到普通老百姓的体质调理,王老的膏方经验也积累了将近20个春秋,越来越多的心肺疾病患者常规使用冬季膏方调理,越来越多的亚健康、代谢综合征、焦虑患者长期使用膏方调理,也有不少爱美男女希望通过膏方来淡斑、去除脂肪粒、减肥等。我们从王老的临床工作中也总结出,不论是常见病还是疑难杂症,辨证论治最重要,寻病问根要找到病的内因,也要注意患者当下的生活状态和生活习惯,心理因素也是很多患者都存在的病因之一。具体膏方的使用，在后面的章节中会根据具体的病种呈现具体的膏方治法，希望对大家有所帮助！

（马 俊 张玉振）

第十一章 中医外治法

第一节　悬艾疗法

一、悬艾疗法的定义

悬艾疗法是将点燃的艾条悬于选定的穴位或病痛部位之上，通过艾的温热和药力作用刺激穴位或病痛部位，达到温经散寒、扶阳固脱、消瘀散结、防治疾病目的的一种操作方法。

二、悬艾疗法的作用及临床疗效

作用：温中散寒，温阳补虚，回阳固脱，补中益气，升阳举陷，消瘀散结，拔毒泻热，降逆下气，防病保健。主治各种慢性虚寒性疾病及寒湿所致的疼痛，如胃脘痛、腰背酸痛、四肢冷痛、月经寒痛等；中气不足所致的急性腹痛、吐泻、四肢不温等。

三、悬艾疗法的具体操作及操作流程图

（一）评估

病室环境及温度；主要症状，既往史及是否妊娠；有无出血病史或出血倾向，哮喘病史或艾绒过敏史；对热、气味的耐受程度；施灸部位皮肤情况。

（二）告知

施灸过程中出现头晕、眼花、恶心、心慌、出汗等不适现象，及时告知护士；在治疗过程中，个别患者艾灸的部位可能出现水疱；灸后注意保暖，饮食宜清淡。

（三）物品准备

艾条，治疗盘，打火机，弯盘，酒精灯，广口瓶，纱布，计时器，手消毒液，必要时备浴巾、屏风。

（四）基本操作方法

(1)核对医嘱，评估患者，做好解释。

(2)备齐用物，携用物至床旁。

(3)协助患者取合理、舒适的体位。

(4)遵照医嘱确定施灸部位，充分暴露施灸部位，注意保护隐私及保暖。

(5)点燃艾条，进行悬灸。

(6)及时将艾灰弹入弯盘，防止灼伤皮肤。

(7)施灸结束，立即将艾条插入广口瓶，熄灭艾火。

(8)施灸过程中询问患者有无不适，观察患者皮肤情况，如有艾灰，用纱布清洁，协助患者穿衣，取舒适卧位。

(9)酌情开窗通风，注意保暖，避免吹对流风。

（五）常用施灸方法

(1)温和灸：将点燃的艾条对准施灸部位，距离皮肤 2 ~ 3cm，以患者局部有温热感为宜，每处灸 10 ~ 15 分钟，至皮肤出现红晕为度。

(2)雀啄灸：将点燃的艾条对准施灸部位 2 ~ 3cm，一上一下进行悬灸，如此反复，一般每穴灸 10 ~ 15 分钟，至皮肤出现红晕为度。

(3)回旋灸：将点燃的艾条悬于施灸部位上方约 2cm 处，反复旋转移动范围约 3cm，每处灸 10 ~ 15 分钟，至皮肤出现红晕为度。

（六）注意事项

(1)大血管处，孕妇腹部和腰骶部，皮肤感染、溃疡、瘢痕处，有出血倾向者不宜施灸。空腹或餐后1小时不宜施灸。

(2)一般情况下,施灸是有顺序的,先阳后阴(背部为阳,腹部为阴),先上后下,先左后右,这样可使身体达到阴阳平衡、气血顺畅的效果。

(3)艾灸调理的过程最好在白天进行,且每天一次。

(4)艾灸过程中及过程后不能受风寒,艾灸后4小时内不要洗澡、用冷水洗手、喝冷饮等。

(5)艾灸前后喝200~300mL的温开水,艾灸不宜空腹,也不宜过饱,艾灸时间尽量不超过90分钟,老人、小孩最好控制在45分钟之内。

(6)术后人群要视手术情况而定,术后暂时不宜做艾灸,即使做,也一定循序渐进,灸量一定要小。

(7)艾灸的调理最好是一个穴位一个穴位地灸,有的人可以耐受两个穴位或是两个以上的穴位灸,要注意观察有无不适感,出现不适,立即停止。

(8)施灸时防止艾灰脱落烧伤皮肤或衣物。如局部出现小水疱,无须处理,一般可自行吸收;水疱较大,可用无菌注射器抽吸疱液,用无菌纱布覆盖。

(9)注意观察皮肤情况,对糖尿病、肢体麻木及感觉迟钝的患者,尤应注意防止烧伤。

(七)悬艾疗法操作流程图

悬艾疗法操作流程图见图11-1。

四、悬艾疗法临床案例分享

患者,女,67岁。胃癌术后3个月。现偶有上腹部不适,乏力,汗出,眠差,大便干结,舌质暗红、有瘀斑,苔白腻,脉浮数。

诊疗经过:给予患者回旋灸灸中脘、气海、关元及温和灸灸双侧足三里、涌泉穴,每个穴位灸10分钟,患者皮肤潮红,无不适,每日1次,共施灸5天。

效果评价:5天后,患者上腹部不适、乏力、汗出等得到改善,眠差较前有所减轻。

病案分析:患者胃癌术后,正气亏虚,脏腑功能失调,气机郁滞,痰瘀互结,病位在胃,选胃之下合穴足三里及募穴中脘调理胃腑气机,和胃止痛;正气亏虚,选气海、关元固护正气;患者眠差,选涌泉穴改善睡眠。予悬艾疗法起温阳补虚、补中益气、消瘀散结、拔毒泻热之功,使身体达到阴阳平衡、气血顺畅的效果。

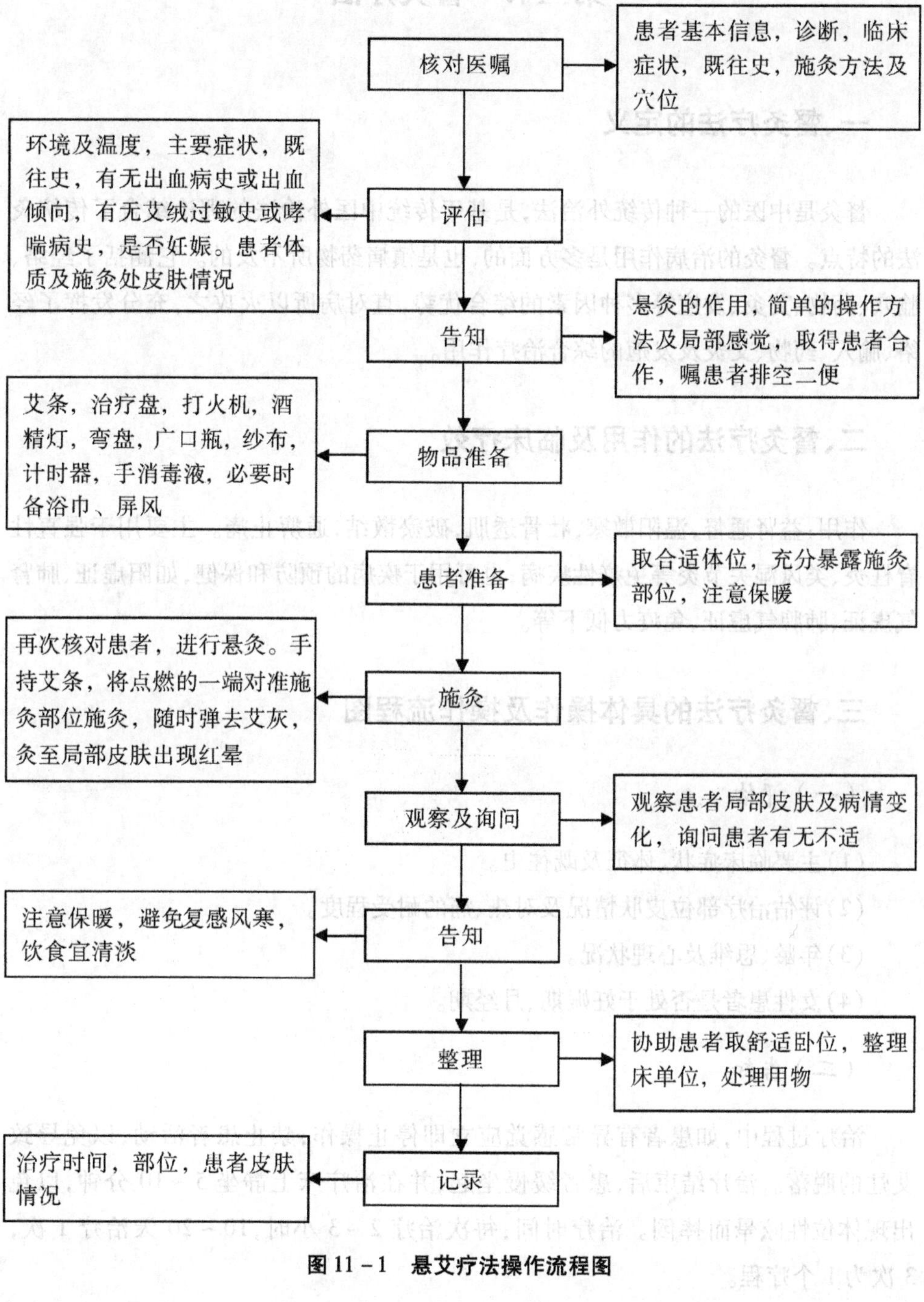
核对医嘱
患者基本信息，诊断，临床症状，既往史，施灸方法及穴位
评估
环境及温度，主要症状，既往史，有无出血病史或出血倾向，有无艾绒过敏史或哮喘病史，是否妊娠。患者体质及施灸处皮肤情况
告知
悬灸的作用，简单的操作方法及局部感觉，取得患者合作，嘱患者排空二便
物品准备
艾条，治疗盘，打火机，酒精灯，弯盘，广口瓶，纱布，计时器，手消毒液，必要时备浴巾、屏风
患者准备
取合适体位，充分暴露施灸部位，注意保暖
施灸
再次核对患者，进行悬灸。手持艾条，将点燃的一端对准施灸部位施灸，随时弹去艾灰，灸至局部皮肤出现红晕
观察及询问
观察患者局部皮肤及病情变化，询问患者有无不适
告知
注意保暖，避免复感风寒，饮食宜清淡
整理
协助患者取舒适卧位，整理床单位，处理用物
记录
治疗时间，部位，患者皮肤情况

图 11－1　悬艾疗法操作流程图

第二节　督灸疗法

一、督灸疗法的定义

督灸是中医的一种传统外治法，是基于传统中医外治法的理论结合了传统灸法的特点。督灸的治病作用是多方面的，也是镇痛药物所不及的。它涵括了经络、腧穴、药物、艾灸、发疱等多种因素的综合优势，直对病所以火攻之，充分发挥了经络、腧穴、药物、艾灸及发疱的综合治疗作用。

二、督灸疗法的作用及临床疗效

作用：益肾通督，温阳散寒，壮骨透肌，破瘀散结，通痹止痛。主要用于强直性脊柱炎、类风湿关节炎等免疫性疾病；也可用于疾病的预防和保健，如阳虚证、肺肾气虚证、肺脾气虚证、免疫力低下等。

三、督灸疗法的具体操作及操作流程图

（一）评估

(1)主要临床症状、体征及既往史。

(2)评估治疗部位皮肤情况及对热、痛的耐受程度。

(3)年龄、思维及心理状况。

(4)女性患者是否处于妊娠期、月经期。

（二）告知

治疗过程中，如患者有异常感觉应立即停止操作；禁止患者活动，以免导致艾炷的脱落。治疗结束后，患者缓慢坐起，并在治疗床上静坐 5 ~ 10 分钟，以免出现体位性眩晕而摔倒。治疗时间：每次治疗 2 ~ 3 小时，10 ~ 20 天治疗 1 次，3 次为 1 个疗程。

（三）物品准备

（1）中医治疗盘：75%酒精，弯盘，手消毒液，桑皮纸，艾炷。

（2）患者自带生姜 5kg，脸盆 1 个，毛巾 1 块。

（四）基本操作方法

（1）衣帽整洁，核对医嘱。

（2）评估患者，做好解释工作。

（3）洗手，备齐用物，携至床旁再次核对医嘱。

（4）告知患者裸背俯卧于床上。

（5）用拇指的指甲沿脊柱（督脉）凸处按压"十"字痕迹。

（6）施术部位消毒：以 75%酒精棉球自上而下沿脊柱常规消毒 3 遍。

（7）涂抹姜汁：沿脊柱凸部按压的"十"字痕迹处涂抹姜汁。

（8）撒督灸粉：沿脊柱凸部按压的"十"字痕迹点撒督灸粉，呈线条状。

（9）敷盖桑皮纸：将宽 10cm、长 40cm 的桑皮纸敷盖在药粉的上面，桑皮纸的中央对准督脉。

（10）铺放姜泥：把姜泥牢固地铺在桑皮纸中央，要求姜泥底宽 3cm，高 2.5cm，顶宽 2.5cm，长为大椎穴至腰俞穴的长度，呈梯形。

（11）放置艾炷：在姜泥上面放置锥形艾炷，艾炷直径如患者手指的中指中节直径宽，长度与姜泥一样。

（12）点燃艾炷：以线香点燃艾炷的上、中、下三处，任其自燃自灭。

（13）更换艾炷：1 壮灸完后再换 1 壮，共灸 3 壮。

（14）移去姜泥：灸完 3 壮后取下姜泥。

（15）轻擦灸处：用湿热毛巾轻轻擦干净灸后的药泥及艾灰。

（16）告知患者注意事项。

（17）治疗结束后，清洁皮肤并观察皮肤情况。

（18）协助患者整理衣着，并使其处于舒适体位，整理床单位。

（19）整理用物，再次核对，洗手并记录。

（五）注意事项

（1）久病、体弱、消瘦及有严重心、肝、肾功能障碍者慎用。

(2)孕妇、幼儿慎用。

(3)糖尿病患者慎用。

(4)对于所贴敷之药,应将其固定牢固,以免移位或脱落。

(5)凡用溶剂调敷药物时,需随调配随敷用,以防挥发。

(6)若用膏剂贴敷,膏剂温度不应超过45℃,以免烫伤。

(7)对胶布过敏者,可选用低过敏胶布或用绷带固定贴敷药物。

(8)对于残留在皮肤上的药膏,不宜用刺激性物质擦洗。

(9)药物贴敷后注意局部防水。

(10)贴敷后若出现范围较大、程度较重的皮肤红斑、水疱、瘙痒现象,应立即停药,对症处理。出现全身性皮肤过敏症状者,应及时到医院就诊。

(11)禁忌人群:①哺乳期或崩漏者,孕妇。②有糖尿病、心血管、脑血管、肝、肾和造血系统等严重原发疾病者,精神病患者,过敏体质者,高血压患者。③关节畸形活动不利的患者。④脊柱关节病合并风湿性心脏病及皮损者。

(六)督灸疗法操作流程图

督灸疗法操作流程图见图11-2。

四、督灸疗法临床案例分享

患者,女,46岁。常年怕冷,畏寒,四肢冰冷,焦虑,抑郁,喜饮热品,大便溏,小便频数,舌质淡,苔薄白,脉沉细。

诊治经过如下。

一诊:于入伏时行督灸1次。后患者怕冷缓解,四肢冰冷减轻,大便不成形,舌质淡,苔薄白,脉沉细。

二诊:中伏行督灸1次。后患者怕冷较前减轻,大便偶尔不成形,舌质淡,苔薄白,脉沉细。

三诊:末伏行督灸1次。后患者怕冷明显缓解,周身轻松,情志较前缓解,大便成形,舌质淡,苔薄白,脉沉细。

效果评价:患者怕冷明显缓解,周身轻松,情志较前缓解,大便成形。

病案分析:辨证为肾虚督寒,于三伏天予以督灸,以起益肾通督、温阳散寒的作用,符合冬病夏治的中医思想。

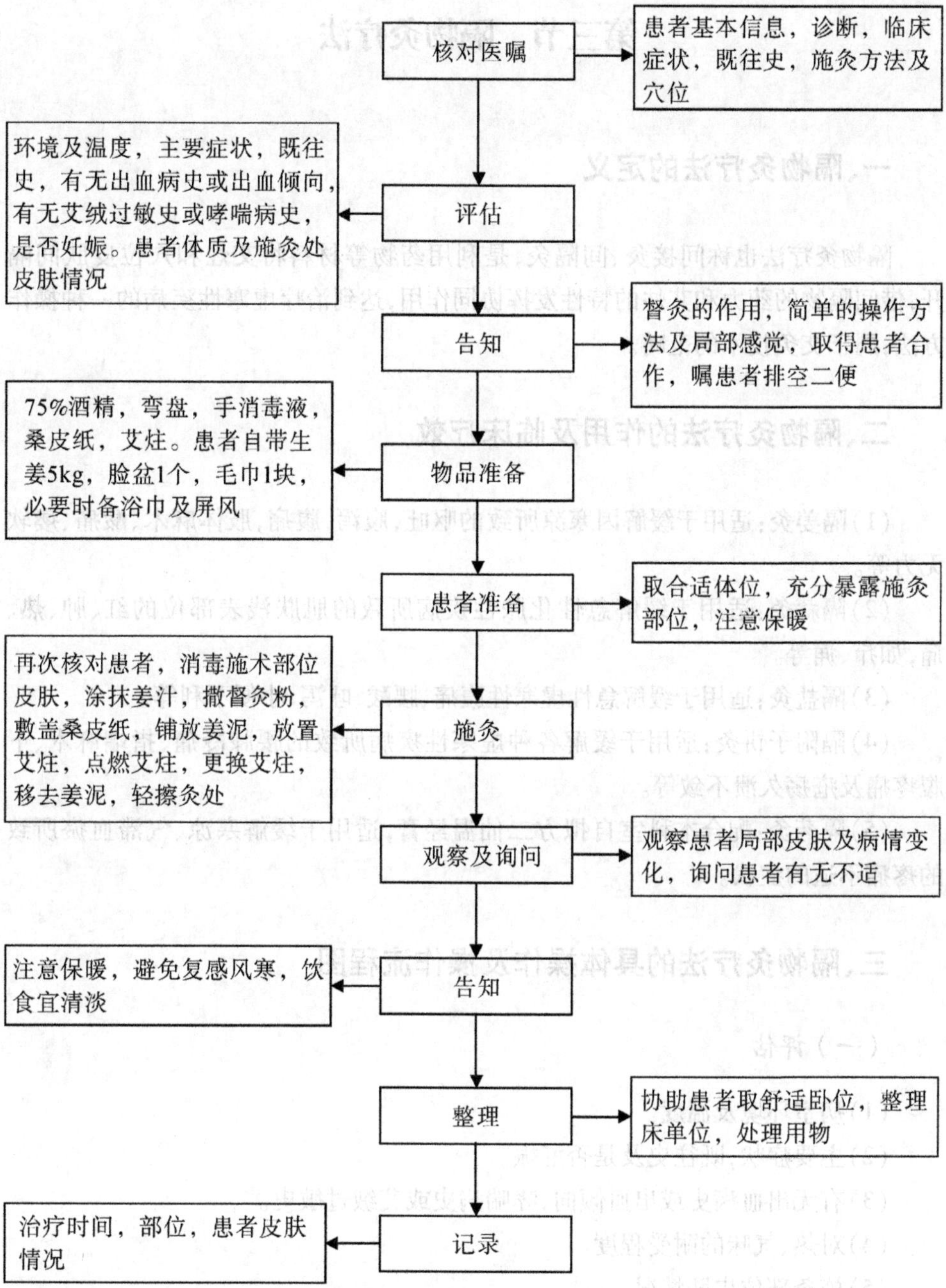
核对医嘱
患者基本信息，诊断，临床症状，既往史，施灸方法及穴位
评估
环境及温度，主要症状，既往史，有无出血病史或出血倾向，有无艾绒过敏史或哮喘病史，是否妊娠。患者体质及施灸处皮肤情况
告知
督灸的作用，简单的操作方法及局部感觉，取得患者合作，嘱患者排空二便
物品准备
75%酒精，弯盘，手消毒液，桑皮纸，艾炷。患者自带生姜5kg，脸盆1个，毛巾1块，必要时备浴巾及屏风
患者准备
取合适体位，充分暴露施灸部位，注意保暖
施灸
再次核对患者，消毒施术部位皮肤，涂抹姜汁，撒督灸粉，敷盖桑皮纸，铺放姜泥，放置艾炷，点燃艾炷，更换艾炷，移去姜泥，轻擦灸处
观察及询问
观察患者局部皮肤及病情变化，询问患者有无不适
告知
注意保暖，避免复感风寒，饮食宜清淡
整理
协助患者取舒适卧位，整理床单位，处理用物
记录
治疗时间，部位，患者皮肤情况

图 11－2　督灸疗法操作流程图

第三节 隔物灸疗法

一、隔物灸疗法的定义

隔物灸疗法也称间接灸、间隔灸，是利用药物等材料将艾炷和穴位皮肤间隔开，借间隔物的药力和艾炷的特性发挥协同作用，达到治疗虚寒性疾病的一种操作方法，属于艾灸技术的范畴。

二、隔物灸疗法的作用及临床疗效

(1)隔姜灸：适用于缓解因寒凉所致的呕吐，腹泻，腹痛，肢体麻木、酸痛、痿软无力等。

(2)隔蒜灸：适用于缓解急性化脓性疾病所致的肌肤浅表部位的红、肿、热、痛，如疖、痈等。

(3)隔盐灸：适用于缓解急性虚寒性腹痛、腰酸、吐泻、小便不利等。

(4)隔附子饼灸：适用于缓解各种虚寒性疾病所致的腰膝冷痛、指端麻木、下腹疼痛及疮疡久溃不敛等。

(5)隔药灸：配合本科室自拟方二仙温经膏，适用于缓解寒凉、气滞血瘀所致的疼痛不适的症状。

三、隔物灸疗法的具体操作及操作流程图

（一）评估

(1)病室环境及温度。

(2)主要症状，既往史及是否妊娠。

(3)有无出血病史或出血倾向，哮喘病史或艾绒过敏史。

(4)对热、气味的耐受程度。

(5)施灸部位皮肤情况。

（二）告知

(1)施灸过程中出现头晕、眼花、恶心、心慌、出汗等不适现象，及时告知护士。

(2)施灸后如出现轻微咽喉干燥、大便秘结、失眠等现象，无须特殊处理。

(3)个别患者艾灸后局部皮肤可能出现小水疱,无须处理,一般可自行吸收;如水疱较大,遵医嘱处理。

(4)灸后注意保暖,饮食宜清淡。

(三)物品准备

艾炷,治疗盘,间隔物,打火机,镊子,弯盘,纱布,手消毒液,必要时备浴巾、屏风。

(四)基本操作方法

(1)核对医嘱,评估患者,嘱患者排空二便,做好解释。

(2)备齐用物,携至床旁。

(3)协助患者取合适体位。

(4)遵照医嘱确定施灸部位,充分暴露施灸部位,注意保护隐私及保暖。

(5)在施灸部位放置间隔物,点燃艾炷,进行艾灸。

(6)施灸过程中询问患者有无不适。

(7)施灸后观察皮肤情况,如有艾灰,用纱布清洁局部皮肤,协助患者着衣,取舒适卧位。

(8)开窗通风,注意保暖,避免对流风。

(五)常用施灸方法

(1)隔姜灸:将直径 2 ~ 3cm,厚 0.2 ~ 0.3cm 的姜片,在其上用针点刺小孔若干,放在施灸部位,将艾炷放置在姜片上,从顶端点燃艾炷,待燃尽时接续一个艾炷,一般灸 5 ~ 10 壮。

(2)隔蒜灸:用厚 0.2 ~ 0.3cm 的蒜片,在其上用针点刺小孔若干,将艾炷放置在蒜片上,从顶端点燃艾炷,待燃尽时接续一个艾炷,一般灸 5 ~ 7 壮。

(3)隔盐灸:用于神阙穴灸,将干燥的食盐填平肚脐,上放艾炷,从顶端点燃艾炷,待燃尽时接续一个艾炷,一般灸 3 ~ 9 壮。

(4)隔附子饼灸:将底面直径约 2cm,厚 0.2 ~ 0.5cm 的附子饼,用针刺小孔若干,将艾炷放置在药饼上,从顶端点燃艾炷,待燃尽时接续一个艾炷,一般灸 5 ~ 7 壮。

(5)隔药灸:将油剂的二仙温经膏涂抹在穴位贴上,后使用电子多功能艾灸仪艾灸半小时(本科室最常用)。

(六)注意事项

(1)大血管处,孕妇腹部和腰骶部,有出血倾向者不宜施灸。

(2)一般情况下,施灸顺序自上而下,先头身后四肢。

(3)防止艾灰脱落烧伤皮肤或衣物。

(4)注意皮肤情况,对糖尿病、肢体感觉障碍的患者,需谨慎控制施灸强度,防止烧伤。

(5)施灸后,局部出现小水疱,无须处理,一般可自行吸收;如水疱较大,可用无菌注射器抽出液体,并以无菌纱布覆盖。

(七)隔物灸疗法操作流程图

隔物灸疗法操作流程图见图 11-3。

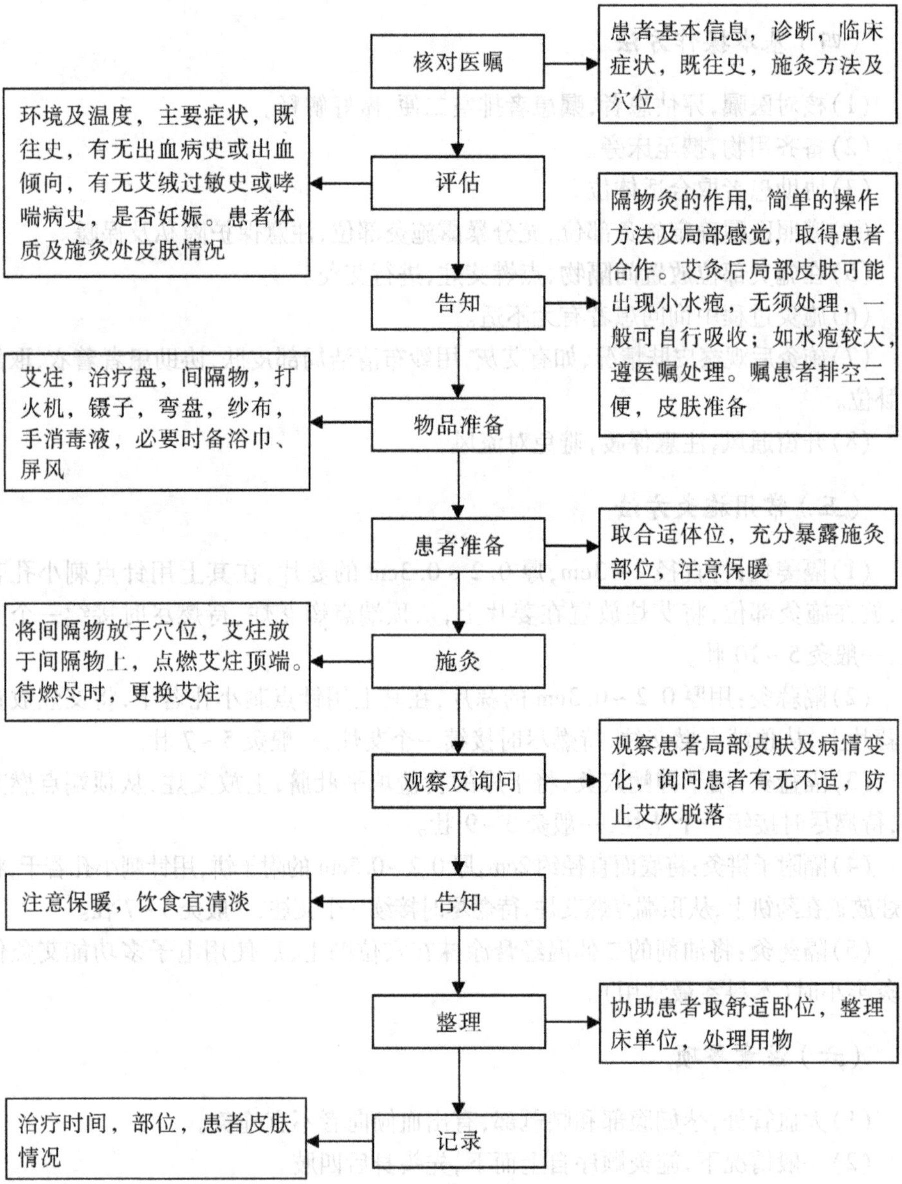
核对医嘱
患者基本信息，诊断，临床症状，既往史，施灸方法及穴位
评估
环境及温度，主要症状，既往史，有无出血病史或出血倾向，有无艾绒过敏史或哮喘病史，是否妊娠。患者体质及施灸处皮肤情况
告知
隔物灸的作用，简单的操作方法及局部感觉，取得患者合作。艾灸后局部皮肤可能出现小水疱，无须处理，一般可自行吸收；如水疱较大，遵医嘱处理。嘱患者排空二便，皮肤准备
物品准备
艾炷，治疗盘，间隔物，打火机，镊子，弯盘，纱布，手消毒液，必要时备浴巾、屏风
患者准备
取合适体位，充分暴露施灸部位，注意保暖
施灸
将间隔物放于穴位，艾炷放于间隔物上，点燃艾炷顶端。待燃尽时，更换艾炷
观察及询问
观察患者局部皮肤及病情变化，询问患者有无不适，防止艾灰脱落
告知
注意保暖，饮食宜清淡
整理
协助患者取舒适卧位，整理床单位，处理用物
记录
治疗时间，部位，患者皮肤情况

图 11-3 隔物灸疗法操作流程图

四、隔物灸疗法临床案例分享

患者，女，74 岁。3 天前行膝关节置换术，术后患者神疲乏力、眩晕、眠差、动则汗出，舌淡红，苔薄白，脉沉细。

诊治经过：予患者隔药（二仙温经膏）灸关元穴半小时后移除电子多功能艾灸仪、穴位贴，患者无不适症状，皮肤潮红，无大水疱等不良反应。继续此法，隔天一次，一周为 1 个疗程。

效果评价：患者眩晕、自汗得到明显改善，神疲乏力也较前减轻。

病案分析：患者手术后，正气亏虚，头目失养，则眩晕；气虚卫外不固，则自汗。二仙温经膏本身具有温经通络的作用，借艾灸的特性可发挥温阳、固护正气的作用。

第四节　脐灸疗法

一、脐灸疗法的定义

脐灸疗法是集多种中医技术为一体的综合治疗措施。它是先以姜汁涂抹肚脐，再以艾灸为基础，中药超微粉为介质，红外线烤灯照射，最后进行穴位敷贴的操作方法。

二、脐灸疗法的作用及临床疗效

艾灸产生的热量经过中药粉剂作用于神阙穴，辅以姜汁的辛温发散、温经散寒之功，得以舒筋活络、祛瘀散寒、敛汗固表、升清降浊、调畅气血，从而起到保健强身、治病防病的作用。适用于各种虚寒性疾病，如虚劳、中风、失眠和各种胃肠道疾病等。

三、脐灸疗法的具体操作及操作流程图

（一）评估

（1）主要临床症状、体征及既往史。

（2）体质及脐周皮肤状况。

(3)对热、痛的耐受程度。

(4)年龄、思维及心理状况。

(5)女性患者是否处于妊娠期、哺乳期。

(二)告知

治疗过程中如脐周皮肤产生热烫、烧灼的感觉,即刻告知护士。艾炷点燃后可出现气味,较敏感者可护住口、鼻,若不能耐受即刻告知,立即停止此项操作。告知患者护士将全程陪伴整个操作过程,以消除患者的紧张情绪。

(三)物品准备

(1)中医治疗盘:姜汁,艾炷(6 壮),脐灸 1 号方或 2 号方的油剂,脐灸 1 号方或 2 号方的药碗,湿棉球(2 个),打火机,穴位敷贴(1 片),镊子,棉签,弯盘,手消毒液。

(2)红外线烤灯。

(四)基本操作方法

(1)衣帽整洁,核对医嘱。评估患者,做好此项操作的解释。

(2)洗手,备齐用物,携至床旁,再次核对医嘱。

(3)将红外线烤灯通电预热。

(4)协助患者取仰卧位,暴露腹部脐周,冬季注意保暖。

(5)取神阙穴即肚脐,清洁肚脐,用棉签蘸脐灸 1 号方或 2 号方的油剂涂抹脐窝及脐周 10cm 的范围。

(6)将脐灸 1 号方或 2 号方的药碗放至患者的肚脐上,内置姜片,将 2 壮艾炷置于姜片上点燃,同时用烤灯加热。

(7)操作过程中密切观察患者局部皮肤,随时询问有无灼痛感,及时调节烤灯高度,防止烫伤。

(8)2 壮艾炷燃尽,将弯盘靠近药碗,夹取艾灰。

(9)6 壮艾炷燃尽后,移除药碗,将穴位敷贴贴敷于患者的神阙穴。贴敷 4 ~ 6 小时揭除,清理脐部。

(10)交代注意事项,协助患者整理衣物,取舒适体位。

(11)整理用物,再次核对,洗手。

(12)签名,做好记录。

(五)注意事项

(1)中药油剂涂抹不宜过厚,防止药物浪费。

(2)中药碗直径在8~10cm,不可过大或过小。

(3)操作完毕撤开烤灯,局部皮肤微红灼热属正常现象。艾灸完毕后,如肚脐上出现小水疱,无须处理,一般可自行吸收;如水疱过大,可用无菌注射器将液体抽出,每日消毒,保持干燥,防止感染。

(4)烫伤患者皮肤未恢复前不宜行此项操作。

(5)艾绒必须燃尽后方可更换,防止热量损失影响疗效。

(6)夹取艾灰时,弯盘必须靠近药碗,以防艾灰未燃尽掉落烧灼皮肤和衣物。

(7)操作完毕,嘱患者进行适当活动,以促进气血运行,达到理想的疗效。

(8)患者贴敷穴位敷贴期间,如脐周出现痒、红肿,可取下敷贴,用湿毛巾清理肚脐即可。

(9)操作过程中,护士应全程陪伴观察。

(六)禁忌证

(1)实热证或阴虚发热者不宜施灸。

(2)孕妇及哺乳期女性不宜施灸。

(3)肚脐周围皮肤破溃、过敏者不宜施灸。

(4)昏迷,认知、感知功能障碍,严重心血管疾病者不宜施灸。

(5)对艾绒气味严重过敏者不宜施灸。

(6)糖尿病患者、严重呼吸道疾病患者慎用。

(七)脐灸疗法操作流程图

脐灸疗法操作流程图见图11-4。

四、脐灸疗法临床案例分享

患者,女,38岁。心烦不寐,入睡困难,心悸多梦,同时伴有月经不调、腰膝酸软、潮热盗汗、五心烦热,舌红少苔,脉细数。

治疗:于神阙穴上连续施灸6壮,治疗时间为30~45分钟,每日1次,1周为1个疗程。

二诊:患者治疗1个疗程后,心悸多梦、入睡困难缓解,五心烦热亦缓解。舌红苔少,脉细,继续治疗1个疗程。

效果评价:2周后,患者心烦、失眠的症状得到明显缓解,腰膝酸软、潮热盗汗也较前减轻。舌红,苔薄,脉细。

病案分析：神阙穴为补益保健的要穴，可治疗各种虚证，增强气力。对于失眠者，可以起到安神补脑、促进睡眠的功效。脐灸1号方、2号方的选择是根据患者的寒热体质进行辨识，从而达到事半功倍的效果。

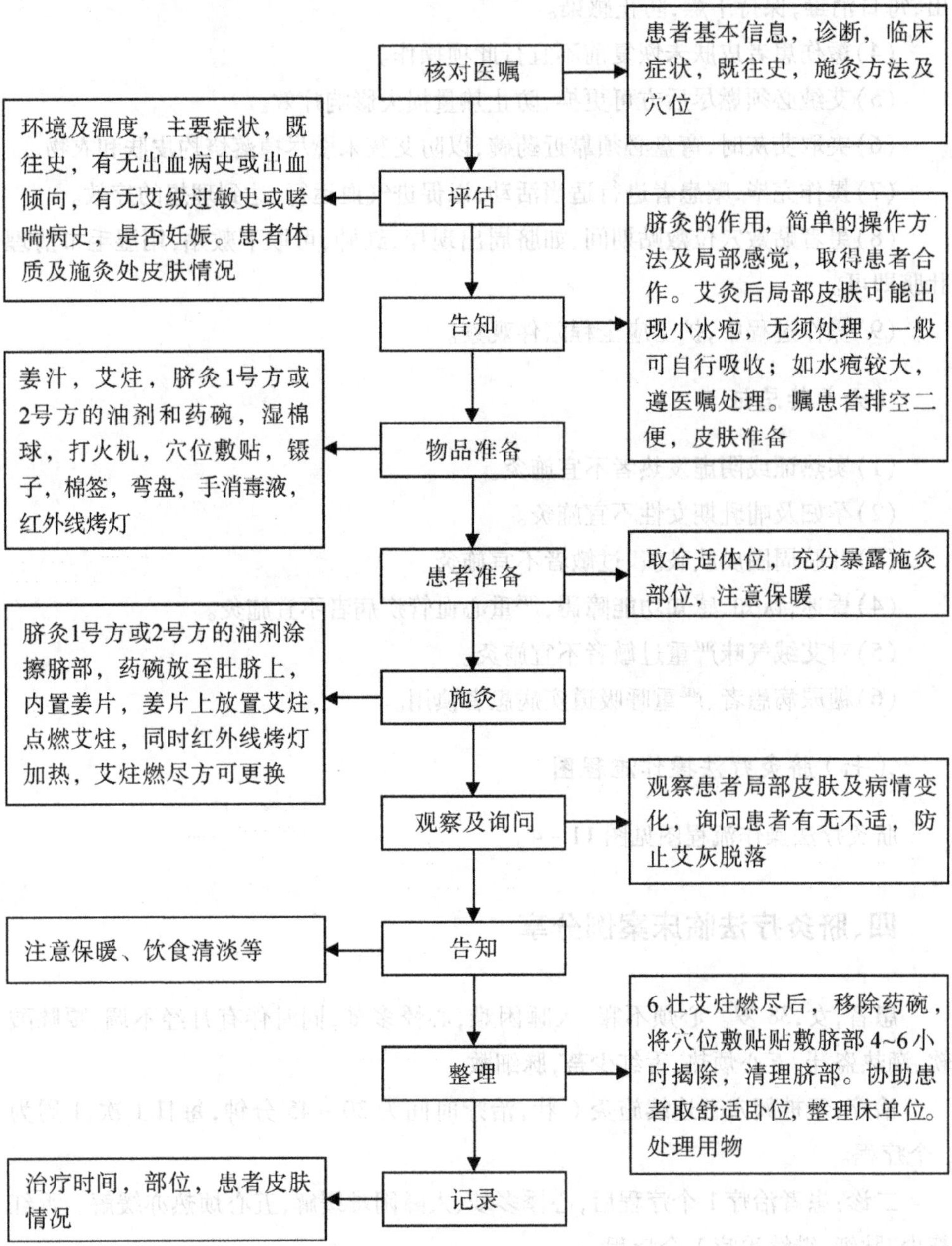
核对医嘱
患者基本信息，诊断，临床症状，既往史，施灸方法及穴位
评估
环境及温度，主要症状，既往史，有无出血病史或出血倾向，有无艾绒过敏史或哮喘病史，是否妊娠。患者体质及施灸处皮肤情况
告知
脐灸的作用，简单的操作方法及局部感觉，取得患者合作。艾灸后局部皮肤可能出现小水疱，无须处理，一般可自行吸收；如水疱较大，遵医嘱处理。嘱患者排空二便，皮肤准备
物品准备
姜汁，艾炷，脐灸1号方或2号方的油剂和药碗，湿棉球，打火机，穴位敷贴，镊子，棉签，弯盘，手消毒液，红外线烤灯
患者准备
取合适体位，充分暴露施灸部位，注意保暖
施灸
脐灸1号方或2号方的油剂涂擦脐部，药碗放至肚脐上，内置姜片，姜片上放置艾炷，点燃艾炷，同时红外线烤灯加热，艾炷燃尽方可更换
观察及询问
观察患者局部皮肤及病情变化，询问患者有无不适，防止艾灰脱落
告知
注意保暖、饮食清淡等
整理
6壮艾炷燃尽后，移除药碗，将穴位敷贴贴敷脐部4~6小时揭除，清理脐部。协助患者取舒适卧位，整理床单位。处理用物
记录
治疗时间，部位，患者皮肤情况

图11-4　脐灸疗法操作流程图

第五节　火龙罐艾灸疗法

一、火龙罐艾灸疗法的定义

火龙罐艾灸疗法是通过推拿、艾灸、刮痧的中医整体自然疗法的综合运用，有效促进血液循环，起到温经通络、通则不痛的作用。

二、火龙罐艾灸疗法的作用及临床疗效

推拿、艾灸、刮痧三法一体，扩张毛细血管，改善皮肤呼吸，促进微循环，通过调通、温、补达到治疗疾病、缓解疼痛的目的。火龙罐艾灸疗法主治风、寒、湿所致的痹病；妇科疾病，如月经不调、痛经、癌因性疲劳及相关的并发症；腰背肌肉劳损；胃肠道疾病，如便秘、腹胀、消化不良；外伤性水肿；慢性疾病及其合并症、并发症等。

三、火龙罐艾灸疗法的具体操作及操作流程图

（一）评估

病室环境及温度；主要症状，既往史，过敏史，特别是对艾绒气味、烟雾过敏者；施灸部位的皮肤情况及对热的耐受程度；心理状态及对疾病的治疗信心。

（二）告知

火龙罐艾灸过程中出现对热不耐受、皮肤痒痛等不适现象，应及时告知护士；个别患者在治疗过程中艾灸部位可能出现水疱；艾灸后注意保暖，饮食宜清淡。

（三）物品准备

火龙罐，艾炷，皮肤精油，治疗盘，计时器，必要时备浴巾、屏风。

（四）基本操作方法

(1)核对医嘱，评估患者，做好解释。
(2)备齐用物，携用物至床旁。
(3)协助患者取合适体位。
(4)遵照医嘱确定火龙罐艾灸的部位，充分暴露施灸部位，注意保护隐私及

保暖。

(5)检查艾灸部位的皮肤,均匀涂抹皮肤精油。

(6)检查罐口,将艾炷放入罐内固定牢固,调整适当的高度,保证适宜的温度。

(7)将艾罐置于应灸的穴位上,随穴而灸,先喙灸,再按刮痧的流程进行操作,观察施灸部位皮肤变化情况,适当调整力度、手法和部位,待艾炷燃烧完毕停止操作,清洁局部皮肤,协助患者穿衣,取舒适体位。

(8)治疗结束,待火罐温度下降后,清洗、消毒火罐备用,评估患者的治疗效果。

(9)整理床单位,整理并规范处理用物,洗手并记录。

(五)注意事项

(1)烫伤:艾炷放入罐内的高度应适宜,特别是儿童和对温度刺激不敏感的老年人,操作过程中注意询问患者的主观感受。

(2)晕刮:当患者在治疗过程中出现头晕、心慌、出冷汗、面色苍白、恶心欲吐甚至神昏仆倒等晕刮现象,立即停止操作,取平卧位,通知医生。

(3)治疗过程中注意观察局部反应,如出现红疹、瘙痒、水疱等情况,及时停止操作,并报告医生,配合处理。

(六)火龙罐艾灸疗法操作流程图

火龙罐艾灸疗法操作流程图见图 11 –5。

四、火龙罐疗法临床案例分享

患者因风寒感冒,后背僵直,疼痛不适,伴畏寒、流清涕、咽痛、周身乏力不适来诊,舌质淡,苔薄白,脉细沉。

诊治经过:循督脉及膀胱经进行火龙罐艾灸疗法的操作,艾罐置于穴位上,随穴而灸,先喙灸,再按刮痧的流程进行操作,适当调整力度、手法和部位,待艾炷燃烧完毕停止操作。

后背不适部位重点施灸,患者皮肤红润,微微汗出,无不适。

效果评价:患者后背僵直不适感减轻,畏寒、咽痛等风寒感冒症状得到改善。

病案分析:患者感受风寒,属太阳表证,后背不适为主,于后背选足太阳膀胱经治疗太阳表证及督脉治疗五官症状,行火龙罐艾灸疗法,通过推拿、艾灸、刮痧三法一体,扩张毛细血管,改善皮肤呼吸,促进微循环,通过调通温补达到祛除风寒、缓解疼痛的目的。

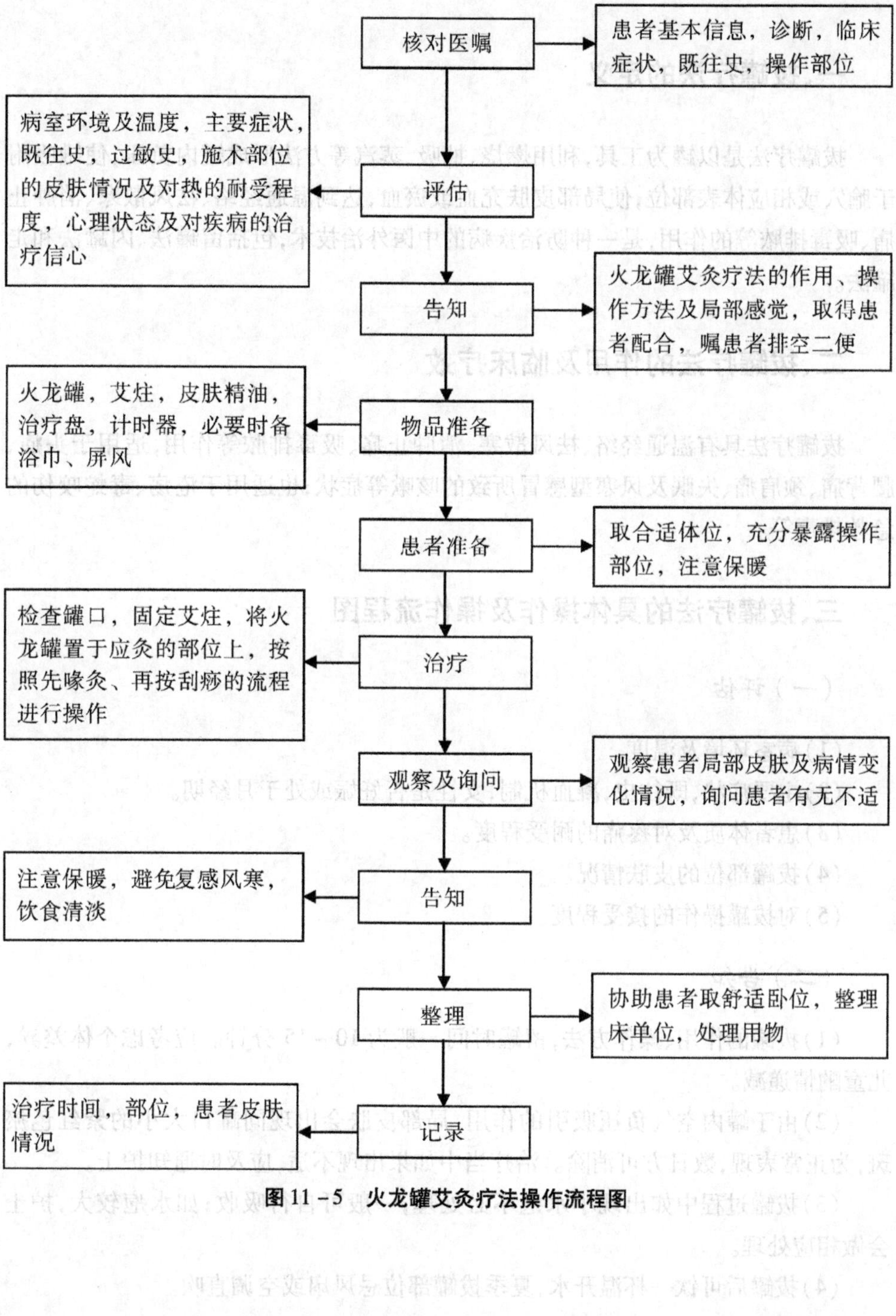
核对医嘱
患者基本信息，诊断，临床症状，既往史，操作部位
病室环境及温度，主要症状，既往史，过敏史，施术部位的皮肤情况及对热的耐受程度，心理状态及对疾病的治疗信心
评估
告知
火龙罐艾灸疗法的作用、操作方法及局部感觉，取得患者配合，嘱患者排空二便
火龙罐，艾炷，皮肤精油，治疗盘，计时器，必要时备浴巾、屏风
物品准备
患者准备
取合适体位，充分暴露操作部位，注意保暖
检查罐口，固定艾炷，将火龙罐置于应灸的部位上，按照先啄灸、再按刮痧的流程进行操作
治疗
观察及询问
观察患者局部皮肤及病情变化情况，询问患者有无不适
注意保暖，避免复感风寒，饮食清淡
告知
整理
协助患者取舒适卧位，整理床单位，处理用物
治疗时间，部位，患者皮肤情况
记录

图 11－5　火龙罐艾灸疗法操作流程图

第六节　拔罐疗法

一、拔罐疗法的定义

拔罐疗法是以罐为工具,利用燃烧、抽吸、蒸汽等方法形成罐内负压,使罐吸附于腧穴或相应体表部位,使局部皮肤充血或瘀血,达到温通经络、祛风散寒、消肿止痛、吸毒排脓等的作用,是一种防治疾病的中医外治技术,包括留罐法、闪罐法和走罐法。

二、拔罐疗法的作用及临床疗效

拔罐疗法具有温通经络、祛风散寒、消肿止痛、吸毒排脓等作用,适用于头痛、腰背痛、颈肩痛、失眠及风寒型感冒所致的咳嗽等症状;也适用于疮疡、毒蛇咬伤的急救排毒等。

三、拔罐疗法的具体操作及操作流程图

(一)评估

(1)病室环境及温度。

(2)主要症状,既往史,凝血机制,女性是否妊娠或处于月经期。

(3)患者体质及对疼痛的耐受程度。

(4)拔罐部位的皮肤情况。

(5)对拔罐操作的接受程度。

(二)告知

(1)拔罐的作用、操作方法,留罐时间一般为10~15分钟。应考虑个体差异,儿童酌情递减。

(2)由于罐内空气负压吸引的作用,局部皮肤会出现同罐口大小的紫红色瘀斑,为正常表现,数日方可消除。治疗当中如果出现不适,应及时通知护士。

(3)拔罐过程中如出现小水疱不必处理,一般可自行吸收;如水疱较大,护士会做相应处理。

(4)拔罐后可饮一杯温开水,夏季拔罐部位忌风扇或空调直吹。

（三）物品准备

治疗盘，罐数个（如玻璃罐、陶罐、竹罐、抽气罐等），润滑剂，止血钳，95%乙醇棉球，打火机，广口瓶，手消毒液，清洁纱布或自备毛巾，必要时备屏风、毛毯。

（四）基本操作方法（以玻璃罐为例）

（1）核对医嘱，根据拔罐部位选择火罐的大小及数量，检查罐口周围是否光滑，有无缺损裂痕。排空二便，做好准备。

（2）备齐用物，携至床旁。

（3）协助患者取合适体位。

（4）充分暴露拔罐部位，注意保护隐私及保暖。

（5）以玻璃罐为例：使用闪火法、投火法或贴棉法将罐体吸附在选定部位上。

（6）观察罐体吸附情况和皮肤颜色，询问有无不适感。

（7）起罐时，左手轻提罐具，向左倾斜，右手食指或拇指按住罐口右侧皮肤，使罐口与皮肤之间形成空隙，空气进入罐内，顺势将罐取下。不可硬行上提或旋转提拔。

（8）操作完毕，协助患者整理衣着，安置舒适体位，整理床单位。

（五）常用拔罐手法

（1）闪罐法：是以闪火法或抽气法使罐吸附于皮肤后，立即拔起，反复吸拔多次，直至皮肤潮红发热的拔罐方法，以皮肤潮红、充血或瘀血为度。适用于感冒、皮肤麻木、面部病症、中风后遗症或虚弱病症。

（2）走罐法：又称推罐法，先在罐口或吸拔部位涂一层润滑剂，将罐吸拔于皮肤上，再以手握住罐底，稍倾斜罐体，前后推拉，或做环形旋转运动，如此反复数次，至皮肤潮红、深红或起痧点为止。适用于急性热病或深部组织气血瘀滞之疼痛、外感风寒、神经痛、风湿痹痛及较大范围的疼痛等。

（3）留罐法：又称坐罐法，即火罐吸拔在应拔部位后留置10～15分钟。适用于临床大部分病症。

（六）其他拔罐方法

（1）煮罐法：一般使用竹罐，将竹罐倒置在沸水或药液中，煮沸1～2分钟，用镊子夹住罐底，提出后用毛巾吸去表面水分，趁热按在皮肤上半分钟左右，令其吸牢。

（2）抽气罐法：将抽气罐置于选定部位上，抽出空气，使其产生负压而吸于体表。

（七）注意事项

(1)凝血机制障碍，呼吸衰竭，重度心脏病，严重消瘦，孕妇的腹部、腰骶部及严重水肿者等不宜拔罐。

(2)拔罐时要选择适宜的体位和肌肉丰满的部位，骨骼凹凸不平及毛发较多的部位均不适宜。

(3)面部、儿童、年老体弱者拔罐的吸附力不宜过大。

(4)拔罐时要根据不同部位选择大小适宜的罐，检查罐口周围是否光滑，罐体有无裂痕。

(5)拔罐和留罐中要注意观察患者的反应，患者如有不适感，应立即起罐；严重者可让患者平卧，保暖并饮热水或糖水，还可揉内关、合谷、太阳、足三里等穴。

(6)起罐后，皮肤会出现同罐口大小的紫红色瘀斑，此为正常表现，数日方可消除；如出现小水疱不必处理，一般可自行吸收；如水疱较大，消毒局部皮肤后，可用注射器吸出液体，覆盖消毒敷料。

(7)嘱患者保持相对固定体位；保证罐口光滑无破损；操作中，防止点燃乙醇后下滴烫伤皮肤；点燃乙醇棉球后，切勿较长时间停留于罐口及罐内，以免将火罐烧热烫伤皮肤。拔罐过程中注意防火。

(8)闪罐操作时，手法要娴熟，动作轻、快、准；至少选择3个口径相同的火罐轮换使用，以免罐口烧热烫伤皮肤。

(9)走罐时，宜选用口径较大、罐壁较厚且光滑的玻璃罐；施术部位应面积宽大，肌肉丰厚，如胸、背、腰、腹、大腿部等。

(10)儿童拔罐力量不宜过大，留罐时间不宜过长；在肌肉薄弱处或吸拔力较强时，留罐时间亦不宜过长。

（八）拔罐疗法操作流程图

拔罐疗法操作流程图见图11－6。

四、拔罐疗法临床案例分享

患者，男，54岁。阵发性心前区疼痛5年余，伴胸闷气短，近3天因劳累加重，发作次数频繁，乏力汗出，咳嗽，咳白黏痰，眠差，大便黏腻不爽，舌质暗红、有瘀斑，苔白腻，脉沉。

诊治经过：给予大椎穴拔罐，皮肤出现紫红色瘀斑，无不适。

继续此法，隔日1次，共3次。

效果评价：胸闷、胸痛缓解，发作程度和次数减轻、减少。

病案分析：本例心痛属痰瘀互结证，痰瘀互结，胸阳不运，心脉痹阻，而大椎穴是诸阳之会，可以调节全身阳气、扶正祛邪、泄浊通络、解表退热，短期内可有效祛除痰湿和血瘀，从而达到治疗目的。

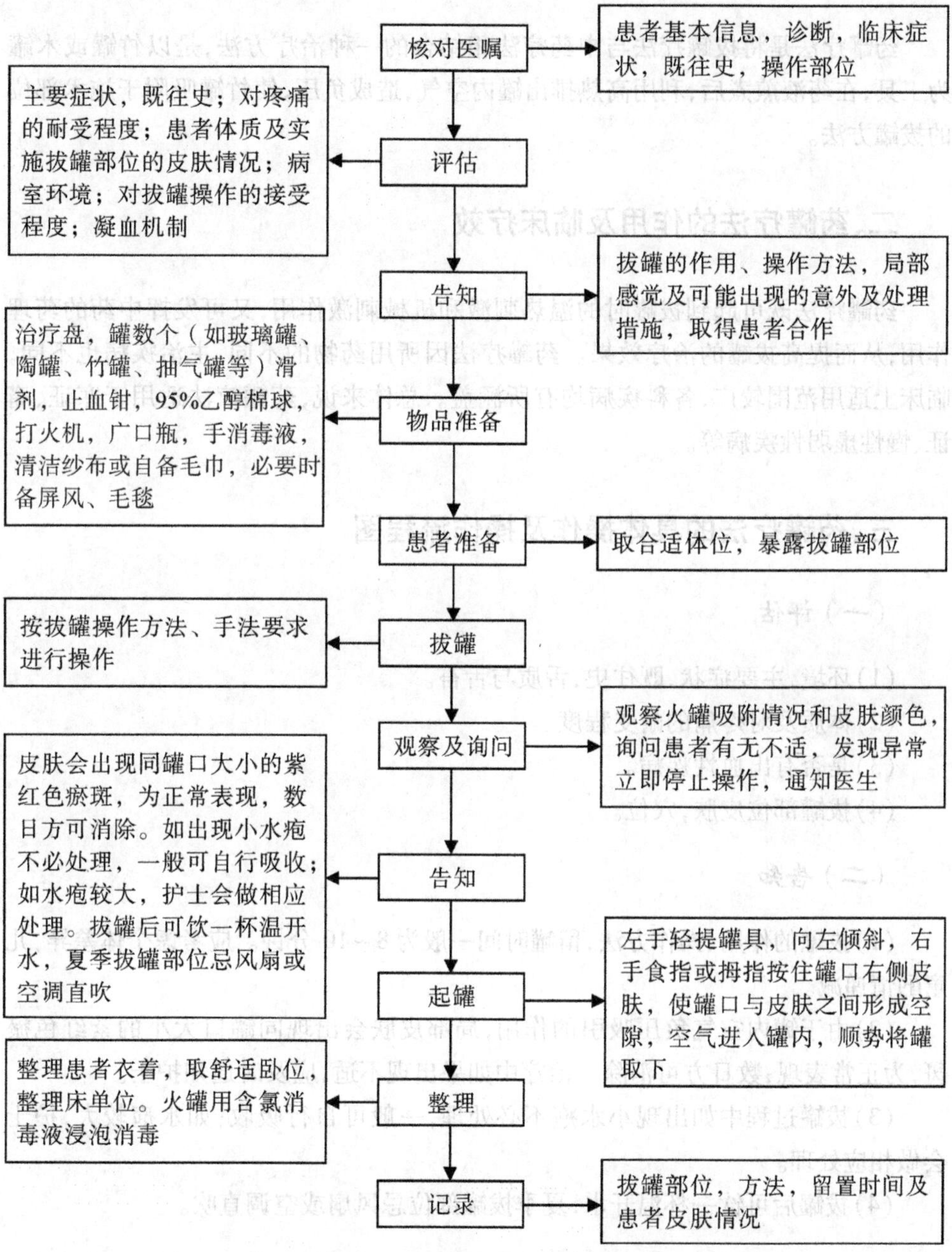

图 11－6　拔罐疗法操作流程图

第七节　药罐疗法

一、药罐疗法的定义

药罐疗法是将拔罐疗法与中药疗法相结合的一种治疗方法，是以竹罐或木罐为工具，在药液煎煮后，利用高热排出罐内空气，造成负压，使竹罐吸附于施术部位的拔罐方法。

二、药罐疗法的作用及临床疗效

药罐疗法既可起到拔罐时的温热刺激和机械刺激作用，又可发挥中药的药理作用，从而提高拔罐的治疗效果。药罐疗法因所用药物的不同，主治疾病也不同，临床上适用范围较广，各科疾病均有所涵盖。总体来说，药罐疗法适用于寒证、痛证、慢性虚弱性疾病等。

三、药罐疗法的具体操作及操作流程图

（一）评估

（1）环境，主要症状，既往史，舌质与舌苔。
（2）体质及对疼痛的耐受程度。
（3）是否有出血性疾病。
（4）拔罐部位皮肤，穴位。

（二）告知

（1）拔罐的作用、操作方法，留罐时间一般为 8 ~ 10 分钟。应考虑个体差异，儿童酌情递减。

（2）由于罐内空气负压吸引的作用，局部皮肤会出现同罐口大小的紫红色瘀斑，为正常表现，数日方可消除。治疗中如果出现不适，应及时通知护士。

（3）拔罐过程中如出现小水疱不必处理，一般可自行吸收；如水疱较大，护士会做相应处理。

（4）拔罐后可饮一杯温开水，夏季拔罐部位忌风扇或空调直吹。

（三）物品准备

治疗车，电饭锅，不锈钢半开夹，纱布，小毛巾，治疗巾，药罐（放到中药中煮沸5～10分钟），手消毒液，必要时备屏风、毛毯。

（四）基本操作方法

（1）嘱患者排空二便；取合适体位，暴露拔罐部位，注意保暖及隐私保护。

（2）取穴，右手持不锈钢夹夹住煮好的药罐，于左手小毛巾上快速拍打数下，在操作者手背上试温，温度适宜将罐移至选定的穴位，待吸牢后撤手留罐。

（3）观察留罐部位，询问患者有无不适感，如过烫、过紧。

（4）4～8分钟后按压罐口皮肤起罐，用纱布轻拭表面药渍。

（5）告知注意事项。

（6）协助患者取舒适卧位；整理床单位；整理并规范处理用物；洗手并记录。

（五）注意事项

（1）拔罐时要选择适当体位和肌肉丰满的部位，易于移动、骨骼凹凸不平及毛发较多的部位均不适宜。

（2）拔罐时要根据所拔部位的面积大小选择大小适宜的罐。操作必须迅速，才能使罐拔紧，吸附有力。

（3）用药罐时应注意掌握罐的温度，在小毛巾上快速拍打甩干水分，以免灼伤或烫伤皮肤。

（4）皮肤有过敏、溃疡、水肿和大血管分布部位，不宜拔罐。

（六）禁忌证

（1）有出血倾向。

（2）局部皮肤有炎症、破损、皮肤病、静脉曲张、毛发多。

（3）妊娠期、精神失常、恶性肿瘤、肺结核、心力衰竭等。

（4）醉酒、过饥、过饱、过度疲劳、极度虚弱等。

（5）昏迷、危重、高热抽搐患者和孕妇腹部、腰骶部，不宜拔罐。

（七）药罐疗法操作流程图

药罐疗法操作流程图见图11－7。

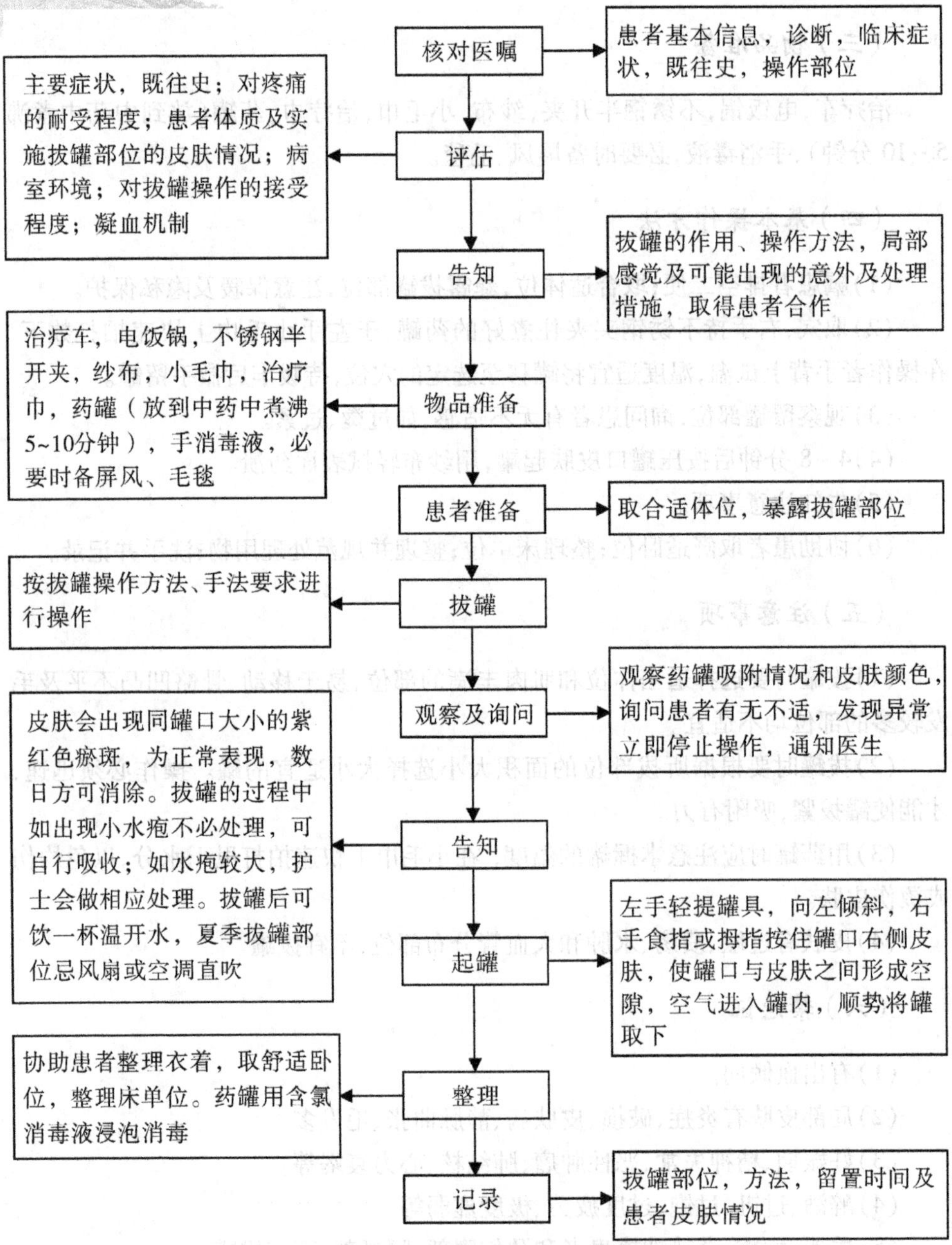

图 11－7 药罐疗法操作流程图

四、药罐疗法临床案例分享

患者，男，74 岁。腰膝酸软，屈伸不利，遇寒关节僵硬加剧，舌质淡，苔薄白，脉细沉。诊断为痹病，辨证为风寒湿痹。

诊治过程：给予患者药罐疗法治疗，在犊鼻、足三里、阴陵泉、阳陵泉及阿是穴上留罐。患者无不适感，8 分钟后按压罐口皮肤起罐。

效果评价：患者腰膝酸软得以改善，屈伸不利的程度较前减轻。

病案分析：风寒湿痹，经脉痹阻，气血运行不畅，不通则痛，予药罐疗法既可起到拔罐时的温热刺激和机械刺激作用，又可发挥中药的药理作用，起到祛风散寒、祛湿止痛的治疗效果。

第八节　中药封包疗法

一、中药封包疗法的定义

中药封包疗法是选用不同功效的中药打成超微粉，用清水或蜂蜜之类的辅料调匀，用无纺布进行包裹并加热，直接放置在患处，不经消化道吸收代谢，广泛适用于内、外、妇、儿、外科等多种疾病。

二、中药封包疗法的作用及临床疗效

中药封包疗法可调和气血、祛风散寒、解除疼痛，对腹痛、腰肌劳损、关节痛等有明显的疗效。主要治疗肩周炎、腰肌劳损、腰痛、骨折、外伤肿痛、落枕、股骨头坏死等外科疾病，痛经、月经不调、盆腔炎等妇科疾病和胃痛、腹痛、手脚发凉等风寒之邪所致的疼痛。

三、中药封包疗法的具体操作及操作流程图

（一）评估

病室环境及温度；主要症状，既往史，过敏史，封包部位的皮肤情况及对热的耐受程度，心理状态及对疾病的治疗信心。

（二）告知

中药封包疗法过程中出现对热不耐受、皮肤痒痛等不适现象，及时告知护士；操作后注意保暖，饮食宜清淡。

（三）物品准备

加热好的中药封包，治疗盘，计时器，必要时备浴巾、屏风。

（四）基本操作方法

（1）核对医嘱，评估患者，做好解释。

（2）备齐用物，将封包放置微波炉加热至50℃后，携用物至床旁。

（3）协助患者取合适体位。

（4）遵照医嘱确定封包部位，充分暴露封包部位，注意保护隐私及保暖。

（5）先轻提封包使其间接接触皮肤，直至温度适宜再将封包热敷患处，用绷带绷住，松紧适宜，防止脱落。

（6）随时询问患者对热的耐受度、局部皮肤的情况，防止药物过敏及烫伤，每日1次，每次30分钟。

（五）注意事项

（1）操作前向患者做好解释工作，取得合作，注意保暖。

（2）敷药摊制要均匀，固定松紧适宜。

（3）治疗过程中观察局部反应，如出现红疹、瘙痒、水疱等情况，应及时停止使用，并报告医生，配合处理。

（六）中药封包疗法操作流程图

中药封包疗法操作流程图见图11－8。

四、中药封包临床案例分享

患者，男，因胸闷伴双下肢水肿来诊。患者胸闷，心悸，眠差，双下肢中度水肿，舌质暗红，苔少。

诊疗过程：遵医嘱给予胸前区、双小腿中药封包治疗，治疗时间为30分钟。患者治疗后无红疹、疼痛、水疱等不良反应。相关症状已缓解，继续此法，每日1次，治疗1周。

效果评价：1周后，患者双下肢水肿明显消退，胸闷、心悸减轻，夜间睡眠较前有所改善。

病案分析：患者病位在心，长年久病，气阴两虚，气虚运血无力，血行不畅，心血瘀阻，心脉不利，心失所养，故胸闷、心悸；气虚水湿运化不利，水湿停聚，则发水肿。中药封包内含多种补益气血、温经通络的中药，故能改善气阴两虚所致的临床症状。

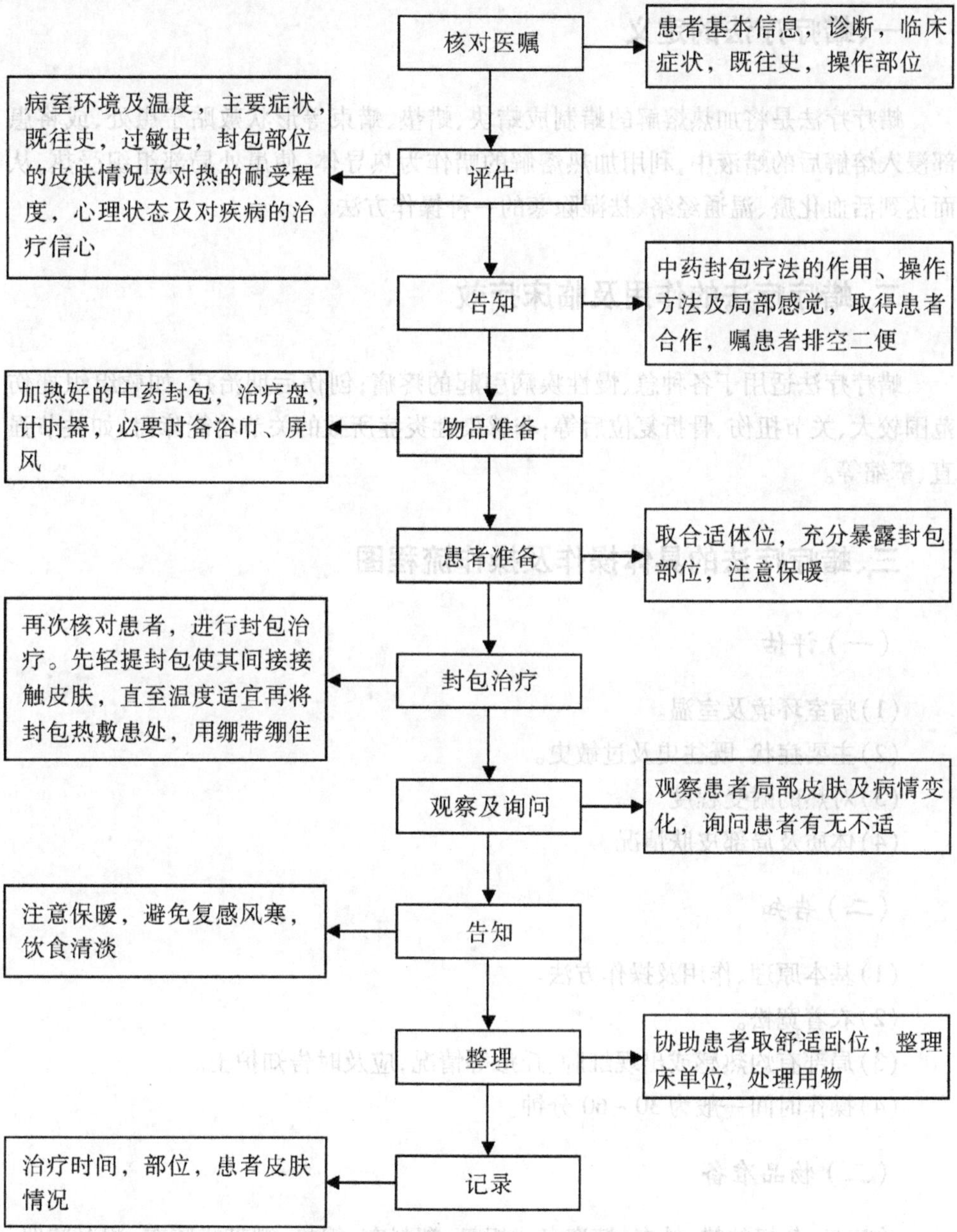

图 11－8　中药封包疗法操作流程图

第九节 蜡疗疗法

一、蜡疗疗法的定义

蜡疗疗法是将加热熔解的蜡制成蜡块、蜡垫、蜡束等形状敷贴于患处，或将患部浸入熔解后的蜡液中，利用加热熔解的蜡作为热导体，使患处局部组织受热，从而达到活血化瘀、温通经络、祛湿除寒的一种操作方法。

二、蜡疗疗法的作用及临床疗效

蜡疗疗法适用于各种急、慢性疾病引起的疼痛；创伤后期治疗，如软组织挫伤范围较大、关节扭伤、骨折复位后等；非感染性炎症所致的关节功能障碍，如关节强直、挛缩等。

三、蜡疗疗法的具体操作及操作流程图

（一）评估

(1)病室环境及室温。
(2)主要症状，既往史及过敏史。
(3)对热的耐受程度。
(4)体质及局部皮肤情况。

（二）告知

(1)基本原理、作用及操作方法。
(2)衣着宽松。
(3)局部有灼热感或出现红肿、丘疹等情况，应及时告知护士。
(4)操作时间一般为 30～60 分钟。

（三）物品准备

治疗盘，备好的蜡，纱布，搪瓷盘或铝盘，塑料布，棉垫，绷带或胶布，测温装置，手消毒液，必要时备屏风、毛毯、小铲刀、排笔、毛巾等。

（四）基本操作方法

（1）核对医嘱，评估患者，做好解释，确定蜡疗部位。嘱患者排空二便，调节室温。

（2）备齐用物，携至床旁，协助患者取舒适卧位，充分暴露蜡疗部位皮肤，注意保暖及隐私保护。

（3）清洁局部皮肤，若采取手足浸蜡法，则协助患者清洗手足。

（4）根据患处情况，选择合适的蜡疗方法。

（5）观察患者局部皮肤情况，询问有无不适感。防止蜡液流出。

（6）操作结束后，协助患者清洁局部皮肤，整理衣着，安排舒适体位。

（五）常用蜡疗方法

（1）蜡饼法：将加热后完全熔化的蜡液倒入搪瓷盘或铝盘，厚度 2～3cm，冷却至初步凝结成块时（表面温度 45～50℃），用小铲刀将蜡饼取出，敷贴于治疗部位。初始时，让患者感受温度是否适宜，5～10 分钟能耐受后用绷带或胶布固定，外包塑料布与棉垫保温，30～60 分钟后取下。

（2）刷蜡法：熔化的蜡液冷却至 55～60℃时，用排笔蘸取蜡液快速、均匀地涂于治疗局部，使蜡液在皮肤表面冷却凝成一层蜡膜；如此反复涂刷，使治疗部位形成厚度 0.5～1cm 的蜡膜，外面再覆盖一块蜡饼，或者用塑料布及棉垫包裹保温。

（3）浸蜡法：常用于手足部位。熔化的蜡液冷却至 55～60℃时，在手足部位先涂薄层蜡液，待冷却形成保护膜；再将手足反复迅速浸蘸蜡液，直至蜡膜厚达0.5～1cm 成为手套或袜套样；然后将手足持续浸于蜡液中，10 分钟左右取下蜡膜。

（4）蜡袋法：将熔化后的蜡液装入耐热的塑料袋内，排出空气封口。使用时需采用热水浸泡加热，蜡液处于半融化状态，以患者能耐受的温度为宜，敷于治疗部位。

（六）注意事项

（1）局部皮肤有创面或溃疡，体质衰弱和高热，急性化脓性炎症，肿瘤，结核，脑动脉硬化，心、肾功能衰竭，有出血倾向及出血性疾病，有温热感觉障碍者及婴幼儿禁用蜡疗疗法。

（2）准确掌握蜡温，涂抹均匀，不能用力挤压。待蜡充分凝固后方可敷上。

（3）蜡疗部位每次不超过 3 个，操作时间一般为 30～60 分钟。

（4）当患者皮肤发红或出现过敏现象，应立即报告医生。

（5）操作后休息半小时，注意防寒保暖。

（七）蜡疗疗法操作流程图

蜡疗疗法操作流程图见图 11－9。

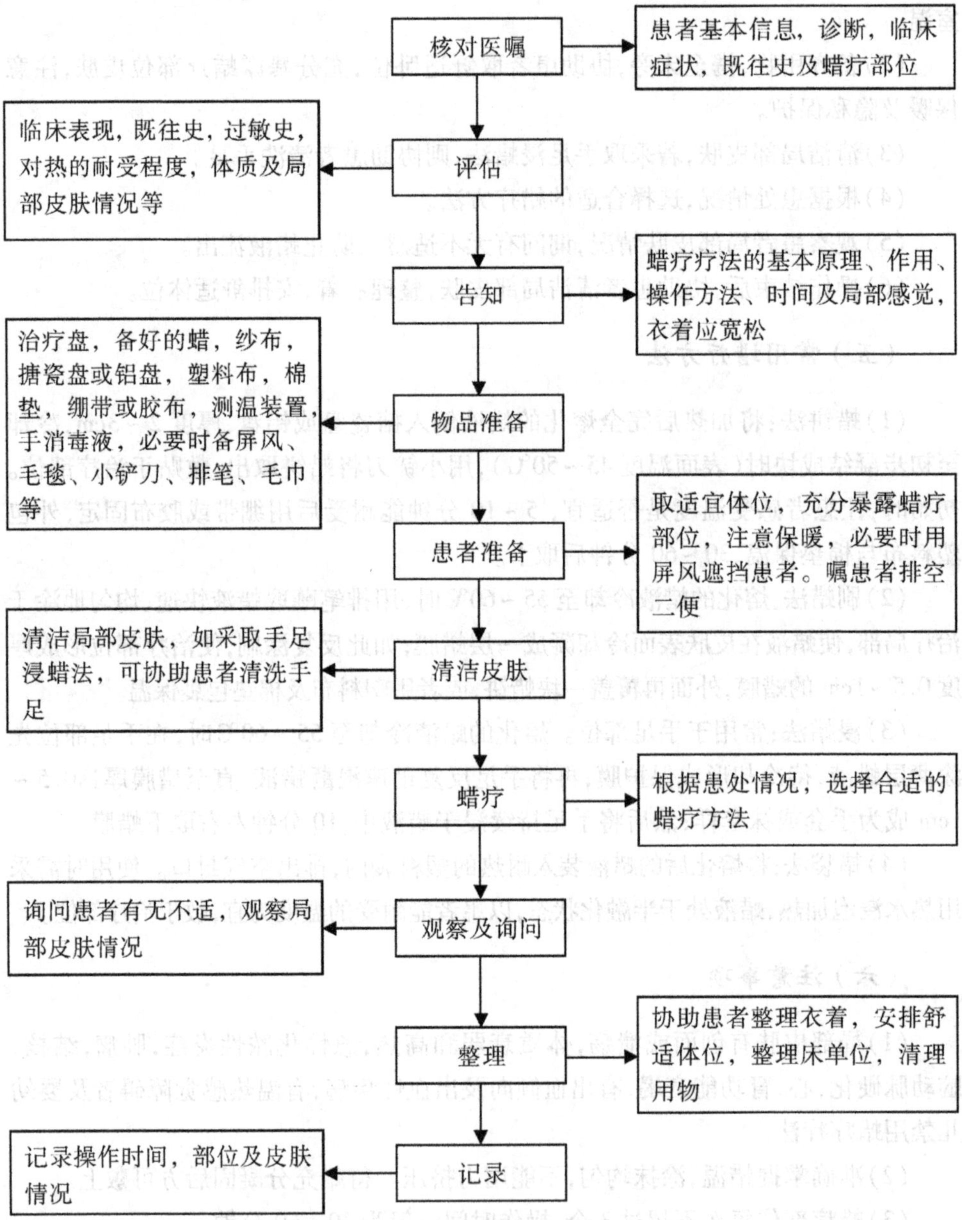
核对医嘱
患者基本信息，诊断，临床症状，既往史及蜡疗部位
评估
临床表现，既往史，过敏史，对热的耐受程度，体质及局部皮肤情况等
告知
蜡疗疗法的基本原理、作用、操作方法、时间及局部感觉，衣着应宽松
物品准备
治疗盘，备好的蜡，纱布，搪瓷盘或铝盘，塑料布，棉垫，绷带或胶布，测温装置，手消毒液，必要时备屏风、毛毯、小铲刀、排笔、毛巾等
患者准备
取适宜体位，充分暴露蜡疗部位，注意保暖，必要时用屏风遮挡患者。嘱患者排空二便
清洁皮肤
清洁局部皮肤，如采取手足浸蜡法，可协助患者清洗手足
蜡疗
根据患处情况，选择合适的蜡疗方法
观察及询问
询问患者有无不适，观察局部皮肤情况
整理
协助患者整理衣着，安排舒适体位，整理床单位，清理用物
记录
记录操作时间，部位及皮肤情况

图 11－9　蜡疗疗法操作流程图

四、蜡疗疗法的临床案例分享

患者,男,52岁。腰痛,伴有向下肢、臀部放射痛,打喷嚏,咳嗽时疼痛加重,舌质暗红,苔黄腻,脉弦数。

诊治过程:遵医嘱给予患者蜡疗2次/日,每次持续1小时,共1周。

效果评价:患者腰部疼痛不适逐渐缓解,放射痛消失。

病案分析:因湿蕴生热滞于腰府,经络不畅,久则夹瘀,不通则痛,蜡疗具有较强且持久的温热作用,具有活血化瘀、祛湿的疗效。

第十节 放血疗法

一、放血疗法的定义

放血疗法是指用针具刺破或划破人体特定的穴位和一定的部位,放出少量血液,达到清热、泻火、祛瘀、通络等作用的一种中医治疗方法。

二、放血疗法的作用及临床应用

放血疗法的适应证很广,主要有热证、瘀证、实证。可用于内科、妇科、男科、儿科、五官科、皮肤科及其他科疾病,特别是对皮肤病、过敏性疾病等效果明显。

(1)内科疾病:感冒,咳嗽,哮喘,失眠,头痛,高血压,高血脂,眩晕,中暑,中风,肥胖,糖尿病,耳聋,呕吐,打嗝,腹泻,腹痛,痛风,手指麻木等。

(2)皮肤科、外科疾病:疔,急性乳腺炎,乳腺增生,疣,接触性皮炎,皮肤瘙痒症,荨麻疹,湿疹,带状疱疹,黄褐斑,粉刺,斑秃,静脉曲张,冻疮等。

(3)骨科疾病:颈椎病,腰椎病,腰扭伤,肩周炎,足跟痛,骨质增生,软组织挫伤,踝关节扭伤,网球肘,骨性关节炎等。

(4)妇科疾病:痛经,白带异常,经前期综合征,产后乳房胀痛等。

(5)儿科疾病:感冒,肺炎喘咳,消化不良,厌食,遗尿,夜啼等。

(6)五官科疾病:视疲劳,咽炎,急性扁桃体炎,牙痛,鼻炎,面瘫。

(7)男科疾病:前列腺增生,前列腺炎。

三、放血疗法的具体操作及操作流程图

（一）评估

(1)评估患者主要临床表现,既往史及晕针史。
(2)评估针刺部位的皮肤情况。
(3)对疼痛的耐受程度。
(4)凝血机制是否正常。
(5)年龄、体质及心理状况。

（二）告知

(1)告知患者在针刺过程中会出现疼痛反应。
(2)告知患者一般放血量为数滴,对重症患者可放血数十滴,血由黑紫变红为止。

（三）物品准备

(1)中医护理治疗盘:75%酒精,无菌棉球,点刺针,弯盘,手套。
(2)治疗单,手消毒液。

（四）基本操作方法

(1)核对医嘱,评估患者,做好解释。
(2)洗手,备齐用物至床旁,再次核对医嘱及患者信息。
(3)协助患者取舒适体位,暴露针刺部位。
(4)遵医嘱,选择针刺部位。
(5)严格消毒。
(6)在选好针刺的位置上快速浅刺放血,用棉签拭去血液,询问有无不适感。
(7)放血完毕,酒精消毒,协助患者取舒适体位,整理床单位。
(8)核对医嘱,告知患者注意事项,整理用物,洗手。
(9)做好记录并签名。

（五）注意事项

(1)放血针必须严格消毒,防止感染。
(2)针刺放血量为5滴左右,宜每日或两日1次。
(3)针刺放血时应注意进针不宜过深,创口不宜过大,以免损伤其他组织。
(4)患有血小板减少症、血友病等有出血倾向疾病的患者以及晕血者、血管瘤

患者，一般禁用本法治疗。贫血、低血压、孕期、过饥、过饱、醉酒、过度疲劳者，不宜使用本疗法。

(5)放血后24小时内不宜沐浴。

（六）放血疗法操作流程图

放血疗法操作流程图见图11-10。

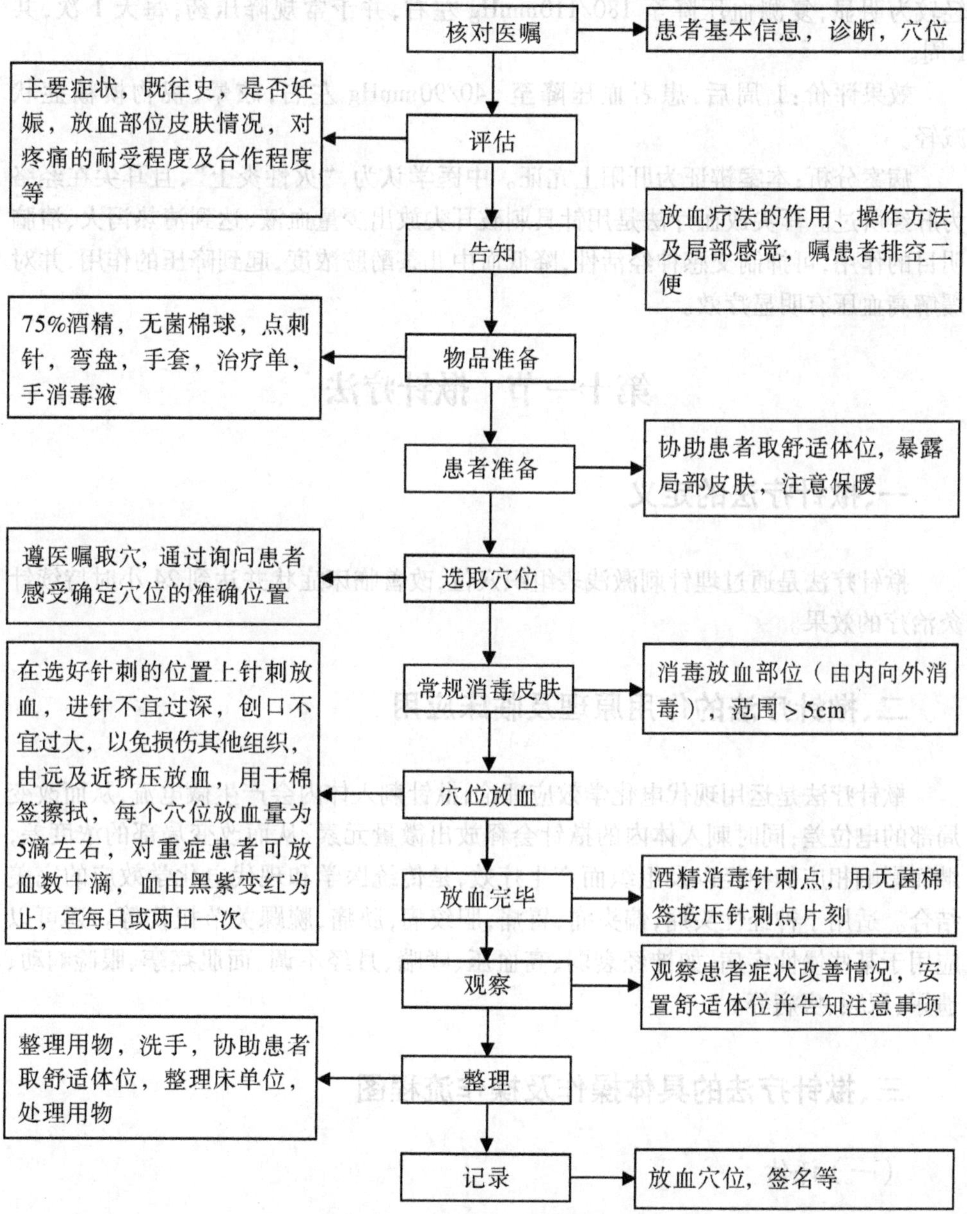

图11-10 放血疗法操作流程图

四、放血疗法临床案例分享

患者，女。因眩晕来诊，血压200/120mmHg，眩晕，视物模糊，伴汗出，舌质红，苔黄腻，脉弦浮。

诊治过程：遵医嘱给予双耳尖放血5滴左右，血色暗红，眩晕、视物模糊症状减轻较为明显，复测血压降至180/110mmHg左右，并予常规降压药，每天1次，共1周。

效果评价：1周后，患者血压降至140/90mmHg左右，眩晕、视物模糊症状减轻。

病案分析：本案辨证为肝阳上亢证。中医学认为，“火性炎上”，且耳尖在经络为肝经所过。耳尖放血疗法是用针具刺破耳尖放出少量血液，达到清热泻火、清脑明目的作用，可抑制交感神经活性，降低血中儿茶酚胺浓度，起到降压的作用，并对缓解高血压有明显疗效。

第十一节　揿针疗法

一、揿针疗法的定义

揿针疗法是通过埋针刺激浅表组织穴位，改善临床症状并达到24小时持续针灸治疗的效果。

二、揿针疗法的作用原理及临床应用

揿针疗法是运用现代电化学效应理论，揿针刺入体内会产生微电流，从而改变局部的电位差；同时刺入体内的揿针会释放出微量元素，从而改变局部的浓度差，继而影响相应的神经以及组织而产生疗效，是传统医学和现代电化学效应的完美结合。适用于神经性头痛，偏头痛，胃痛，胆绞痛，胁痛，腕踝关节扭伤等。还可以应用于某些慢性疾病，如神经衰弱、高血压、哮喘、月经不调、面肌痉挛、眼睑瞤动、遗尿、尿频、痹病等。

三、揿针疗法的具体操作及操作流程图

（一）评估

（1）主要症状，既往史，是否妊娠。

(2)对疼痛的耐受程度,心理状况。

(3)有无对胶布、金属等过敏的情况。

(4)局部皮肤情况。

(二)告知

(1)埋针的局部感觉:热,麻,胀,痛,如有不适及时通知护士。

(2)每日自行按压3~5次,每次每穴1~2分钟。

(3)埋针脱落后,应通知护士。

(三)物品准备

治疗盘,揿针,75%酒精,棉签,止血钳或镊子,弯盘,污物碗,手消毒液。

(四)基本操作方法

(1)核对医嘱,评估患者,做好解释。

(2)备齐用物,携至床旁。

(3)协助患者取合适体位。

(4)遵照医嘱,探查穴位敏感点,确定埋针部位。

(5)75%酒精消毒局部皮肤。

(6)用止血钳或镊子夹住针埋于选好穴位的部位上,并给予适当按压(揉),使患者有热、麻、胀、痛的感觉,即"得气"。

(7)观察患者局部皮肤,询问有无不适感。

(8)操作完毕,安排舒适体位,整理床单位。

(五)注意事项

(1)每次取穴,一般取单侧,或取两侧对称同名穴。

(2)埋针要选择易于固定和不妨碍肢体活动的穴位。

(3)埋针后,患者感觉刺痛或妨碍肢体活动时,应将针取出重埋或改用其他穴位。

(4)针刺前,应对针体详细检查,以防断针。

(5)穴位、镊子都要常规消毒,埋针处不宜用水浸泡,暑热天埋针时间不超过24小时,以防感染。如有发红、疼痛,要及时检查,有感染现象立即取针。

(6)埋针发生疼痛时可以调整针的深度、方向,调整无效时,可能有炎症发生,应取针。

(7)患者可以用手指间断按压针柄,以加强刺激量,提高效果。但应注意手的卫生。

(8)关节处、红肿局部、皮肤化脓感染处、紫癜和瘢痕处，均不宜埋针。皮肤过敏患者、出血性疾病患者也不宜埋针。

（六）揿针疗法操作流程图

揿针疗法操作流程图见图 11－11。

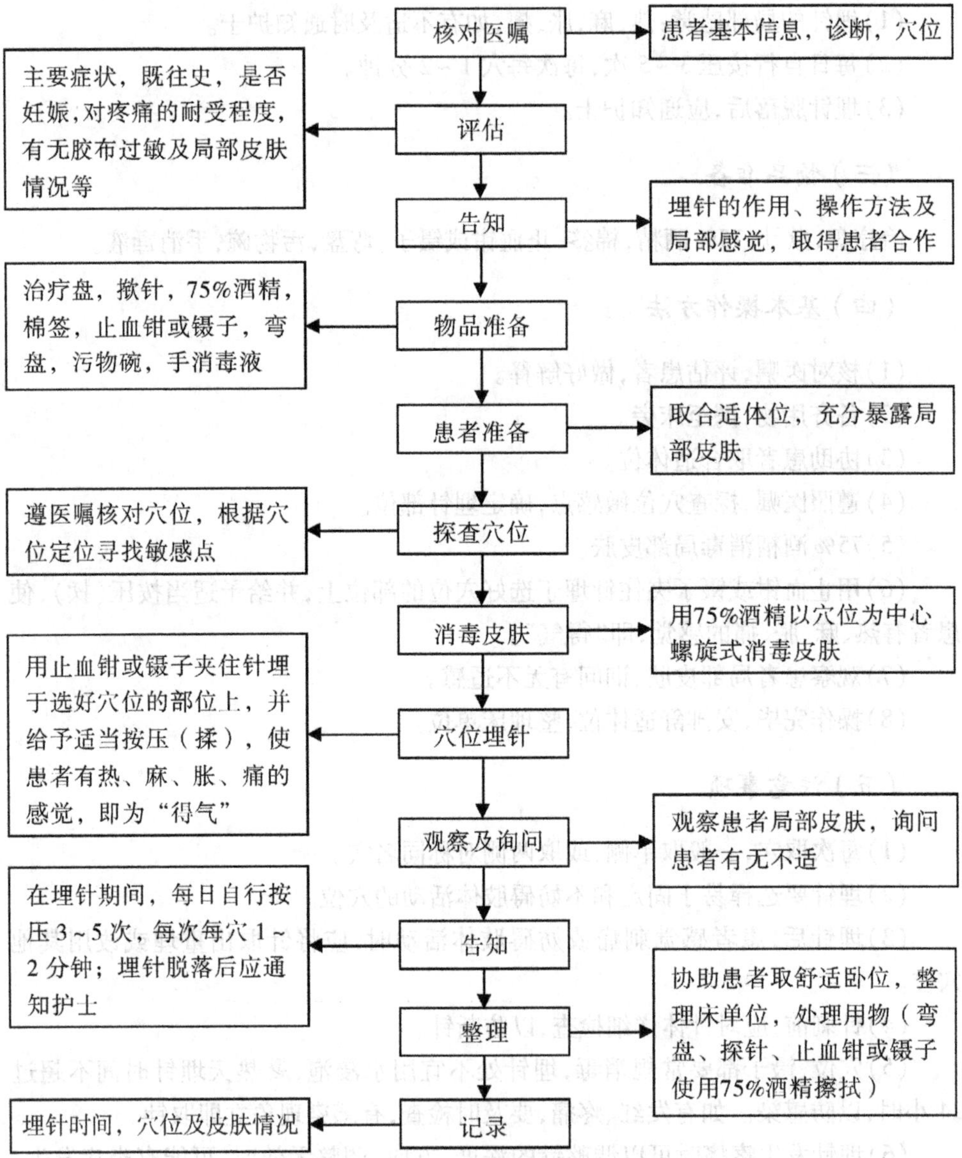

图 11－11　揿针疗法操作流程图

四、揿针疗法临床案例分享

患者,女,59岁。因中风后左侧肢体瘫痪,伴上肢屈曲、下肢伸直,眠差,便秘,舌质红,苔黄腻。

诊治过程:遵医嘱给予揿针治疗,上肢取穴合谷、手三里、曲池、肩髃,下肢取穴阳陵泉、足三里、解溪、丰隆等。患者"得气"后,在埋针期间,每日自行按压3~5次,每次每穴1~2分钟,患者无不适的感觉,症状轻度改善。继续揿针治疗1周,每日更换。

效果评价:患者上肢屈曲、下肢伸直好转。

病案分析:中风后遗症者四肢经络阻滞不通,筋肉失于濡养,选取对应穴位予以揿针疗法,运用现代电化学效应理论,揿针刺入体内会产生微电流,从而改变局部的电位差;同时刺入体内的揿针会释放出微量元素,从而改变局部的浓度差,继而影响相应的神经以及组织而产生疗效,改善四肢不适的症状。

第十二节　中医定向透药疗法

一、中医定向透药疗法的定义

中医定向透药疗法是利用直流电将药物离子通过皮肤或穴位导入人体,作用于病灶,达到活血化瘀、软坚散结、抗炎镇痛等作用的一种操作方法。

二、中医定向透药疗法的作用及临床应用

中医定向透药疗法适用于各种急、慢性疾病引起的关节疼痛、腰背痛、颈肩痛及盆腔炎所致的腹痛等症状。

三、中医定向透药疗法的具体操作及操作流程图

(一)评估

(1)主要症状,既往史及过敏史,是否妊娠。

(2)感知觉及局部皮肤情况。

（二）告知

（1）治疗时间一般为20～30分钟。

（2）治疗期间会产生正常的针刺感和蚁走感，护士可根据患者感受调节电流强度。

（3）若局部有烧灼感或针刺感不能耐受时，立即通知护士。

（4）中药可致着色，数日后可自行消退。

（三）物品准备

中药制剂，离子导入治疗仪，治疗盘，镊子，棉衬套（垫片）2个，绷带或松紧搭扣，沙袋，隔水布，小毛巾，水温计，手消毒液，必要时备听诊器。

（四）基本操作方法

（1）核对医嘱，评估患者，做好解释，调节室温。

（2）备齐用物，携至床旁。

（3）协助患者取舒适体位，暴露治疗部位。

（4）打开电源开关，将2块棉衬套（垫片）浸入38～42℃的中药液（二仙温经膏）后取出，拧至不滴水为宜，将电极板放入衬套内，平放于治疗部位，2个电极板相距2～4cm，外用隔水布覆盖，绷带或松紧搭扣固定，必要时使用沙袋，启动输出，调节电流强度，至患者耐受为宜。具体操作参照仪器说明书进行。

（5）治疗中询问患者感受，调节电流强度。如患者诉疼痛，应立即停止治疗。

（6）治疗结束，取下电极板，擦干局部皮肤，观察皮肤情况。

（7）操作完毕，协助患者着衣，安排舒适体位，整理床单位。

（五）注意事项

（1）治疗部位有金属异物者、带有心脏起搏器者慎用此治疗方法。

（2）同一输出线的两个电极不可分别放置于两侧肢体。

（3）注意操作顺序，防止电击患者。

（4）治疗时注意遮挡，保护隐私，注意保暖。

（5）治疗过程中要注意观察患者的反应和机器运行情况。

（6）治疗部位出现红疹、疼痛、水疱等时，应立即停止治疗，并通知医生，配合处置。

（六）中医定向透药疗法操作流程图

中医定向透药疗法操作流程图见图11－12。

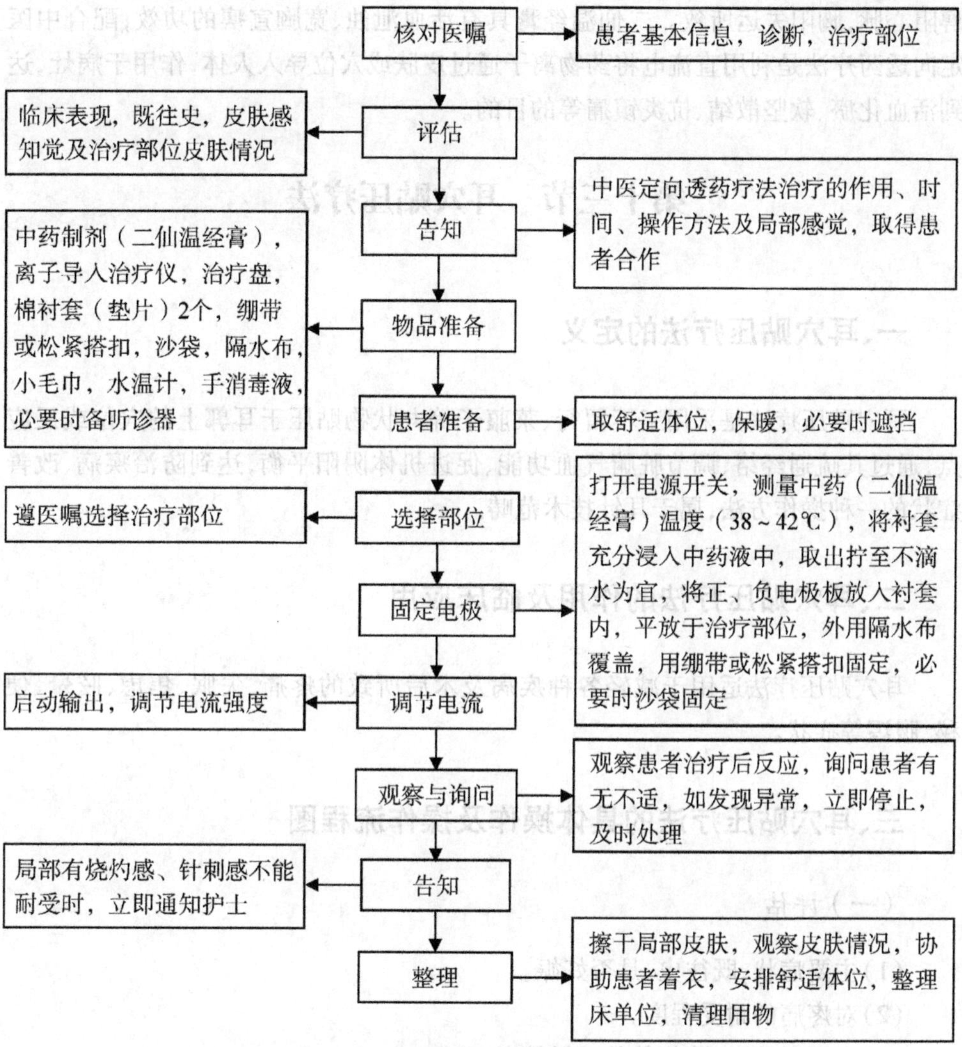

图 11－12　中医定向透药疗法操作流程图

四、中医定向透药疗法临床案例分享

患者，女，47 岁。患者胸闷不适伴心慌半年，加重 3 天来诊，眠差，舌暗红，苔黄腻。

治疗过程：给予中医定向透药疗法治疗，治疗时间为 20～30 分钟。患者治疗部位皮肤无红疹、疼痛、水疱等不良反应，症状缓解。继续此法，每日 1 次，治疗 1 周。

效果评价：1 周后，患者胸闷喘憋的症状减轻，心慌减轻。

病案分析：患者胸闷不适较明显，舌暗红，苔黄腻，病属胸痹范畴，为血瘀、痰热痹阻心脉，胸阳失运所致。二仙温经膏具有活血泄浊、宽胸宣痹的功效，配合中医定向透药疗法是利用直流电将药物离子通过皮肤或穴位导入人体，作用于病灶，达到活血化瘀、软坚散结、抗炎镇痛等的目的。

第十三节　耳穴贴压疗法

一、耳穴贴压疗法的定义

耳穴贴压疗法是采用王不留行、莱菔子等丸状物贴压于耳郭上的穴位或反应点，通过其疏通经络、调节脏腑气血功能、促进机体阴阳平衡，达到防治疾病、改善症状的一种操作方法，属于耳针技术范畴。

二、耳穴贴压疗法的作用及临床应用

耳穴贴压疗法适用于减轻各种疾病及术后所致的疼痛、失眠、焦虑、眩晕、便秘、腹泻等症状。

三、耳穴贴压疗法的具体操作及操作流程图

（一）评估

(1)主要症状，既往史，是否妊娠。
(2)对疼痛的耐受程度。
(3)有无对胶布、药物等的过敏情况。
(4)耳部皮肤情况。

（二）告知

(1)耳穴贴压的局部感觉：热、麻、胀、痛，如有不适及时通知护士。
(2)每日自行按压3～5次，每次每穴1～2分钟。
(3)耳穴贴压脱落后，应通知护士。

（三）物品准备

治疗盘，王不留行或莱菔子等丸状物，胶布，75%酒精，棉签，探棒，止血钳或镊子，弯盘，污物碗，手消毒液，必要时可备耳穴模型。

（四）基本操作方法

（1）核对医嘱，评估患者，做好解释。

（2）备齐用物，携至床旁。

（3）协助患者取合适体位。

（4）遵照医嘱，探查耳穴敏感点，确定贴压部位。

（5）用75%酒精自上而下、由内到外、从前到后消毒耳部皮肤。

（6）选用质硬而光滑的王不留行或莱菔子等丸状物黏附在0.7cm×0.7cm大小的胶布中央，用止血钳或镊子夹住贴敷于选好耳穴的部位上，并给予适当按压（揉），使患者有热、麻、胀、痛的感觉，即"得气"。

（7）观察患者局部皮肤，询问有无不适感。

（8）操作完毕，安排患者于舒适体位，整理床单位。

（五）常用按压手法

（1）对压法：用食指和拇指的指腹置于患者耳郭的正面和背面，相对按压，至出现热、麻、胀、痛等感觉，食指和拇指可边压边左右移动，或做圆形移动，一旦找到敏感点，则持续对压20～30秒。对内脏痉挛性疼痛、躯体疼痛有较好的镇痛作用。

（2）直压法：用指尖垂直按压耳穴，至患者产生胀痛感，持续按压20～30秒，间隔少许，重复按压，每次按压3～5分钟。

（3）点压法：用指尖一压一松地按压耳穴，每次间隔0.5秒。本法以患者感到胀而略沉重的刺痛为宜，用力不宜过重。一般每次每穴可按压27下，具体可视病情而定。

（六）注意事项

（1）耳郭局部有炎症、冻疮或表面皮肤有溃破者，有习惯性流产史的孕妇不宜施行。

（2）耳穴贴压每次选择一侧耳穴，双侧耳穴轮流使用。夏季易出汗，留置1～3天，冬季留置3～7天。

（3）观察患者耳部皮肤情况，留置期间应防止胶布脱落或污染；对普通胶布过敏者改用脱敏胶布。

（4）患者侧卧位耳部感觉不适时，可适当调整。

（七）耳穴贴压疗法操作流程图

耳穴贴压疗法操作流程图见图11－13。

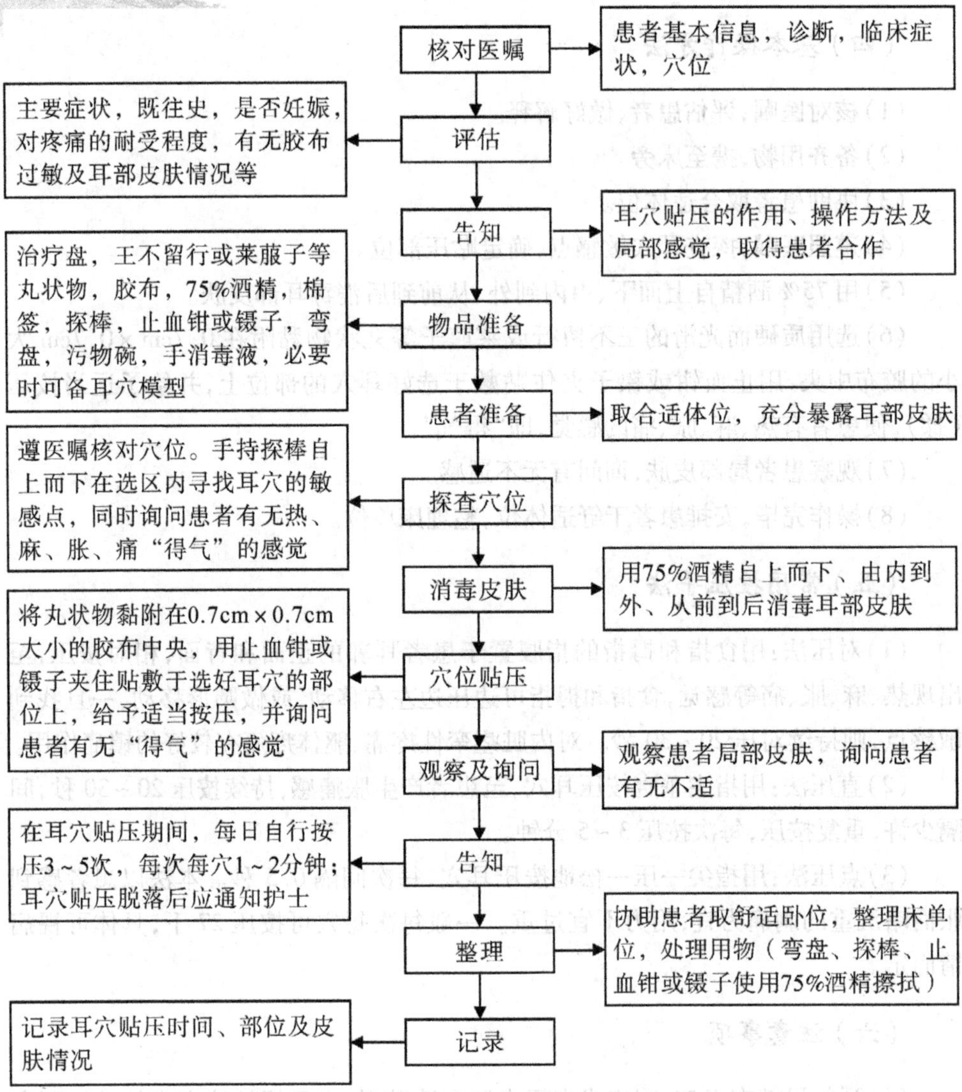
核对医嘱
患者基本信息，诊断，临床症状，穴位
评估
主要症状，既往史，是否妊娠，对疼痛的耐受程度，有无胶布过敏及耳部皮肤情况等
告知
耳穴贴压的作用、操作方法及局部感觉，取得患者合作
物品准备
治疗盘，王不留行或莱菔子等丸状物，胶布，75%酒精，棉签，探棒，止血钳或镊子，弯盘，污物碗，手消毒液，必要时可备耳穴模型
患者准备
取合适体位，充分暴露耳部皮肤
探查穴位
遵医嘱核对穴位。手持探棒自上而下在选区内寻找耳穴的敏感点，同时询问患者有无热、麻、胀、痛“得气”的感觉
消毒皮肤
用75%酒精自上而下、由内到外、从前到后消毒耳部皮肤
穴位贴压
将丸状物黏附在0.7cm×0.7cm大小的胶布中央，用止血钳或镊子夹住贴敷于选好耳穴的部位上，给予适当按压，并询问患者有无“得气”的感觉
观察及询问
观察患者局部皮肤，询问患者有无不适
告知
在耳穴贴压期间，每日自行按压3～5次，每次每穴1～2分钟；耳穴贴压脱落后应通知护士
整理
协助患者取舒适卧位，整理床单位，处理用物（弯盘、探棒、止血钳或镊子使用75%酒精擦拭）
记录
记录耳穴贴压时间、部位及皮肤情况

图 11－13　耳穴贴压疗法操作流程图

四、耳穴贴压疗法临床案例分享

患者，男，45 岁。因失眠近 1 个月来诊，偶有心慌，烦躁，怕热，出汗，眠差，舌质红，苔黄腻。

诊疗过程：遵医嘱给予耳穴压豆，每日 1 次，隔日 1 换，治疗 1 周。予王不留行贴敷于交感、神门、心、肝、皮质下等耳穴上，并给予适当按压（揉），以感到胀而略沉重、刺痛为宜，用力不宜过重，每日自行按压 3～5 次，每次每穴 1～2 分钟。

效果评价：患者失眠等症状较前减轻。

病案分析:患者失眠属中医学“不寐”范畴,总属阳盛阴衰,阴阳失交。而耳穴压豆可起到疏通经络、调整脏腑气血功能、促进机体阴阳平衡,达到防治疾病、改善症状的目的。人体各脏腑器官在耳郭上皆有相应代表区,并规律地分布在诸耳穴上。当脏腑功能失调时,通过经络的传导作用,在耳郭该脏腑所属的区域就会发生异常,通过耳穴压豆可起到疏通经络、补虚泻实、调整阴阳的作用,从而治愈疾病。患者失眠、心慌,选取耳穴中的神门、交感、心、皮质下可宁心安神、解痉止痛,使失眠患者阴平阳秘,身心健康。

第十四节　中药灌肠疗法

一、中药灌肠疗法的定义

中药灌肠疗法是将中药药液从肛门灌入直肠或结肠,使药液保留在肠道内,通过肠黏膜的吸收达到清热解毒、软坚散结、泄浊排毒、活血化瘀等作用的一种操作方法。中药结肠滴入参照此项操作技术。

二、中药灌肠疗法的作用及临床疗效

中药灌肠疗法适用于慢性肾衰竭,慢性疾病所致的腹痛、腹泻、便秘、发热、带下等。

三、中药灌肠疗法的具体操作及操作流程图

(一)评估

(1)病室环境,温度适宜。

(2)主要症状,既往史,排便情况,有无大便失禁,是否妊娠。

(3)肛周皮肤情况。

(4)有无药物过敏史。

(5)心理状况,合作程度。

(二)告知

(1)操作前排空二便。

(2)局部感觉:胀,满,轻微疼痛。

(3)如有便意或不适,应及时告知护士。

(4)灌肠后的体位视病情而定。

(5)灌肠液以保留1小时以上为宜,保留时间长,利于药物吸收。

(三)物品准备

治疗盘,弯盘,煎煮好的药液,一次性灌肠袋,水温计,纱布,一次性手套,垫枕,中单,液状石蜡,棉签,手消毒液等,必要时备便盆、屏风。

(四)基本操作方法

(1)核对医嘱,评估患者,做好解释,调节室温。嘱患者排空二便。

(2)备齐用物,携至床旁。

(3)关闭门窗,用隔帘或屏风遮挡。

(4)协助患者取左侧卧位(必要时根据病情选择右侧卧位),充分暴露肛门,垫中单于臀下,置垫枕以抬高臀部10cm。

(5)测量药液温度(39~41℃),液面距离肛门不超过30cm,用液状石蜡润滑肛管前端,排液,暴露肛门,插肛管时,可嘱患者张口呼吸以使肛门松弛,便于肛管顺利插入。插入10~15cm缓慢滴入药液(滴入的速度视病情而定),滴注时间为15~20分钟。滴入过程中随时观察、询问患者耐受情况,如有不适或便意,及时调节滴入速度,必要时终止滴入。中药灌肠药量不宜超过200mL。

(6)药液滴完,夹紧并拔出肛管,协助患者擦干肛周皮肤,用纱布轻揉肛门处,协助取舒适卧位,抬高臀部。

(五)注意事项

(1)肛门、直肠、结肠术后,大便失禁,孕妇急腹症和下消化道出血的患者禁用。

(2)慢性痢疾病变多在直肠和乙状结肠,宜采取左侧卧位,插入深度以15~20cm为宜;溃疡性结肠炎病变多在乙状结肠或降结肠,插入深度为18~25cm;阿米巴痢疾病变多在回盲部,应取右侧卧位。

(3)当患者出现脉搏细速、面色苍白、出冷汗、剧烈腹痛、心慌等时,应立即停止灌肠并报告医生。

(4)灌肠液温度应在床旁使用水温计测量。

(六)中药灌肠疗法操作流程图

中药灌肠疗法操作流程图见图11-14。

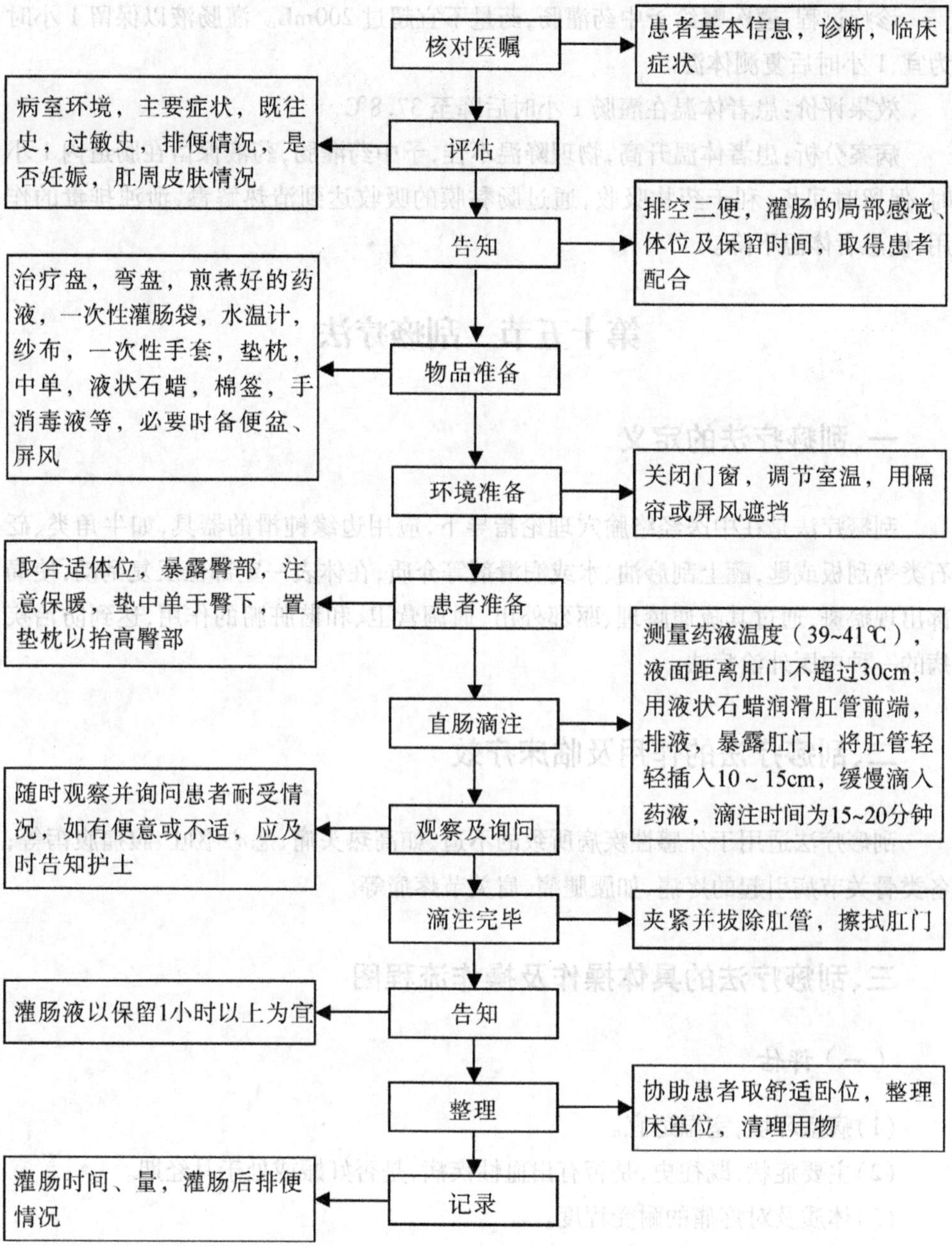

图 11－14　中药灌肠疗法操作流程图

四、中药灌肠疗法临床案例分享

患者，女，56 岁。因肺炎收住院，体温 38. 5℃，给予物理降温后体温不降，便秘，腹胀，舌质红，苔黄腻，脉弦数。

诊疗过程：遵医嘱给予中药灌肠，药量不宜超过200mL。灌肠液以保留1小时为宜，1小时后复测体温。

效果评价：患者体温在灌肠1小时后降至37.8℃。

病案分析：患者体温升高，物理降温不佳，予中药灌肠，药液保留在肠道内1小时，保留时间长，利于药物吸收，通过肠黏膜的吸收达到清热解毒、泄浊排毒的作用，使患者体温下降。

第十五节　刮痧疗法

一、刮痧疗法的定义

刮痧疗法是在中医经络腧穴理论指导下，应用边缘钝滑的器具，如牛角类、砭石类等刮板或匙，蘸上刮痧油、水或润滑剂等介质，在体表一定部位反复刮动，使局部出现瘀斑，通过其疏通腠理、驱邪外出、通调营卫、和谐脏腑的作用，达到防治疾病的一种中医外治疗法。

二、刮痧疗法的作用及临床疗效

刮痧疗法适用于外感性疾病所致的不适，如高热头痛、恶心呕吐、腹痛腹泻等；各类骨关节病引起的疼痛，如腰腿痛、肩关节疼痛等。

三、刮痧疗法的具体操作及操作流程图

（一）评估

(1)病室环境，室温适宜。

(2)主要症状，既往史，是否有出血性疾病，是否妊娠或处于月经期。

(3)体质及对疼痛的耐受程度。

(4)刮痧部位皮肤情况。

（二）告知

(1)刮痧的作用、操作方法及局部感觉。

(2)刮痧部位的皮肤有轻微疼痛、灼热感，如有其他不适应及时告知护士。

(3)刮痧部位出现红紫色痧点或瘀斑，为正常表现，数日可消除。

(4)刮痧结束后最好饮用一杯温水,不宜即刻食用生冷食物,出痧后30分钟内不宜洗冷水澡。

(5)冬季应避免感受风寒;夏季避免风扇、空调直吹刮痧部位。

(三)用物准备

治疗盘,刮痧板(牛角类、砭石类等刮痧板或匙),介质(刮痧油、清水、润肤乳等),毛巾,卷纸,手消毒液,必要时备浴巾、屏风等物。

(四)基本操作方法

(1)核对医嘱,评估患者,遵照医嘱确定刮痧部位,排空二便,做好解释。

(2)检查刮具边缘有无缺损。备齐用物,携至床旁。

(3)协助患者取合适体位,暴露刮痧部位,注意保护隐私及保暖。

(4)用刮痧板蘸取适量介质涂抹于刮痧部位。

(5)单手握板,将刮痧板放置于掌心,用拇指、食指和中指夹住刮痧板,无名指、小指紧贴刮痧板边角,从三个角度固定刮痧板。刮痧时利用指力和腕力调整刮痧板角度,使刮痧板与皮肤之间夹角约为45°,以肘关节为轴心,前臂做有规律的移动。

(6)刮痧一般按先头面后手足、先腰背后胸腹、先上肢后下肢、先内侧后外侧的顺序刮拭。

(7)刮痧时用力要均匀,由轻到重,以患者能耐受为度,要单一方向,不要来回刮。一般刮至皮肤出现红紫为度,或出现粟粒状、丘疹样斑点,或条索状斑块等形态变化,并伴有局部热感或轻微疼痛。对一些不易出痧或出痧较小的患者,不可强求出痧。

(8)观察病情及局部皮肤颜色变化,询问患者有无不适,调节手法力度。

(9)每个部位一般刮20~30次,局部刮痧一般为5~10分钟。

(10)刮痧完毕,清洁局部皮肤,协助患者穿衣,安置舒适体位,整理床单位。

(五)注意事项

(1)操作前应了解病情,特别注意下列疾病者不宜进行刮痧:严重心血管疾病,肝肾功能不全,有出血倾向的疾病,感染性疾病,极度虚弱,皮肤疖肿包块,皮肤过敏等均不适宜刮痧。

(2)空腹及饱食后不宜进行刮痧。

(3)急性扭挫伤,皮肤出现肿胀、破溃者不宜进行刮痧。

(4)刮痧不配合者,如醉酒、精神分裂症、抽搐者不宜进行刮痧。

(5)孕妇的腹部、腰骶部不宜进行刮痧。

(6)刮痧过程中若出现头晕、目眩、心慌、出冷汗、面色苍白、恶心欲吐甚至神昏晕倒等晕刮现象,应立即停止刮痧,取平卧位,通知医生,配合处理。

(六)常用刮痧手法

1. 轻刮法

刮痧板接触皮肤下压刮拭的力量小,被刮者无疼痛及其他不适感。轻刮后皮肤仅出现微红,无瘀斑。本法适用于老年体弱者、疼痛敏感部位及虚证的患者。

2. 重刮法

刮痧板接触皮肤下压刮拭的力量较大,以患者能承受为度。本法宜用于腰背部脊柱两侧,下肢软组织较丰富处,青壮年体质较强及实证、热证、痛证患者。

3. 快刮法

刮拭的频率在每分钟 30 次以上。本法宜用于体质强壮者,主要用于刮拭背部、四肢,以及辨证属于急性、外感病的患者。

4. 慢刮法

刮拭的频率在每分钟 30 次以内。本法主要用于刮拭头面部、胸部、下肢内侧等部位,以及属于内科体虚的、慢性病患者。

5. 直线刮法

直线刮法,又称直板刮法。用刮痧板在人体体表进行一定长度的直线刮拭。本法宜用于身体比较平坦的部位,如背部、胸腹部、四肢部。

6. 弧线刮法

刮拭方向呈弧线形,刮拭后体表出现弧线形的痧痕,操作时刮痧方向多循肌肉走行或根据骨骼结构特点而定。本法宜用于胸背部肋间隙、肩关节和膝关节等部位。

7. 摩擦法

将刮痧板与皮肤直接紧贴,或隔衣布进行有规律地旋转移动,或直线式往返移动,使皮肤产生热感。本法适用于麻木、发凉或绵绵隐痛的部位,如肩胛内侧、腰部和腹部;也可用于刮痧前,使患者放松。

8. 梳刮法

使用刮痧板或刮痧梳从前额发际处向后发际处做有规律地单向刮拭,如梳头状。本法适用于头痛、头晕、疲劳、失眠和精神紧张等病症。

9. **点压法(点穴法)**

用刮痧板的边角直接点压穴位,力量逐渐加重,以患者能承受为度,保持数秒后快速抬起,重复操作 5～10 次。本法适用于肌肉丰满处的穴位,或刮痧力量不能深达,或不宜直接刮拭的骨关节凹陷部位,如环跳、委中、犊鼻、水沟和背部脊柱棘突之间等。

10. **按揉法**

刮痧板在穴位处做点压按揉,点压后做往返或顺逆旋转。操作时刮痧板应紧贴皮肤不滑动,每分钟按揉 50～100 次。本法适用于太阳、曲池、足三里、内关、大椎、涌泉、三阴交等穴位。

11. **角刮法**

使用角形刮痧板或让刮痧板的棱角接触皮肤,与体表成 45°角,自上而下或由里向外刮拭。本法适用于四肢关节、脊柱两侧、骨骼之间和肩关节周围,如风池、内关、合谷、中府等穴位。

12. **边刮法**

用刮痧板的长条棱边进行刮拭。本法适用于面积较大部位,如腹部、背部和下肢等。

（七）刮痧疗法操作流程图

刮痧疗法操作流程图见图 11－15。

四、刮痧疗法临床案例分享

患者,女,28 岁。因偏头痛来诊,患者于经前出现偏头痛,反复发作,月经色暗,舌质暗红,苔白腻,脉弦。

诊疗过程:在经前 4 或 5 天给予患者刮痧治疗。刮拭督脉,采用单边刮法;刮拭印堂至神庭,再刮至百会,重点揉按风府;再重点刮拭足三里穴,每天 1 次,直至月经来潮。

效果评价:患者经期偏头痛减轻。

病案分析:患者适逢经期来临,肝气郁结,肝失条达,导致血行不畅,瘀阻脉络而发头部疼痛,印堂至神庭等穴刮痧治疗可疏通局部气血的运行;又因印堂等穴位隶属于督脉,督脉为阳脉之海,故具有振奋阳气的作用;予足三里以刮痧治疗,具有健脾和胃、通经活络的作用。

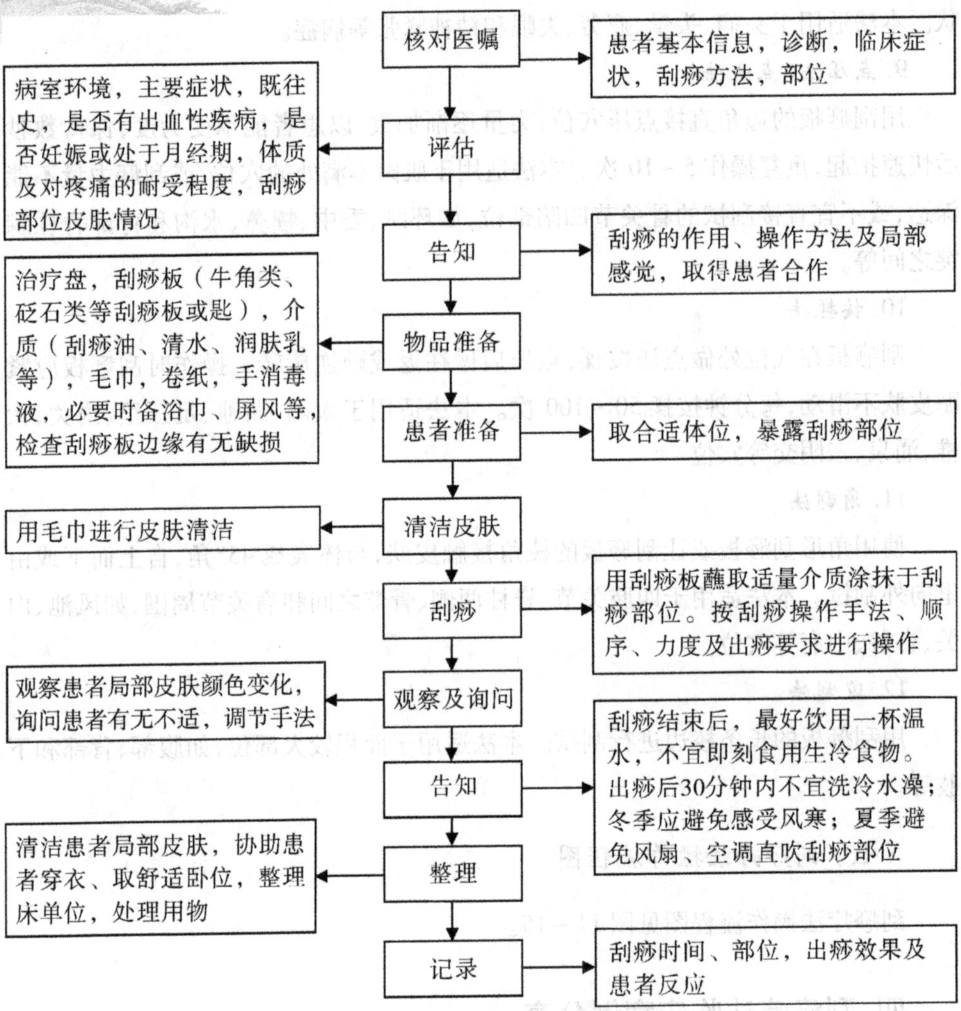

图 11－15　刮痧技术操作流程图

第十六节　穴位敷贴疗法

一、穴位敷贴疗法的定义

穴位敷贴疗法是将药物制成一定剂型，贴敷到人体穴位，通过刺激穴位，激发经气，达到通经活络、清热解毒、活血化瘀、消肿止痛、行气消痞、扶正强身目的的一种操作方法。

二、穴位敷贴疗法的作用及临床疗效

穴位敷贴疗法适用于恶性肿瘤、各种疮疡及跌打损伤等疾病引起的疼痛；消化系统疾病引起的腹胀、腹泻、便秘；呼吸系统疾病引起的咳喘等。

三、穴位敷贴疗法的具体操作及操作流程图

（一）评估

（1）病室环境，温度适宜。

（2）主要症状，既往史，药物及敷料过敏史，是否妊娠。

（3）敷药部位的皮肤情况。

（二）告知

（1）出现皮肤微红为正常现象，若出现皮肤瘙痒、丘疹、水疱等，应立即告知护士。

（2）穴位敷贴的时间一般为 6～8 小时，可根据病情、年龄、药物、季节调整时间，小儿酌减。

（3）若出现敷料松动或脱落应及时告知护士。

（4）局部贴药后可出现药物、油渍等污染衣物的情况。

（三）物品准备

治疗盘，穴位贴，遵医嘱配制的药物（如二仙温经膏），压舌板，无菌棉垫或纱布，胶布或绷带，0.9%生理盐水棉球，手消毒液，必要时备屏风、毛毯。

（四）基本操作方法

（1）核对医嘱，评估患者，做好解释，注意保暖。

（2）备齐用物，携至床旁。根据敷药部位，协助患者取适宜的体位，充分暴露患处，必要时屏风遮挡。

（3）将二仙温经膏均匀涂抹在穴位贴上，并贴敷于相应的穴位上，做好固定。为避免药物受热溢出污染衣物，可加敷料或棉垫覆盖。以胶布或绷带固定，松紧适宜。

(4)温度以患者能耐受为宜。

(5)观察患者局部皮肤,询问有无不适感。

(6)操作完毕后擦净局部皮肤,协助患者着衣,安排舒适体位。

(五)注意事项

(1)孕妇的脐部、腹部、腰骶部及某些敏感穴位,如合谷、三阴交等处都不宜贴敷,以免局部刺激引起流产。

(2)药物应均匀涂抹于穴位贴中央,厚薄一般以0.2~0.5cm为宜。

(3)贴敷部位应交替使用,不宜单个部位连续贴敷。

(4)除拔毒膏外,患处有红肿及溃烂时不宜贴敷药物,以免发生化脓性感染。

(5)对于残留在皮肤上的药物不宜采用肥皂或刺激性物品擦洗。

(6)使用敷药后,如出现红疹、瘙痒、水疱等过敏现象,应暂停使用,报告医生,配合处理。

(六)穴位敷贴疗法操作流程图

穴位敷贴疗法操作流程图见图11-16。

四、穴位敷贴疗法临床案例分享

患者,女,73岁。因肺炎收入院,患者咳痰,喘,痰液黄稠,眠差,舌质红,苔黄腻,脉弦浮。

诊疗过程:遵医嘱给予患者穴位敷贴,取穴膻中、天突、大椎和双侧肺俞,每日1次,每日贴3~4小时,共贴7周。

效果评价:患者咳痰、喘较前减轻。

病案分析:患者久病发为内伤咳嗽,辨证为痰热壅肺,肺失肃降,当清热化痰、肃肺止咳,选取天突及肺俞利肺止咳,大椎泻热,气会膻中疏利胸中气机,予以敷贴穴位,通过刺激穴位,激发经气,能够更快地清热化痰、肃肺调理气机,二仙温经膏的温通作用也能缓解症状,起到良好的疗效。

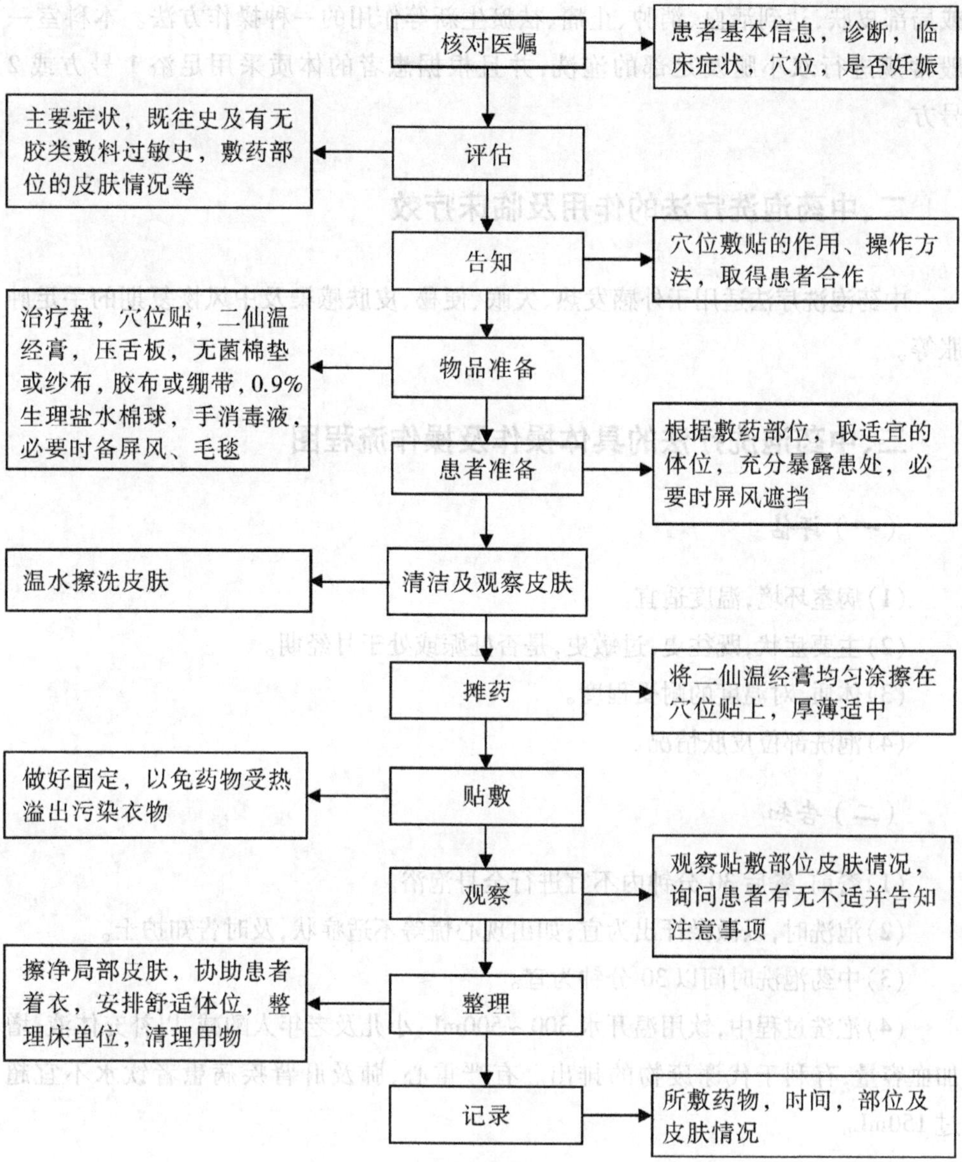

图 11－16　穴位敷贴疗法操作流程图

第十七节　中药泡洗疗法

一、中药泡洗疗法的定义

中药泡洗疗法是借助泡洗时洗液的温热之力及药物本身的功效，浸洗全身或局部皮肤，达到活血、消肿、止痛、祛瘀生新等作用的一种操作方法。本科室一般常规进行双小腿及足部的泡洗，并且根据患者的体质采用足浴1号方或2号方。

二、中药泡洗疗法的作用及临床疗效

中药泡洗疗法适用于外感发热、失眠、便秘、皮肤感染及中风恢复期的手足肿胀等。

三、中药泡洗疗法的具体操作及操作流程图

（一）评估

(1)病室环境，温度适宜。

(2)主要症状，既往史，过敏史，是否妊娠或处于月经期。

(3)体质，对温度的耐受程度。

(4)泡洗部位皮肤情况。

（二）告知

(1)餐前、餐后30分钟内不宜进行全身泡浴。

(2)泡洗时，以微微汗出为宜，如出现心慌等不适症状，及时告知护士。

(3)中药泡洗时间以30分钟为宜。

(4)泡洗过程中，饮用温开水300～500mL，小儿及老年人酌减，以补充体液，增加血容量，有利于代谢废物的排出。有严重心、肺及肝肾疾病患者饮水不宜超过150mL。

（三）物品准备

治疗盘，药液（足浴1号方或2号方）及泡洗装置，一次性药浴袋，水温计，毛巾，患者服，手消毒液。

（四）基本操作方法

(1)核对医嘱，评估患者，做好解释，调节室内温度。嘱患者排空二便。

(2)备齐用物，携至床旁。根据泡洗的部位，协助患者取合适体位，注意保暖。

(3)将一次性药浴袋套入泡洗装置内。

(4)常用泡洗法:①全身泡洗,将药液注入泡洗装置内,药液温度保持在40℃左右,水位在患者膈肌以下,全身浸泡30分钟。②局部泡洗,将40℃左右的药液注入盛药容器内,将浸洗部位(如双小腿及足部)浸泡于药液中,浸泡30分钟。

(5)观察患者的反应,若感到不适,应立即停止,协助患者卧床休息。

(6)操作完毕,清洁局部皮肤,协助着衣,安置患者处于舒适体位。

(五)注意事项

(1)心、肺功能障碍,出血性疾病患者禁用。糖尿病、心脑血管病患者及妇女月经期间慎用。

(2)糖尿病,足部皲裂患者的泡洗温度应适当降低。

(3)泡洗过程中,应关闭门窗,避免患者感受风寒。

(4)泡洗过程中,护士应加强巡视,注意观察患者的面色、呼吸、汗出等情况。若出现头晕、心慌等异常,患者应停止泡洗,报告医生。

(六)中药泡洗疗法操作流程图

中药泡洗疗法操作流程图见图11－17。

四、中药泡洗疗法临床案例分享

患者,男,76岁。因心力衰竭收入院,患者下肢水肿,喘憋,不能平卧,舌质暗,苔黄腻,脉细数。

诊疗过程:遵医嘱给予患者下肢中药泡洗,药液温度保持在40℃左右,浸泡30分钟,患者无不适,泡洗部位皮肤无溃破等不良反应,每日1次,共1周。

效果评价:患者下肢水肿减轻。

病案分析:患者心力衰竭,体循环障碍,下肢血液回流不畅,予中药1号方,借助泡洗时洗液的温热之力及药物本身的功效,达到活血、消肿、改善血液循环的作用,对改善心力衰竭有着良好的疗效。

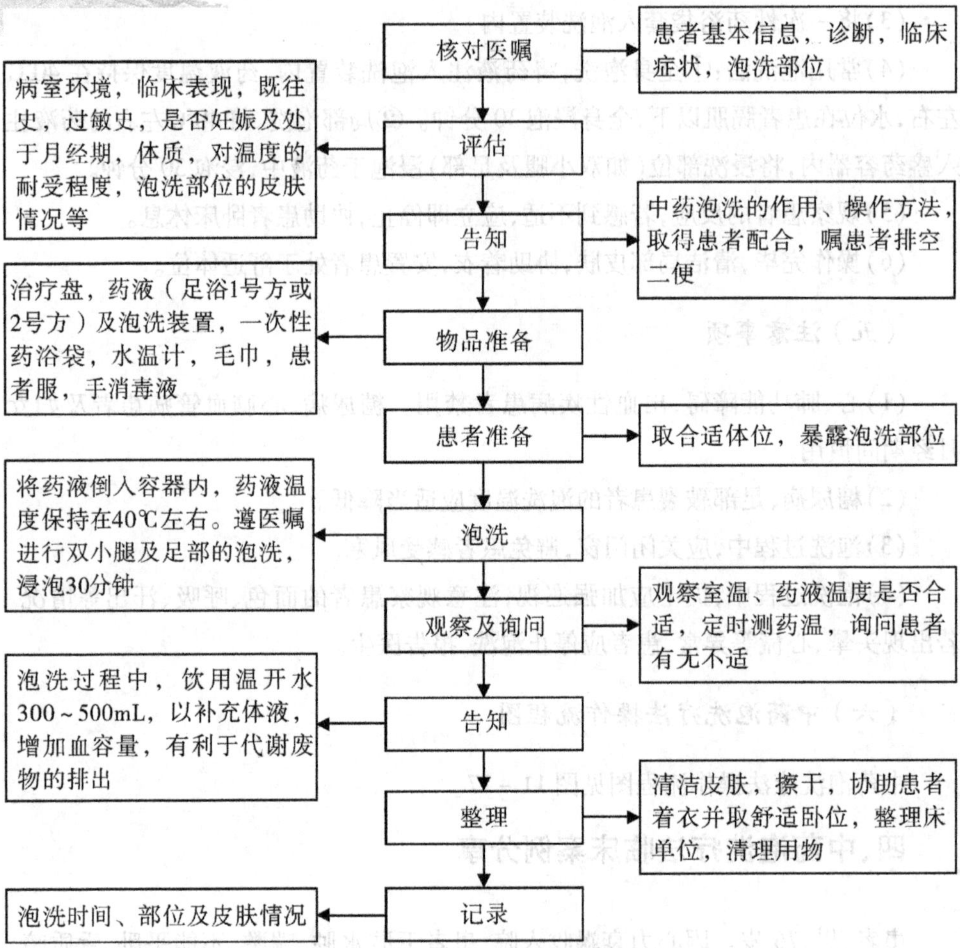

图11－17　中药泡洗疗法操作流程图

第十八节　养生操

一、八段锦

八段锦是由古代导引总结发展而成的一种传统养生术。此功法通过外在肢体躯干的屈伸俯仰和内部气机的升降开合，使全身筋脉得以牵拉舒展，经络得以通畅，达到“骨正筋柔，气血以流”。

1. **第一式：两手托天理三焦**

【预备姿势】直立，左脚开步与肩同宽，两眼平视前方，舌尖轻抵上腭，两手由小腹向前伸臂，手心向下、向外划弧，顺势转手向上，双手十指交叉于小腹前，双膝微屈，自然呼吸，周身关节放松，足趾抓地，意守丹田，精神集中片刻。

【动作】(1)上托：两臂徐徐分别自左、右身侧沿任脉向上，双手十指交叉，且随手动，双膝慢慢伸直。当手臂抬至肩、肘、腕相平时，翻转掌心极力上托，使双肩充分伸展，整个过程缓缓吸气。

(2)下握：松开交叉的双手，翻转掌心朝下，在身侧落至胸侧时，随落随翻转掌心再朝上，双掌慢慢落于小腹前，双手十指再交叉，在双手下落的同时，双膝慢慢微屈，此过程缓缓呼气。

整个托举动作重复6~8次后恢复成预备姿势。

呼吸配合及动作要点：双手上托时吸气，下放时呼气，足跟上提站立并拉伸身体时呼吸可暂停数秒，呼气和吸气动作宜深长均匀。

2. 第二式：左右开弓似射雕

【预备姿势】两足分开与肩同宽，左足向左侧跨一步，双腿屈膝下蹲成马步，上体直，双手空握拳，屈肘放于两侧髋部，距髋约一拳许。两手臂自然放松，垂于身前，掌心向内。

【动作】(1)搭腕：两臂平屈，两手交叉于胸前，左臂在外，右臂在内。开始吸气。

(2)开弓：继续吸气。左臂弯曲为弓手，右手呈八字掌，缓缓向右拉至极点，同时左臂屈肘向左拉回，左手呈“握箭”状，停于左肋前，拳眼朝上，如拉弓状。眼看右手，屏住呼吸。

(3)并步：将两腿伸直，顺势将两手向下划弧，收回于胸前，再向上、向两侧划弧缓缓下落至两髋外侧，同时收回左腿，还原为站式。此过程呼气。再换右足向右横跨，重复如上动作，如此反复6~8次。

(4)动作与(1)动作同，但左、右相反，如此左、右各开弓6~8次。

呼吸配合及动作要点：伸手时吸气，拉弓时屏住呼吸数秒，手臂回缩至胸前时呼气。如此左右轮流进行开弓拉伸。

3. 第三式：调理脾胃须单举

【预备姿势】直立，双足分开与肩同宽，两臂下垂，掌心下按，手指向前，两手同时向前、向内划弧，顺势翻掌向上，指尖相对，双膝微屈，目视前方。脚尖向前，双手自然下垂，位于体侧，两目平视前方。

【动作】(1)上举：左手自左前方缓缓上举，手心上托，至头左上方翻掌，掌心向上，指尖向右，伸直左臂，同时右手翻掌，掌心向下，指尖向前，下按。此过程吸气。

(2)下落：左手翻掌缓缓下落，同时右手翻掌缓缓上托，两手相交于小腹前，掌心向上。此过程呼气。

右手、左手俯掌在身前下落，同时引气血下行，全身随之放松，恢复自然站立。

(3)(4)动作与(1)(2)动作同，但左、右相反，如此左、右手交替上举、下落，反复6~8次。

呼吸配合及动作要点：上托下按，拉伸身体时吸气；保持身体拉伸状态数秒钟，同时屏住呼吸；双臂还原时呼气。

4. 第四式：五劳七伤往后瞧

【预备姿势】直立，双足分开与肩同宽，两臂自然下垂，双手指尖相对置于小腹处，掌心向上，双膝微屈，两目平视前方。

【动作】(1)起身：两腿缓缓伸直，同时两手臂缓缓向两侧向后打开，掌心向前。此过程吸气。头颈带动脊柱缓缓向左拧转，眼看后方，同时配合吸气。

(2)后瞧：头颈带动脊柱缓缓向左转，眼看后方，继续吸气。

(3)转正：头颈带动脊柱缓缓向右转，上身恢复直立向前。同时配合呼气，全身放松。

向右后看动作与(1)(2)(3)动作同，只是左、右相反，如此左、右后瞧各6~8次。

呼吸配合及动作要点：头向两侧后方旋转时吸气，并保持此动作片刻，头部转回时呼气，重复此节动作。

5. 第五式：摇头摆尾去心火

【预备姿势】(1)上托：两手指尖对立，掌心向上，上托至头颈，翻掌，掌心仍向上。

(2)下按：两手向两侧划弧，两腿分开站立，屈膝下蹲成马步，两手按扶膝上，虎口向内，上体正直。

【动作】(1)右倾：重心放于右腿，眼看右足背，此过程吸气。

(2)左旋：头带动上身向左旋转，同时眼看左足跟，继续向后旋转至中正位恢复至预备姿势。此过程呼气。缓缓呼气后拧腰向左，屈身下俯，将余气缓缓呼出。

动作不停，头自左下方经体前至右下方，像小勺舀水似地引颈前伸，自右侧慢慢将头抬起，同时配以吸气；拧腰向左，身体恢复马步桩，缓缓深长吸气。

左倾、右旋动作与(1)(2)同，但左、右相反。如此动作交替进行各6~8次。

上举：双臂自两侧上举，掌心向上，此过程吸气；至头顶，掌心向下，指尖相对，下按，双手自然下垂，放置身体两侧，此过程呼气。

呼吸配合及动作要点：弯腰旋转时吸气，身体后仰时要达到最大限度；恢复预备位时呼气，最后直立而收势。

6. 第六式：两手攀足固肾腰

【预备姿势】两腿直立，双足分开与肩同宽，双手自然下垂，位于身体两侧，两目平视前方。

【动作】(1)上举:双臂伸直自前方上举至头顶,指尖向上,此过程吸气;两脚平行开立,与肩同宽。

(2)下按:双手指尖相对,掌心向下,下按至胸前。此过程呼气。

(3)反穿:双手掌心朝上,指尖相对,自两侧腋下穿过后按在两侧胁肋处,虎口向下。此过程吸气。双膝保持挺直,上身前俯,两手顺势沿膀胱经下至足跟,再向前攀足尖。此过程呼气。

(4)上举:双手带动双臂及上身缓解直立,双手上举同动作(1),如此反复6~8次。

呼吸配合及动作要点:身体前屈时,膝部不要弯曲,腰部尽力向下弯曲,手指尽力触及脚趾或地面。老年人或关节疼痛患者练习时不强求此点,以能耐受为度。动作宜慢。

7. **第七式:攒拳怒目增气力**

【预备姿势】两腿直立,双足分开与肩同宽,双手自然下垂,位于身体两侧,两目平视前方。

【动作】(1)抱拳:两腿分开,屈膝蹲成马步,两臂屈肘握拳置于腰部两侧,拳心向上,两脚尖向前或外旋。此过程吸气。

(2)攒拳怒目:左拳向前方缓缓击出,两眼睁大。双眼看拳头。成立拳或俯拳皆可。击拳时宜微微拧腰向右。此过程呼气。

(3)抓握:左手张开,拇指尖向下,虎口向下,翻掌,握拳,拇指在内。此过程吸气。

(4)回收:左拳回收至左腰部。

出右拳与出左拳相同,但左、右相反。如此左、右交替,各击出6~8次。

呼吸配合及动作要点:握拳要紧,脚趾用力抓地,出拳要用力,聚精会神,瞪眼怒目。做以上动作时要配合呼吸,出拳时呼气,回收时吸气。

8. **第八式:背后七颠百病消**

【预备姿势】直立位,双足并拢站立,手臂自然下垂,两手置于身体两侧,挺胸,两膝伸直。

【动作】(1)提踵:足跟上提,吸气。脚平行开立,与肩同宽,或两脚相并。

(2)颠足:足跟下落着地,呼气。脚跟下落,并配合呼吸。全身放松。如此起落6~8次。

【收势】两掌合于腹前,体态安详,周身放松,呼吸均匀,气沉丹田。

二、降压操

降压操是根据中医"平肝息风"的理论,对太阳、百会、风池等穴位加以按摩,起到调节微血管的舒缩作用，解除小动脉痉挛，从而疏通气血、调和阴阳，对高血压病的预防和治疗有明显作用。

预备式：患者坐在椅子上，姿势端正，自然，正视前方，两臂自然下垂，双手手掌放在大腿上，膝关节呈90°角，双足分开与肩同宽，全身肌肉放松，呼吸均匀。

第一节：按揉太阳穴。顺时针旋转按揉，一周为一拍，做32拍。

第二节：按揉百会穴。用手掌紧贴百会穴旋转，一周为一拍，做32拍。

第三节：按揉双侧风池穴。用双手拇指按揉双侧风池穴，顺时针旋转，一周为一拍，做32拍。

第四节：分推前额。两手五指自然分开，用小鱼际从前额向耳后按摩，从前至后弧线行走一次为一拍，做32拍。

第五节：擦颈。用左手掌大鱼际擦抹右颈部胸锁乳突肌，再换右手擦左颈，左、右各擦一次为一拍，做32拍。

第六节：按揉曲池穴。先用右手再换左手，旋转一周为一拍，做32拍。

第七节：按揉内关穴。用大拇指按揉内关穴，先揉左边，后揉右边，顺时针方向按揉一周为一拍，做32拍。

第八节：推擦肾区。双手搓热放于背部肾区，上下推动一次为一拍，做32拍。

第九节：按揉下肢穴。分别用左、右手拇指按揉左、右侧的足三里、三阴交、涌泉穴，旋转一周为一拍，每个穴位做32拍。

第十节：扩胸调气。两手放松下垂，然后握空拳，屈肘抬至肩高，向后扩胸，最后放松还原。

三、颈椎操

颈椎操能通过颈部运动，改善颈部血液循环，松解粘连和痉挛的软组织，通经活络，散寒定痛，可预防和治疗颈椎病。

【预备姿势】自然静立，悬头松肩，虚腋垂手，平静呼吸。用左手掌来回摩擦颈部，口中默念8下后，开始捏后颈，然后换右手，有助于颈部放松。

【动作】第一节：左顾右盼。

(1)肩膀和身体放松，慢慢将头向右转。

(2)返回中间位置。

(3)再慢慢向左转，复原，如此反复做8个8拍。

第二节：左倾右斜。

(1)将肩膀放松，慢慢将头侧向右方。

(2)返回中间位置。

(3)慢慢将头侧向左方,复原,如此反复做8个8拍。

第三节:前屈后伸。

(1)肩膀放松,慢慢将头向前弯。

(2)慢慢回到中间位置。

(3)慢慢将头向后弯,回到中间,如此反复做8个8拍。

第四节:环绕颈项。

(1)保持头颈部位放松。

(2)顺时针缓慢地转动头部,幅度偏大较好。

(3)逆时针交替旋转,重复8次即可。

第五节:回头望月。

(1)左手放在头后,半蹲位,右手背在腰部。

(2)头向右后上方旋转如回头望月(停顿5秒),复原。

(3)右手放在头后,半蹲位,左手背在腰部。

(4)头向左后上方旋转如回头望月(停顿5秒),复原,如此做8个循环。

四、拍打操

拍打操是通过手掌拍打身体上相应的穴位以改善呼吸系统疾病所表现的咳嗽咳痰、胸闷憋喘等临床症状,同时可以补肺纳肾益气,从而达到保健治疗的作用。

【预备姿势】自然静立或坐位,悬头松肩,虚腋垂手,平静呼吸。拍打操共14节,每节6拍,每拍8下。

第一节:肾俞穴。

第二节:肺部叩诊区(胸部锁骨下方)。

第三节:气海、关元穴。

第四节:云门、中府穴。

第五节:手三阴经,肺经的天府、侠白穴,心经的青灵穴。

第六节:手三阴经,肺经的尺泽穴,心经的少海穴。

第七节:手三阴经,肺经的孔最穴。

第八节:手三阴经,肺经的经渠、太渊、列缺穴,心包经的内关、太陵穴;心经的灵道、通里、神门穴。

第九节:鱼际穴(双侧)。

第十节:手三阳经,小肠经的阳谷、养老穴,三焦经的外关、阳池穴。

第十一节:手三阳经,小肠经的支正穴。

第十二节:手三阳经,大肠经的曲池穴,小肠经的小海穴。

第十三节：手三阳经，三焦经的臑会穴。

第十四节：手三阳经，三焦经的肩髎穴。

五、舌操

舌操是锻炼身体的一种方法，因为舌神经是从大脑出发，与舌相连接，舌运动，自然促使舌相关的神经也一起运动。经常运动舌头，可加强内脏各部位的功能，有助于食物的消化吸收，可强身健体、延缓衰老。

第一节：顶舌练习。

舌尖放在齿背后，再向嘴外慢慢伸，伸得越长越好，然后迅速收回。

第二节：伸舌练习。

舌放平后，向嘴外迅速伸出，迅速收回，伸得越长越好。

第三节：鼓舌练习。

舌尖用力顶左腮，顶的面部越鼓越好，然后用同样的方法顶右腮，左一下，右一下，反复多次。

第四节：勾舌练习。

舌尖抵住上齿龈，舔着上腭往后勾，勾得越长越好，但不要把舌系带扯痛，然后用舌尖舔着上腭慢慢放回齿后。

第五节：卷舌练习。

舌头的两边向舌中间卷成筒状后，再向嘴外吐出，一伸一进。

第六节：咬舌练习。

舌头平放，用牙齿轻轻咬舌面，牙齿边咬舌头边往外伸，然后再慢慢地边咬边缩回。

第七节：咀嚼练习。

舌头由左到右、由右到左摆动。

第八节：打响练习。

舌头贴上腭，由外向里吸舌头，发出“哒哒”的响声。

第九节：舔唇练习。

舌尖由上唇自左向右周转，再自右向左周转，同时可上、下舔唇。

第十节：舌根练习。

舌根向上隆起顶软腭，一上一下迅速进行练习。

第十一节：洗牙练习。

用舌洗牙的外侧，顺时针后再逆时针进行。

六、手指操

中医认为,手指与五脏有密切关系,打击手指上相应的穴位,可加强内脏各部位的功能,强身健体,防病治病。

第一节:虎口平击36次,打击大肠经合谷穴,主要用于预防及治疗颜面部位的疾病,如视物模糊、鼻炎、口齿疼痛、头痛及感冒。

第二节:手掌侧击36次,打击小肠经后溪穴,主要针对头颈痛,放松颈部肌肉群及预防骨刺、骨头退化等。

第三节:手腕互击36次,打击心包经大陵穴,主要用于预防及治疗心病、胸痛胸闷,以疏解紧张情绪。

第四节:虎口交叉互击36次,打击八邪穴,主要用于预防及治疗末梢循环,如手麻、脚麻等末梢循环疾病。

第五节:十指交叉互击36次,打击八邪穴,主要用于预防及治疗末梢循环,如手麻、脚麻等末梢循环疾病。

第六节:左拳击右掌36次,打击心包经劳宫穴,有消除疲劳和提神的作用。

第七节:右拳击左掌36次,打击心包经劳宫穴,有消除疲劳和提神的作用。

第八节:手背互相拍击36次,打击三焦经阳池穴,可以调节脏腑功能,预防及治疗糖尿病。

第九节:搓揉双耳36次,耳垂穴位多,可促进颜面部等的血液循环。

第十节:手掌心互相摩擦6下至微热,轻盖双眼,眼球左右转6周,做6次,可调节眼睛的经气,预防近视、老花眼及视力模糊。

七、五禽戏

五禽戏是以肢体运动为主,辅以呼吸吐纳与意念配合的导引类功法,在临床上常用于颈肩综合征、腰肌劳损及软组织损伤、消化不良、腹胀纳呆、便秘、腹泻等慢性病症的康复,起到协同治疗的目的。此技术是东汉名医华佗仿虎、鹿、熊、猿、鸟五种动物的动作和神态,创编的一套防病、治病、延年益寿的医疗气功。它是一种外动内静、动中求静、动静兼备、刚柔并济、内外兼练的仿生功法。

1. 预备势:起势调息

两脚并拢,自然伸直,两手自然垂于体侧,胸腹放松,头项正直,下颌微收,舌抵上腭,目视前方。

左脚向左平开一步，稍宽于肩，两膝微屈，松静站立，调息数次，意守丹田肘微屈，两臂在体前向上，向前平托，与胸同高。两肘下垂外展，两掌向内翻转，并缓慢下按于腹前。

2. 第一戏：虎戏

虎戏具有练形与练气的双重功效，能在外练筋骨的同时增强人体内气，对人体精气神、筋骨髓均有一定的锻炼作用，能充盈肺气，健腰补肾，调节中枢神经系统，对防治神经衰弱、老年慢性支气管炎等疾病疗效较显著。

"虎戏"要体现虎的威猛。神发于目，虎视眈眈，威生于爪，伸缩有力，神威并重，气势凌人。动作变化要做到刚中有柔，柔中生刚，外刚内柔，刚柔相济，具有动如雷霆无阻挡、静如泰山不可摇的气势。

(1)第一式：虎举。

两手掌心向下，十指张开，再弯曲成虎爪状，目视两掌。随后，两手外旋，由小指先弯曲，其余四指依次弯曲握拳，两拳沿体前缓慢上提。至肩前时，十指撑开，举至头上方再弯曲成虎爪状，目视两掌。两掌外旋握拳，拳心相对，目视两拳。两拳下拉至肩前时，变掌下按。沿体前下落至腹前，十指撑开，掌心向下，目视两掌。

(2)第二式：虎扑。

两手握空拳，沿身体两侧上提至肩前上方。两手向上、向前划弧，十指弯曲成"虎爪"，掌心向下，同时上体前俯，挺胸塌腰，目视前方。两腿屈膝下蹲，收腹含胸，同时，两手向下划弧至两膝侧，掌心向下，目视前下方。随后两腿伸膝，松髋，挺腹，后仰，同时两掌握空拳，沿体侧向上提至胸侧，目视前上方。左腿屈膝提起，两手上举。左脚向前迈出一步，脚跟着地，右腿屈膝下蹲，成左虚步。同时上体前倾，两拳变"虎爪"向前、向下扑至膝前两侧，掌心向下，目视前下方。随后上体抬起，左脚收回，开步站立，两手自然下落于体侧，目视前方。

3. 第二戏：鹿戏

鹿戏能充分伸展与锻炼脊柱，起到舒展筋脉、通调督脉之功效；又能通过挤压按摩内脏以增强胃气，促进胃肠蠕动，对慢性泄泻、便秘、前列腺疾患、心血管疾病、老年慢性支气管炎等有较好的疗效。

鹿喜挺身眺望，好角抵，运转尾闾，善奔走，通任、督两脉。习练鹿戏时，动作要轻盈舒展，神态要安闲雅静，意想自己置身于群鹿中，在山坡、草原上自由快乐地活动。

(1)第一式：鹿抵。

两腿微屈，身体重心移至右腿，左脚经右脚内侧向左前方迈步，脚跟着地；同时，身体稍右转；两掌握空拳，向右侧摆起，拳心向下，高与肩平；目随手动，视右拳。身体重心前移；左腿屈膝，脚尖外展踏实；右腿伸直蹬实。同时，身体左转，两掌成

“鹿角”，向上、向左、向后划弧，掌心向外，指尖朝后，左臂弯曲外展平伸，肘抵靠左腰侧。右臂举至头前，向左后方伸抵，掌心向外，指尖朝后，目视右脚跟。随后，身体右转，左脚收回，开步站立；同时两手向上、向右、向下划弧，两掌握空拳下落于体前，目视前下方。

(2)第二式：鹿奔。

左脚向前跨一步，屈膝，右腿伸直成左弓步。同时，两手握空拳，向上、向前划弧至体前，屈腕，高与肩平，与肩同宽，拳心向下，目视前方。身体重心后移，左膝伸直，全脚掌着地，右腿屈膝，低头，弓背，收腹。同时，两臂内旋，两掌前伸，掌背相对，拳变“鹿角”。身体重心前移，上体抬起，右腿伸直，左腿屈膝，成左弓步，松肩沉肘，两臂外旋，“鹿角”变空拳，高与肩平，拳心向下。

4. 第三戏：熊戏

熊戏具有疏肝理气，增强脾、胃、肝、肾及四肢关节活动的功能。对体虚脾弱、慢性胃炎、高血压、胃溃疡、胃下垂、便秘、肾虚腰痛等有一定的治疗作用。

“熊戏”要表现出熊憨厚沉稳、松静自然的神态。运势外阴内阳、外动内静、外刚内柔，以意领气，气沉丹田，行步外观笨重拖沓，其实笨中生灵、蕴含内劲，沉稳之中显灵敏。

(1)第一式：熊运。

两掌握空拳成“熊掌”，拳眼相对，垂手下腹，目视两拳。以腰、腹为轴，上体做逆时针摇晃。同时，两拳随之沿右肋部、上腹部、左肋部、下腹部划圆；目随上体摇晃而视。

(2)第二式：熊晃。

身体重心右移，左髋上提，牵拉左脚离地，再微屈左膝，两掌握空拳成“熊掌”，目视左前方。身体重心左前移，左脚向左前方落地，全脚掌踏实，脚尖朝前，右腿伸直，身体右转，左臂内旋前靠，左拳摆至左膝前上方，拳心朝左。右掌摆至体后，拳心朝后，目视左前方。身体左转，重心后坐，右腿屈膝，左腿伸直，拧腰晃肩，带动两臂前后弧形摆动。右拳握至左膝前上方，拳心朝右，左拳摆至体后，拳心朝后，目视左前方。身体右转，重心前移，左腿屈膝，右腿伸直，同时，左臂内旋前靠，左拳摆至左膝前上方，拳心朝左；右掌摆至体后，拳心朝后，目视左前方。

5. 第四戏：猿戏

猿戏具有固肾纳气、运行气血、滑利关节的功效，能调节全身的神经系统，增强其协调性；对神经衰弱、腹泻、便秘以及老年性骨关节病具有一定疗效。

猿生性好动，机智灵敏，善于纵跳，折枝攀树，躲躲闪闪，永不疲倦。习练“猿戏”时，外练肢体的轻灵敏捷，欲动则如疾风闪电，迅敏机警；内练精神的宁静，欲静则似静月凌空，万籁无声，从而达到“外动内静”“动静结合”的境界。

(1)第一式:猿提。

两掌在体前,手指伸直分开,再屈腕撮拢捏紧成“猿钩”。两掌上提至胸,两肩上耸,收腹提肛,同时脚跟提起,头向左转,目随头动,视身体左侧。头转正,两肩下沉,松腹落肛,脚跟着地,“猿钩”变掌,掌心向下,目视前方。两掌沿体前下按落于体侧,目视前方。

(2)第二式:猿摘。

左脚向左后方退步,脚尖点地,右腿屈膝,重心落于右腿,同时,左臂屈肘,左掌成“猿钩”收至左腰侧,右掌向右前方自然摆起,掌心向下。身体重心后移,左脚踏实屈膝下蹲,右脚收至左脚内侧,脚尖点地,成右丁步,同时,右掌向下经腹前向左上方划弧至头左侧,掌心对太阳穴,目先随右掌动,再转头注视右前上方。右掌内旋,掌心向下,沿体侧下按至左髋侧,目视右掌。右脚向右前方迈出一大步,左腿蹬伸,身体重心前移,左腿伸直,左脚脚尖点地。同时,右掌经体前向右上方划弧,举至右上侧变“猿钩”,稍高于肩,左掌向前、向上伸举,屈腕撮钩,成采摘势,目视左掌。身体重心后移,左掌由“猿钩”变为“握固”,右手变掌,自然回落于体前,虎口朝前。随后,左腿屈膝下蹲,右脚收至左脚内侧,脚尖点地,成右丁步,同时,左臂屈肘收至左耳旁,掌指分开,掌心向上,成托桃状,右掌经体前向左划弧至左肘下捧托,目视左掌。

6. 第五戏:鸟戏

鸟戏既能疏肝养血、升清降浊,又能调节心、肺、脾、胃的功能,对高血压、糖尿病、抑郁、焦虑、胆囊炎等具有一定的疗效。

鸟戏取形于鹤,鹤是轻盈安详的鸟类,人们对它描述时往往寓意了它的健康长寿。鸟戏时,要表现出鹤的昂然挺拔、悠然自得的神韵。效仿鹤翅飞翔,抑扬开合。两臂上提,伸颈运腰,真气上引;两臂下合,含胸松腹,气沉丹田。鸟戏可活跃周身经络,灵活四肢关节。

(1)第一式:鸟伸。

两腿微屈下蹲,两掌在腹前相叠。两掌向上举至头前上方,掌心向下,指尖向前,身体微前倾,提肩,缩项,挺胸,塌腰,目视前下方。两腿微屈下蹲,同时两掌相叠下按至腹前,目视两掌。身体重心右移,右腿蹬直,左腿伸直向后抬起。同时,两掌左右分开,掌成“鸟翅”,向体侧后方摆起,掌心向上;抬头,伸颈,挺胸,塌腰,目视前方。

(2)第二式:鸟飞。

两腿微屈,两掌成“鸟翅”合于腹前,掌心相对,目视前下方。右腿伸直独立,左腿屈膝提起,小腿自然下垂,脚尖朝下。同时,两掌成展翅状,在体侧平举向上,稍高于肩,掌心向下,目视前方。左脚下落在右脚旁,脚尖着地,两腿微屈。同时,两掌合于腹前,掌心相对,目视前下方。右腿伸直独立,左腿屈膝提起,小腿自然下垂,脚尖朝下,同时,两掌经体侧向上举至头顶上方,掌背相对,指尖向上,目视前方。左脚下落在右脚旁,全脚掌着地,两腿微屈,同时,两掌合于腹前,掌心相对,目视前下方。

（李丰艳　张　岩　胡文英）

第十二章 医案

第一节 心系疾病

一、胸痹

病案一

张某某，女，42岁。

初诊：2019年6月24日。

【主诉】胸闷憋气1年余，加重3天。

【现病史】患者1年前因生气致胸闷憋气，长期未愈，3天前加重。现自觉心胸满闷，气短乏力，时伴有胸痛，痛有定处，善叹息，易烦躁，两胁时有胀闷不适，脘腹胀满，得嗳气或矢气则舒，病情遇情志不遂时容易诱发或加重，纳差，睡眠不佳，二便可。舌质暗红，苔薄腻，脉弦细。

【辅助检查】心电图、心脏彩超未见明显异常。

【中医诊断】胸痹。

【辨证分型】气滞血瘀，心脉痹阻证。

【治则】疏肝理气，活血通络。

【方药】柴胡疏肝散加减，即柴胡12g，炒白芍15g，炒枳壳10g，甘草10g，木香10g，香附10g，郁金15g，石菖蒲10g，紫苏梗15g，乌药15g，莱菔子15g，党参10g，黄芪30g，川芎15g，延胡索15g，路路通12g，合欢花15g，夜交藤15g，炒神曲30g，炒麦芽30g，炒山楂30g，鸡内金30g。10剂，每日1剂，水煎服。

二诊：服药10剂后，患者自觉胸闷憋气较前好转，胸痛有所减轻，体力较以前有明显改善，情绪趋于稳定，脘腹胀满减轻，纳食增加，睡眠较好，二便调。舌质暗红,苔薄白,脉弦。前方去黄芪、炒神曲、炒麦芽、炒山楂、鸡内金,加红景天15g、降香9g。

三诊:服药7剂后,患者自觉胸痛及胸闷憋气已明显好转,情志舒畅,寐佳,二便调。舌淡红,苔薄白,脉弦。予二诊方减去莱菔子、路路通、合欢花、夜交藤,继服。

四诊:服药7剂后,患者自诉已无明显不适,精神、体力均佳,用原方思路配制水丸常服,巩固疗效。

按语　本病为中医"胸痹"。《灵枢·五邪》篇指出:"邪在心,则病心痛。""胸痹"作为正式名称,则见于张仲景《金匮要略》,并把病机归纳为"阳微阴弦",即上焦阳气不足,下焦阴寒气盛,为本虚标实之证。历代医家多采用益气、养血、滋阴、温阳之品等相互为用,以达到理气、活血、通阳、散寒之效果。胸痹的主要病机为心脉痹阻,病位在心,涉及肝、肺、脾、肾等脏。心主血脉,肺主治节,两者相互协调,气血运行自畅。心病不能推动血脉,肺主治节失司,则血行瘀滞;肝病疏泄失职,气滞血瘀;脾失健运,聚生痰浊,气血乏源;肾阴亏损,肾阳虚衰,君火失用,均可导致心脉痹阻,不通则痛,不荣则痛,而发胸痹。其临床主要表现为本虚标实,虚实夹杂。本虚有气虚、气阴两虚及阳气虚衰;标实有血瘀、寒凝、痰浊、气滞,且可相兼为病,如气滞血瘀、寒凝血瘀、痰瘀交阻等。本案为本虚标实,虚实夹杂之证。中医学认为,怒则伤肝,肝主疏泄。患者因郁怒而伤肝,肝失疏泄,气滞胸中,导致心胸满闷、善叹息、易烦躁、两胁不适。气滞则血瘀,不通则痛,血行不畅易导致胸痛,痛有定处。肝气横逆犯脾,又可导致脾失健运而表现为纳差、脘腹胀满、得嗳气或矢气则舒。睡眠不佳、舌暗红、苔薄腻、脉弦细均为气滞血瘀、心脉痹阻之象。

方以柴胡疏肝散加减,方中用柴胡、炒白芍、炒枳壳疏肝理气;木香、香附、郁金、石菖蒲理气解郁;紫苏梗、乌药宽胸利膈;莱菔子消食下气;党参、黄芪益气;川芎、延胡索、路路通活血通络,使气血通畅而痛止;合欢花、夜交藤合石菖蒲安神以助睡眠;炒神曲、炒麦芽、炒山楂、鸡内金以健脾助运;甘草调和诸药,又能"助参芪成气虚之功"。

病案二

李某,男,61岁。

初诊:2018年10月18日。

【主诉】胸闷1年余。

【现病史】患者1年来常因劳累后出现胸闷,伴心悸、心累,恶风汗出,咳嗽咳痰,失眠。

【既往史】有风湿性心脏病病史。长期服用地高辛、恬尔心、能气朗、阿司匹林等药。

【体格检查】心率110次/分，律不齐，心音强弱不等，心尖区可闻及舒张期隆隆样杂音，双肺未闻及干、湿啰音，双下肢未见水肿。舌质淡，苔白腻，脉结代。

【辅助检查】院外超声检查示风湿性心脏病，二尖瓣狭窄（中度）。

【中医诊断】胸痹。

【辨证分型】气血不足，心阳痹阻证。

【治则】益气养血，通阳宣痹。

【方药】瓜蒌薤白半夏汤合十全大补汤加减，即全瓜蒌30g，薤白15g，丹参20g，法半夏15g，炙黄芪30g，党参30g，炒白术30g，茯苓15g，当归15g，川芎15g，生地黄15g，赤芍30g，桂枝15g，炙甘草15g。水煎服。

二诊：1周后复诊，患者感胸闷、心悸等诸症均减轻，苔腻减轻，在上方基础上加减，全瓜蒌改为20g，加白芍20g，赤芍改为15g。继服14剂。

三诊：患者诸症明显减轻，心率降至86次/分，仍以本方为主，炙甘草减至6g以善后。

按语　心主血脉，《素问·五脏生成》篇说："心之合，脉也"。血液有濡养心脏及全身的作用，但必须依赖心气的推动，才能运行全身，发挥其营养全身的作用。气虚则无力运血，不能濡养全身，故而倦怠乏力；心脉不能得到血液的滋养，故而心悸、心累；气虚固摄、温煦无力而见恶风汗出；气虚津液运行无力，津聚为痰，肺为贮痰之器，肺气虚，肺气上逆，则兼咳嗽咳痰；痰湿阻滞心脉，心阳痹阻，故而胸闷。脉为血行隧道，心气虚损不能鼓动血流，脉气不相连接而见脉结代。

予以十全大补汤以益气养血，瓜蒌薤白半夏汤以通阳宣痹。方中，瓜蒌开胸散结，辅以薤白通阳行气，半夏辛散消痞，党参、黄芪补脾、肺之气，白术、茯苓健脾渗湿，当归养血和营，川芎活血行气，生地黄、赤芍共奏养血散瘀之功。加用桂枝以助气化使气流通，而血行自畅。炙甘草益气和中，调和诸药。中医学认为久病多瘀，现代医学对风湿性心脏病的治疗也强调要预防血栓的形成，故而加用丹参以活血化瘀。但胸痹一病并非尽由瘀血所致，也非单纯活血化瘀所能治疗，临证时尚应细细辨证，才能取效。

病案三

赵某某，女，43岁。

初诊：2017年10月25日。

【主诉】胸闷不适10天。

【现病史】患者10天前无明显诱因出现胸闷不适，偶咳嗽，咳白色泡沫痰，面色萎黄，倦怠乏力，口淡无味，不思饮食，食已即满，大便溏，每日3或4次。舌质淡，苔白微腻，脉细。

【辅助检查】院外心电图、血脂、心肌酶学检查均正常。

【中医诊断】胸痹。

【辨证分型】脾虚湿滞，胸阳痹阻证。

【治则】健脾除湿，通阳宣痹。

【方药】参苓白术散合瓜蒌薤白半夏汤加减，即党参30g，炒白术30g，茯苓15g，扁豆15g，陈皮15g，淮山药30g，莲子30g，砂仁12g，薏苡仁30g，桔梗15g，大枣30g，全瓜蒌30g，薤白15g，法半夏15g，甘草10g。4剂，水煎服，每日1剂。

二诊：服用4剂后，患者自感胸闷减轻，饮食增加，大便次数减少为每日1或2次。继服上方。

三诊：服10剂后，患者胸闷消失，纳食较前好转。

按语 脾胃为后天之本，主运化。脾胃虚弱，纳运失常可见食少腹胀；不能化生水谷精微则形体失养、倦怠乏力、便溏。脾为生痰之源，肺为贮痰之器，脾虚不能运行津液，湿聚为痰，上贮于肺，故而咳嗽、咳痰。《灵枢·决气》篇云："中焦受气取汁，变化而赤是谓血。"脾虚气血生化乏源而面色萎黄。气虚血运不畅，痰浊痹阻心脉，胸阳不展而见胸闷不适，故以参苓白术散合瓜蒌薤白半夏汤以健脾除湿、通阳宣痹。

瓜蒌薤白半夏汤是治疗"胸痹心痛不得卧"的常用方剂，原文云："胸痹不得卧，心痛彻背者，栝蒌薤白半夏汤主之。"胸阳不振，水饮结聚，痰浊壅阻，气机不通，可致心痛彻背，甚至不能平卧，故治以瓜蒌薤白半夏汤。方中瓜蒌宽胸豁痰，薤白辛温通阳宣痹，即《张氏医通》所说："栝蒌性润，用以涤垢腻之痰；薤白臭秽，用以通秽浊之气，同气相求也。"半夏辛温，用以燥脾生之湿。方中，党参、白术、茯苓、甘草益气健脾而补虚，山药、莲子涩而止泻，扁豆、薏苡仁健脾化温，砂仁芳香醒脾，陈皮行气导滞，桔梗载药上行，甘草、大枣补脾和中，白酒畅血行之滞。诸药相合，共奏通阳泄浊、豁痰开结之功效。故本方为通阳泄浊的代表方之一。对于心、肺疾病属痰浊壅盛，症见胸痛胸闷、痛引肩背、咳嗽痰多、舌苔白腻者，均可以本方加减化裁，疗效甚佳。

二、真心痛

杜某某，女，81岁。

初诊：2021年5月7日。

【主诉】胸闷痛、乏力伴下肢肿胀10天,胸闷加重5天。

【现病史】患者10天前无明显原因及诱因出现乏力、阵发性胸痛,饭后加重,伴有下肢肿胀,无夜间阵发性呼吸困难,无明显头晕头痛,未予治疗。5天前胸闷加重,并伴心前区隐痛,今晨伴肩背部放射痛,伴汗出淋漓、恶心,遂于今日至我院门诊就诊。急查心电图,示窦性心律、广泛前壁梗死;心脏彩超示前壁心肌梗死;超声检查示前间壁室壁瘤形成,瓣膜退行性病变,主动脉硬化,混合性心功能减退,EF为37%。遂收入院治疗。入院见心前区及肩背部放射痛,伴汗出淋漓、恶心、乏力、阵发性胸闷,无明显憋喘,无黑矇晕厥,伴有双下肢肿胀,夜间可平卧,无夜间阵发性呼吸困难,无明显头晕头痛,无呕吐,纳少,眠可,大便每日1次、成形、色偏黑,小便略少。

【既往史】否认既往冠心病、糖尿病病史。有高血压病史1年,未系统服药。

【体格检查】血压140/70mmHg,双肺呼吸音清,双肺底均可闻及湿啰音,未闻及明显干啰音。心率76次/分,心律齐,心音可,各瓣膜听诊区未闻及病理性杂音。腹软,无压痛,无腹肌紧张及反跳痛,双下肢中度凹陷性水肿。舌体适中,舌质暗红,苔薄白,舌底脉络迂曲,脉细弦。

【辅助检查】2021年5月7日我院心梗三项示,肌钙蛋白定量3.39ng/mL,肌酸激酶同工酶4.50ng/mL。

【中医诊断】真心痛。

【辨证分型】气阴两虚,瘀阻心脉证。

【治则】益气养阴,活血化瘀。

【方药】太子参15g,麦冬15g,黄芪30g,白术15g,茯苓30g,桔梗10g,厚朴12g,姜半夏9g,化橘红9g,瓜蒌10g,丹参30g,川芎15g,白芍30g,薤白10g,桂枝9g,甘草6g,炒枳壳10g,牛膝10g,大枣6g,桃仁10g,红花10g,当归15g,生地黄10g,柴胡10g。

二诊:出院后1周复诊,患者心前区疼痛及胸闷减轻,无心慌、乏力,无夜间阵发性呼吸困难,无明显头晕头痛,无恶心呕吐,双下肢轻度水肿,纳少,眠可,二便调。舌暗红,苔薄白,脉细。患者继续口服阿司匹林肠溶片100mg,每日1次;口服氯吡格雷75mg,每日1次;口服瑞舒伐他汀钙片10mg,每晚1次;口服中药,上方加减,黄芪加至50g,加僵蚕15g、地龙30g,以加强益气活血之力,14剂,水煎服。

按语　中医学认为,胸痹有虚、实两方面,实为寒凝、血瘀、气滞、痰浊痹阻胸阳,阻滞心脉;虚为气虚、阴伤、阳衰,肺、脾、肝、肾亏虚,心脉失养。在本病的形成和发展过程中,大多为虚实夹杂。东汉张仲景明确提出了“胸痹”病名,并设专篇讨论,《金匮要略·胸痹心痛短气病脉证治》谓:“胸痹之病,喘息咳唾,胸背痛,短气,寸口脉沉而迟,关上小紧数”“胸痹不得卧,心痛彻背”。《金匮要略·胸痹心痛短气病脉证治》将其病因病机归纳为“阳微阴弦”。治疗方面，根据不同证候，制订了瓜蒌薤白半夏汤等10首方剂，以通阳宣痹为主，体现了辨证论治的特点。而王清任《医林改错》以血府逐瘀汤治胸痹等，至今沿用不衰。本案患者年老脏气渐亏，精血渐衰，肾阴亏虚，不能濡养五脏之阴，水不涵木，又不能上济于心，因而心肝火旺，心阴耗伤，心脉失于濡养，在本虚基础上，气血运行不畅，形成标实血瘀、痰浊，而使胸阳失运，心脉阻滞，发生胸痹。

本案用方由四君子汤、血府逐瘀汤和枳实薤白桂枝汤化裁而成，方中太子参、麦冬、黄芪、白术、茯苓益气养阴；瓜蒌、薤白、半夏、厚朴、橘红宣通心阳，开胸涤痰；僵蚕、地龙、桃仁、红花、丹参活血化瘀；白芍、川芎助君活血；生地黄清热凉血，当归养血活血，两者为佐；甘草、大枣补脾和中；桔梗、枳壳、柴胡、牛膝理气升降相宜，气行则血行，共奏益气养阴、活血化瘀之功。

三、心水病

周某某，男，73岁。

初诊：2019年3月31日。

【主诉】胸闷、气短反复发作9年，加重2月余。

【现病史】患者9年前曾患心肌梗死住院治疗，后反复发作胸闷、气短，近2月胸闷、气短明显加重，其间2次于当地医院住院治疗，好转后出院，出院后患者胸闷反复发作，活动后明显，不能平卧，遂来我院急诊科就诊，患者端坐呼吸，喘憋明显，喘促气短，收入心病科进一步治疗。入院见患者神志清，精神较差，端坐呼吸，未见胸痛，恶心不适，少许汗出，大便每日3次，小便频数、淋漓不尽，尿痛。

【既往史】9年前患者曾患心肌梗死，近2月以心力衰竭为主住院治疗，住院期间患者血糖升高，出院后服用螺内酯、倍他乐克、拜糖平、地高辛片、洛丁新等药物。

【体格检查】体温35.5℃，心率88次/分，脉搏17次/分，血压153/106mmHg，口唇紫绀，胸廓对称，双肺呼吸音粗，双肺底可闻及少量湿啰音，心律绝对不齐，第一心音强弱不等。腹部膨隆，腹部未见压痛及反跳痛，双下肢重度凹陷性水肿。舌体胖大，舌质紫暗，苔薄白，舌底脉络迂曲，脉结代。

【辅助检查】凝血系列：凝血酶原时间14.5秒，凝血酶原活性百分比66.1%，凝血酶原比率1.26，国际标准化比值1.24，活化部分凝活酶时间37.1秒。心电图示心房纤颤，ST－T改变。心脏彩超示左心房大，室壁节段性运动不良，少量心包积液，EF为51%。

【中医诊断】心水病。

【辨证分型】气虚血瘀证。

【治则】益气活血。

【方药】黄芪50g,党参20g,白术15g,茯苓30g,桂枝15g,白芍30g,丹参15g,砂仁6g,红景天20g,姜黄12g,木香10g,泽兰10g,肉桂8g,干姜6g,大腹皮30g,泽泻10g,大枣4g,桃仁10g,当归10g,川芎15g,牛膝10g,甘草6g。水煎,每日1剂,分早、晚两次餐后温服。

二诊:出院1周后复诊,患者活动后时有胸闷憋气,休息后可缓解,无胸痛,夜间偶有憋醒,无恶心呕吐,无头晕头痛,双下肢轻度水肿,纳可,小便可,大便干。舌体胖,舌质暗,苔薄白,舌底脉络迂曲,脉结代。建议患者继续口服地高辛,每日0.125mg,中药予上方去干姜、肉桂,加用火麻仁30g。7剂,水煎服。

按语　心力衰竭是以心悸、气喘、肢体水肿为主症的一种病症,为多种慢性心系疾病反复发展、迁延不愈的最终归宿。《诸病源候论·心病候》亦曰“心气不足则胸腹大,胁下与腰相引痛,惊悸,恍惚……是为心气之虚也”,强调心水以心气虚为本,水饮内停为标。清代王清任、唐容川等大力倡导“瘀血”理论,认为“血管无气,必停而为瘀”“血积既久,其水乃成”“瘀血化水,亦发水肿”,对心力衰竭病机认识进行了补充和完善。现代病因病机认为心力衰竭的发生多因久患心痹、真心痛或先天性心脏疾患,日久不复,引起心气内虚,而因复感外邪、情志刺激或劳倦过度更伤心体,心之阳气亏虚,血行无力,瘀滞在心,血脉不通,内而气血郁阻,迫使血津外泄,抑制水津回流。慢性心力衰竭病机总属虚、瘀、水。本病患者既往心肌梗死、心房颤动等多种心系疾病,久病心阳气虚耗,血行无力,瘀滞在心,形成气虚血瘀之证。

本案方用保元汤和血府逐瘀汤加减。方中党参、黄芪、肉桂、白术补气助阳,桃仁、当归、川芎、牛膝活血化瘀,白芍养血柔肝止痛,木香、砂仁行气,丹参、姜黄活血,茯苓、大腹皮、泽泻、泽兰利水,干姜温肺化饮,红景天通脉平喘,大枣、甘草补脾和中、调和诸药。本方特点为经方与经验之结合,红景天、桂枝通脉,泽泻、泽兰利水,姜黄活血化饮,对心力衰竭缓解有很好疗效。

四、心悸

病案一

刘某某,男,56岁。

初诊:2019年6月24日。

【主诉】心悸5年,加重1周。

【现病史】患者5年前无明显诱因出现心悸,1周前加重,时有停跳感,伴胸闷憋气,头晕目眩,神疲乏力,腰膝酸软,畏寒,纳差,心烦失眠。舌质暗红,苔薄白,脉沉细无力，脉结代。

【辅助检查】心电图示频发室性期前收缩，二度Ⅰ型房室传导阻滞。

【中医诊断】心悸。

【辨证分型】心阳不足，心肾不交证。

【治则】益气温阳，安神定悸。

【方药】党参30g，黄芪30g，川续断15g，菟丝子20g，桑寄生20g，夜交藤20g，黄连9g，肉桂5g，郁金10g，大枣10g，生龙骨（先煎）30g，生牡蛎（先煎）30g，炙甘草15g，姜黄10g，琥珀3g，女贞子20g，土茯苓20g，紫贝齿12g，甘松10g，炒神曲30g，炒麦芽30g，炒山楂30g，鸡内金30g。14剂，每日1剂，水煎服。

二诊：患者自诉服药后心悸减轻，自觉期前收缩明显减少，但前一天因生气致心悸又有加重，腰膝酸软好转，纳可，寐差，小便黄，舌暗红，苔薄黄，脉弦。前方减去川续断、菟丝子、桑寄生，加炒栀子12g、柴胡12g、炒枳壳15g、紫苏梗15g、乌药15g。

三诊：服药7剂后，患者心悸已明显好转，胸闷憋气明显减轻，纳佳，仍有睡眠不安，二便调，舌暗红，苔薄白，脉弦细。前方减去炒栀子、炒神曲、炒麦芽、炒山楂、鸡内金，加酸枣仁30g、柏子仁30g、合欢花15g。

四诊：服药10剂后，患者自诉睡眠已恢复正常，胸闷及心悸症状已明显好转，复查心电图大致正常。嘱其继续服药巩固1周，此后随访半年，一直未发生期前收缩，精神、体力均佳。

按语　中医学认为，心悸的病理性质主要有虚、实两方面。虚者为气、血、阴、阳亏损，使心失所养而致心悸。实者多由痰火扰心、水饮上凌，或心血瘀阻、气血运行不畅所致。虚实之间可以相互夹杂或转化。实证日久，病邪伤正，可分别兼见气、血、阴、阳之亏损，而虚证也可因虚致实，兼见实证的表现。心悸初起以心气虚为常见，可表现为心气不足、心血不足、心脾两虚、心虚胆怯、气阴两虚等证。病久阳虚者则表现为心阳不振、脾肾阳虚，甚或水饮凌心之证；阴虚血亏者多表现为肝肾阴虚、心肾不交等证；若阴损及阳，或阳损及阴，可出现阴阳俱损之候。本案为本虚标实之证。患者初起以心气虚为主，久病迁延不愈致心阳虚衰，血脉瘀滞，心神失养，兼以肾阴不足，不能上制心火，水火失济，心肾不交引发心悸及相应的胸闷憋气、神疲乏力、腰膝酸软、畏寒失眠等。

方中用党参、黄芪益气；川续断、菟丝子、桑寄生补肾阳，壮腰膝；肉桂交通心肾；郁金、大枣解郁除烦；黄连清热；生龙骨、生牡蛎重镇降逆；炙甘草、姜黄、琥珀、女贞子、土茯苓、紫贝齿、甘松安神定悸；炒神曲、炒麦芽、炒山楂、鸡内金健脾助运。合欢花、夜交藤为王老常用治疗睡眠不佳之药对，临床效用极佳。另现代研究表明，女贞子、土茯苓、紫贝齿、甘松对心律失常有较好的治疗作用，亦为王老在临床上治疗心悸的常用药。

病案二

王某某,女,69岁。

初诊:2018年10月12日。

【主诉】:阵发性心慌2个月。

【现病史】患者于2个月前出现阵发性心慌不适,无胸闷憋气,无心前区疼痛不适及左肩、后背放射痛,家属为求治疗来院就诊。刻下见神志清,时有烦躁,阵发性心慌,无胸闷憋气,无胸痛及放射痛,无喘促气短,无夜间阵发性呼吸困难,时有头晕,眠尚可,二便尚调。

【体格检查】体温36.2℃,心率65次/分,脉搏18次/分,血压145/80mmHg。双肺呼吸音粗,未闻及干、湿啰音。心律齐,心音低钝,可闻及期前收缩,各瓣膜听诊区未闻及病理性杂音。腹部平坦,无压痛及反跳痛,双下肢无水肿。舌体大小适中,舌质暗红,苔薄白,脉弦细。

【辅助检查】心电图示窦性心律,大致正常心电图。

【中医诊断】心悸。

【辨证分型】气滞血瘀证。

【治则】行气活血。

【方药】桃仁红花煎合桂枝甘草龙骨牡蛎汤加减,即桂枝10g,炙甘草6g,龙骨(先煎)15g,牡蛎(先煎)15g,黄连18g,吴茱萸3g,煅瓦楞子15g,炒酸枣仁30g,当归9g,夜交藤15g,石菖蒲6g,炒远志6g,白术12g,茯苓9g,姜半夏9g,木香9g,陈皮9g,川芎10g,生地黄12g,赤芍9g,茵陈9g,炒苍术9g,丹参10g。水煎至200mL,早、晚饭后温服,每日1剂。

二诊:服药5剂后,患者自觉心慌较前明显减轻,头晕减轻,去茵陈、苍术,再服7剂。

三诊:服药7剂后,患者自述已无明显不适,守方配制水丸常服,巩固疗效。

按语 《黄帝内经》中虽未明确提出心悸之病名,但已认识到心悸的病因为宗气外泄、心脉不通等。《素问·举痛论》中云:"惊则心无所倚,神无所归,虑无所定,故气乱矣。"《金匮要略·惊悸吐衄下血胸满瘀血病脉证治》和《伤寒论·辨太阳病脉证并治》提出"心悸"病名,并将其称之为"心动悸""心下悸""心中悸"及"惊悸"等,认为其主要病因有惊扰、水饮、虚劳及汗后受邪等,提出了基本治则,并以炙甘草汤等为治疗心悸的常用方剂。心悸的主要病机为气血阴阳亏虚,心失所养,与肝、脾、肺、肾等脏腑密切相关,肝失疏泄,气滞血瘀,心气失畅;肾阴不足,不能上制心火，水火失济，心肾不交发为心悸；肾阳亏虚，心阳失于温煦，阴寒凝滞心脉致心脉不通；脾胃虚弱，气血乏源，宗气不行导致血脉凝留；脾失健运，痰湿内生，扰动心神；肺气亏虚，不能助心以治节，心脉运行不畅，均可引发心悸。患者肝失疏泄，不能调畅气机，致心情烦躁；肝失疏泄，气滞血瘀，心气失畅，患者表现为心慌不适；气机阻滞血行，不能濡养头面部导致患者出现头晕等症状，舌暗红、苔薄白、脉弦细为气滞血瘀之象。

桃仁红花煎是出自《陈素庵妇科补解》中的方剂，由桃仁、红花、当归、香附、延胡索、白芍、川芎、乳香、丹参、青皮、生地黄组成，具有活血化瘀、行气止痛的作用，是由经典的活血化瘀方剂桃红四物汤加味而成，是在桃红四物汤的基础上，加入了行气止痛的香附、延胡索、青皮、乳香等药物。桂枝甘草龙骨牡蛎汤是由桂枝、甘草、牡蛎、龙骨组成，是治疗心阳不振的常用方，既可温补心阳，又可安神定悸。方中，川芎、丹参配伍赤芍活血祛瘀；桂枝、吴茱萸温阳化气，温通经络；龙骨、牡蛎、瓦楞子重镇潜阳，软坚收敛；酸枣仁、夜交藤、远志宁心安神；苍术、白术、茯苓均可理气健脾；黄连清热；半夏燥湿化痰；木香、陈皮行气止痛；生地黄养阴生津；石菖蒲化湿开胃；当归补血；茵陈清利湿热。治疗心悸，炙甘草相比生甘草定悸作用更佳。

病案三

李某，女，73岁。

初诊：2014年10月10日。

【主诉】心慌不适10天。

【现病史】患者于10天前无明显诱因出现心慌反复发作，未行治疗，今日无明显诱因自觉心慌较前加重，活动后明显，伴有头晕，睡眠差，夜间难入睡，无汗出，肢颤，无晕厥黑矇，纳可，二便调。

【既往史】有高血压病史8年，最高血压200/120mmHg。

【体格检查】体温35.7℃，心率84次/分，脉搏17次/分，血压155/80mmHg。神志清，精神可，双肺呼吸音清，未闻及干、湿啰音。心音可，心律齐，各瓣膜听诊区未闻及杂音。腹平软，无明显压痛及反跳痛，双下肢无水肿。舌红，舌底未见脉络迂曲，苔少，脉细。

【辅助检查】心电图示窦性心律，正常心电图。心脏彩超示室壁节段性运动不良，左室舒张功能减退。

【中医诊断】心悸。

【辨证分型】阴虚火旺证。

【治则】益气滋阴。

【方药】黄连阿胶汤加减，即黄连9g，阿胶10g，黄芩6g，白芍10g，百合10g，远志15g，石菖蒲10g，生鸡子黄2个。5剂，每日1剂，分早、晚2次餐后温服。

二诊：服药5剂后，患者心慌减轻，眠可，舌红有所减轻，脉细。在前方基础上加当归12g、泽泻10g，继服5剂。

三诊：诸症明显缓解，眠可，舌质红，苔白，脉细。

按语 本案患者年老肾阴不足，不能上制心火，水火失济，心肾不交。心属火，肾属水。肾水亏虚，不能上济于心，心火独亢于上则心中烦、不得卧；舌红、苔少、脉细均为阴虚火旺之象。

黄连阿胶汤出自《伤寒论》“少阴病，得之二三日以上，心中烦，不得卧。黄连阿胶汤主之”，为安神剂、交通心肾剂，具有扶阴散热之功。本方重用味苦之黄芩、黄连泻心火，使心气下交于肾，正所谓“阳有余，以苦除之”；配伍味甘之白芍、阿胶、鸡子黄滋肾阴，使肾水上济于心，正所谓“阴不足，以甘补之”；百合、远志安神，石菖蒲开窍醒神。诸药合用，心肾交合，水升火降，共奏滋阴泻火、交通心肾之功，则心烦自除，夜寐自安。黄连阿胶汤关键在于用法，鸡子黄用法尤为关键。王老认为黄连阿胶汤主治心肾不交，鸡子黄一定要用生的，冲服。

病案四

程某某，男，74岁。

初诊：2017年11月11日。

【主诉】发作性心慌3个月。

【现病史】患者3个月前无明显原因出现频繁发作性心慌不适，心中不宁，偶觉胸痛，伴背部不适，时有头晕，怕冷，汗出，面部时有烘热，无头痛及黑矇晕厥，眠差，二便调。

【体格检查】体温36.5℃，心率90次/分，脉搏14次/分，血压145/80mmHg。双肺呼吸音清，未闻及干、湿啰音。心音可，心律齐。腹平软，无明显压痛及反跳痛，肝、脾肋下未触及，双下肢无凹陷性水肿。舌质暗红，舌底脉络迂曲，苔少，脉细弦。

【辅助检查】窦性心律，大致正常心电图。

【中医诊断】心悸。

【辨证分型】阴虚阳亢夹血瘀证。

【治则】滋阴潜阳活血。

【方药】知母10g，黄柏10g，熟地黄20g，山药10g，山茱萸10g，牡丹皮15g，煅瓦楞子15g，柴胡15g，桂枝6g，丹参30g，醋鳖甲（先煎）30g，茯苓15g，石决明（先煎）

30g。每日1剂，水煎400mL，分早、晚2次餐后温服。

二诊：10剂后，多数症状明显缓解，予上方去桂枝，加黄连6g，调整黄柏为6g、柴胡为6g。

三诊：患者自述已无心慌、胸闷，脉细。将二诊方制成水丸，加三七粉3g、延胡索粉6g、琥珀粉2g、五味子粉2g冲服，每日1剂。

按语　本案患者年老久病，素体阴虚，阴不制阳，虚热内扰，久病气血不畅，因虚致实，形成夹瘀之证。方中，知母、黄柏清虚热，熟地黄、山药、山茱萸滋阴，桂枝温阳，丹参、牡丹皮活血化瘀、清心除烦，瓦楞子、鳖甲滋阴潜阳，茯苓健脾利水消肿，石决明清肝明目，柴胡调气机，于滋阴药物中加入潜阳药物，亦有引火归原的作用。尤其对于阴阳两虚的患者，一举两得，即有阴中求阳、阳中求阴的含义。

五、不寐

刘某，男，35岁。

初诊：2021年8月14日。

【主诉】顽固性失眠多年。

【现病史】患者顽固性失眠多年，夏季尤剧，时有彻夜不眠，初服安眠药尚可见效，日久无效，近日自觉头部有异物笼罩，如戴帽，思想不易集中，压力甚大，影响工作和学习，遂就诊求医。舌质紫暗，苔薄白，脉弦涩。

【中医诊断】不寐。

【辨证分型】瘀滞窍络证。

【治则】活血化瘀，通窍安神。

【方药】血府逐瘀汤加味，即桃仁10g，红花10g，川芎10g，当归15g，生地黄10g，桔梗15g，柴胡10g，枳壳10g，牛膝10g，独活10g，赤芍15g，炙甘草6g，远志15g，炒酸枣仁25g，瓜蒌15g，茯神15g。

按语　不寐即失眠，通常指患者对睡眠时间和(或)质量不满意，并影响日间社会功能的一种主观体验。中医治疗不寐有悠久的历史，早在《黄帝内经》就有记载，不寐的最主要病因为情绪因素，主要病机是脏腑功能失调，病机核心在肝，情志不遂，肝气郁结，郁而化火，邪火扰动心神，心神不安而不寐。肝郁化火日久，耗伤阴液，导致肝肾阴虚，肾阴不足，无以制心火，心火偏亢，心肾不交者，也可致不寐。其次，胃失和降也是导致不寐的重要原因，饮食不节，脾胃受损，宿食停滞，壅遏于中，胃气失和，阳明气逆，阳气浮越于外而卧寐不安；思虑太过，损伤心脾，心血暗耗，神不守舍，脾虚生化乏源，营血亏虚，不能奉养心神；久病血虚、产后失血、年迈血少等，引起心血不足，心失所养，心神不安而不寐。本案患者用安神养心药治疗无效，因其舌质紫暗、脉弦涩为瘀血内停的表现，故方用血府逐瘀汤加减。

血府逐瘀汤治疗各种瘀血所致的病症，其中，当归、桃仁、红花活血祛瘀，为主药；川芎、赤芍协主药活血祛瘀而为辅药；生地黄配当归养血和血而不伤阴血；牛膝祛瘀、通血脉而引血下行；柴胡疏肝理气解郁；桔梗、枳壳一升一降，行气宽胸；柴胡配桔梗、枳壳宽中理气，除烦解忧；瓜蒌宽胸散结；远志、酸枣仁、茯神宁心安神；独活通痹止痛；炙甘草缓急，调和诸药。合而用之，使瘀去气行，则诸症可愈。本方原为治瘀血内阻胸部、气机失畅以致胸痛胸闷之剂，王清任认为膈膜的低处且如池，满腔存血，名曰"血府"。于是根据"血府"可以产生"血瘀"的理论，创立此方。本方从桃红四物汤化裁而来，不仅可行血分之瘀滞，又可解气分之郁结，活血而不耗血，祛瘀又能生新，使"血府"之瘀去而气机畅通，从而诸症悉除。

第二节　肺系疾病

一、咳嗽

李某某，男，32岁。

初诊：2021年8月23日。

【主诉】咳嗽咳痰10余天，伴发热3天。

【现病史】患者10余天前受凉后出现咳嗽，咳少量黄痰，无发热恶寒，无鼻塞流涕，无胸闷憋气，在家自行服用藿香正气液、阿莫西林、咽炎片等，咳嗽较前减轻。3天前出现发热，最高体温39.2℃，咳嗽，咳少量黄痰，无痰中带血，时胸闷憋气，偶有头痛，恶心，呕吐胃内容物一次，为进一步诊疗，前来就诊。刻下见低热，37.5℃，无恶寒，咳嗽，咳少量黄痰，无痰中带血，时有胸闷憋气，偶有头痛，恶心，未呕吐，活动后汗出，纳差，眠可，二便调。

【既往史】2010年曾因胃穿孔于当地医院住院治疗。

【过敏史】有青霉素过敏史。

【体格检查】体温36.8℃，心率80次/分，脉搏19次/分，血压110/70mmHg。胸廓对称，双肺呼吸音粗，未闻及明显干、湿啰音。心律齐，各瓣膜听诊区未闻及病理性杂音，腹平软，全腹无压痛及反跳痛，双下肢无水肿。舌尖红，舌底脉络迂曲，苔黄腻，脉弦。

【辅助检查】血常规示白细胞计数10.28×10^9/L，血红蛋白144g/L，血小板计数230×10^9/L，C反应蛋白115mg/L。胸部X线片考虑左下肺炎症。

【中医诊断】咳嗽。

【辨证分型】邪袭肺卫证。

【治则】清热解毒,宣肺止咳。

【方药】金银花25g,炒牛蒡子10g,薄荷(后下)6g,杏仁10g,桔梗15g,荆芥穗12g,黄芩12g,矮地茶15g,金荞麦15g,鱼腥草15g,桂枝10g,柴胡15g,石膏(先煎)30g,炒鸡内金15g,山药20g,甘草10g。水煎,每日1剂,分早、晚两次饭后温服。

二诊:1周后复诊,患者无发热恶寒,无咳嗽咳痰,无胸闷憋气,纳差,眠可,二便调。舌淡红,苔稍黄,脉弦。上方去鱼腥草、石膏,加生姜6g,再服5剂,水煎服。

三诊:服药后,患者已无明显不适,给予参苓白术散口服半月,患者纳食好转。

按语 《黄帝内经》对咳嗽的病因、病机、证候分类和治疗列有专篇的论述,如《素问·咳论》提到"皮毛者,肺之合也,皮毛先受邪气,邪气以从其合也,其寒饮食入胃,从肺脉上至于肺则肺寒,肺寒则外内合邪,因而客之,则为肺咳""五脏六腑皆令人咳,非独肺也",说明外邪犯肺和其他脏腑功能失调、内邪干肺均可导致咳嗽。张介宾在《景岳全书·咳嗽》中指出:"以余观之,则咳嗽之要,止惟二证,何为二证?一曰外感,一曰内伤,而尽之矣。"据此执简驭繁地将咳嗽分为外感和内伤两大类,外感咳嗽属邪实,多是新病,病理因素以风、寒、暑、湿、燥、火为主,多表现为风寒、风热、风燥相合为病。内伤咳嗽属邪实与正虚并见,起病较为缓慢,咳嗽病史较长。本病的病变部位在肺,涉及肝、脾、肾等多个脏腑。外感或内伤导致肺气失于宣发、肃降时,均会使肺气上逆而引起咳嗽。因此,咳嗽的病变主要在肺。肺与肝既有经络相连,又有五行相克的内在联系,如肝郁化火,木火偏旺,或金不制木,木火刑金,则气火上逆犯肺为咳。脾与肺有五行相生的内在联系,脾为肺之母,如饮食不节,内伤于脾,脾失运化,痰浊内生,上渍犯肺,则肺失宣肃,肺气上逆而咳。肺为气之主,肾为气之根,肺司呼吸,肾主纳气,且有五行相生的关系,因此久咳肺虚,金不生水,则肺病及肾,肾虚气逆犯肺而咳嗽。患者由于不慎感受外邪,温邪上受,首先犯肺,导致肺失清肃,肺气宣降失常,故出现咳嗽、咳痰等症状;肺气亏虚,气虚无力推动血行,故患者出现胸闷憋气、全身乏力等症状,邪袭肺卫可见舌尖红、苔黄腻、舌底脉络迂曲、脉弦。

温病传变最速,治之既要辛凉透表,又要清热解毒。方中金银花既能清热解毒,又因其质轻而气味芳香、兼有透解卫分表邪的作用,故重用。薄荷、荆芥穗辛散表邪,透邪外出,其中,荆芥穗虽属辛、温,但是正因为其辛、温,与性寒之金银花相伍,温性被制,共奏辛凉透表之效。牛蒡子、桔梗、矮地茶清利咽喉,化痰止咳;石膏配伍鱼腥草清肺热;桂枝助阳化气、平冲降逆;柴胡、杏仁调畅气机,加强宣肺平喘之功;金荞麦、山药、鸡内金宽中健脾;甘草生用,配伍黄芩意在清热解毒,配伍桔梗以清咽利喉,并调和诸药。

二、哮病

朱某某，男，60岁。

初诊：2021年8月21日。

【主诉】反复活动后憋喘10年。

【现病史】患者10年前无明显诱因出现憋喘，活动后明显，时有喉中哮鸣，伴咳嗽咳痰，口干苦，身热，汗出，在当地医院诊断为支气管哮喘，治疗后缓解（具体不详）。此后患者憋喘反复发作，伴喉中痰鸣，并咳嗽咳痰，痰黄白黏稠，口渴喜饮，时有汗出，每于夏季多发，吸入硫酸沙丁胺醇气雾剂治疗后，憋喘可暂时缓解，多年来症状逐渐加重，为求中西医结合治疗，至门诊就诊。眠可，二便调。

【既往史】有支气管哮喘病史10年。

【过敏史】否认药物及食物过敏史。

【体格检查】体温36.8℃，心率92次/分，脉搏20次/分，血压120/70mmHg。双肺呼吸音粗，可闻及散在哮鸣音。心律齐，心音可，心脏各瓣膜听诊区未闻及病理性杂音。腹平软，全腹无压痛及反跳痛，双下肢无水肿。舌质红，苔腻略黄，脉滑略数。

【辅助检查】支气管舒张试验（+）。

【中医诊断】哮病。

【辨证分型】热哮证。

【治则】清热宣肺，化痰平喘。

【方药】瓜蒌18g，浙贝母9g，黄芩12g，法半夏12g，金银花24g，连翘9g，前胡9g，桔梗12g，炒苦杏仁9g，蜜麻黄9g，川贝母9g，桃仁9g，丹参12g，芦根15g，紫苏叶9g，甘草6g，菊花10g，川芎12g，藿香12g，细辛6g。

二诊：1周后复诊，患者无明显憋喘，无喉中哮鸣，无咳嗽咳痰，无发热恶寒，无潮热盗汗，眠可，二便调。舌质稍红，苔白，脉滑。去菊花、藿香，7剂，水煎服。

按语　张仲景将本病称为“上气”，《金匮要略》云“咳而上气，喉中水鸣声，射干麻黄汤主之”，指出哮病发作时的特征及治疗。现在认为，哮病的发生为痰伏于肺。伏痰主要由于脏腑功能失调，肺不能布散津液，脾不能运化精微，肾不能蒸化水液，以致津液凝聚成痰，伏藏于肺，成为发病的“夙根”。每因外感、饮食、情志、劳倦等诱因引动而触发，致痰阻气道，肺气上逆，气道挛急所致。治疗应遵循“发时治标，平时治本”的原则，即朱丹溪“未发以扶正气为主，既发以攻邪气为急”之说。发作期以表实为主，要先辨寒热，以攻邪治标；缓解期则以本虚为主，应细辨肺、脾、肾的虚实及阴虚、阳虚，以扶正固本。常年反复发作，缠绵不愈者，则可标本兼治，有所侧重。本案患者属发作期以标实为主，当攻邪为急。

瓜蒌、浙贝母、川贝母清热化痰，金银花、菊花、连翘、黄芩、芦根清热，前胡、桔梗、半夏化痰，麻黄、杏仁平喘，紫苏叶、藿香和胃化湿，细辛解表化饮，桃仁、丹参活血化瘀，川芎行理气之功，甘草调和诸药。王老常用瓜蒌配浙贝母增强清肺化痰之力；杏仁配川贝母一润一降，润降合法，化痰止咳甚效。

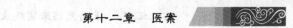

三、喘证

赵某某，男，71岁。

初诊：2020年12月21日。

【主诉】憋喘反复发作10年。

【现病史】10年前患者上楼时突发胸闷喘憋，在当地医院诊断为冠心病，住院治疗后好转出院。此后胸闷憋喘反复发作，多在活动后、遇冷或闻及刺激性气味后发作，曾在多家医院诊治，诊断为陈旧性肺结核、慢阻肺，平素间断口服罗红霉素、曲美他嗪等，胸闷仍反复发作。2个月前因咳血在当地医院诊断为支气管扩张，予止血、抗感染等治疗后好转出院。1周前患者自觉憋气加重，在某中医院口服药物治疗（具体不详），憋喘减轻。现入院见神志清，精神可，胸闷憋气，动则加剧，咳嗽，咳白痰，量少，时有烦热，自汗，时感乏力，无胸痛，纳可，眠差，二便尚调。

【既往史】冠心病10年，陈旧性肺结核3年，肺间质改变4个月，支气管扩张并吐血2个月，否认高血压、糖尿病、脑梗死、慢性支气管炎及哮喘病史。

【过敏史】否认药物及食物过敏史。

【体格检查】体温36.5℃，心率89次/分，脉搏20次/分，血压102/60mmHg。胸廓对称，双肺呼吸音粗，未闻及干、湿啰音。心律齐，心音低钝，心脏各瓣膜听诊区未闻及病理性杂音。腹平软，全腹无压痛及反跳痛，双下肢无水肿。舌质淡红，边有齿痕，苔薄黄，脉细略数。

【辅助检查】2020年12月17日查肺通气功能示肺通气功能正常，最大呼气流速正常，每分最大通气量正常，中度弥散功能障碍，气道阻力正常，残/总百分比正常。

【中医诊断】喘证。

【辨证分型】肺肾气虚证。

【治则】补肺益肾，解痉平喘。

【方药】熟地黄180g，生地黄180g，熟大黄200g，党参90g，黄芪240g，白术180g，茯苓240g，浙贝母300g，北沙参150g，桔梗180g，蜜紫菀120g，蜜款冬花120g，蒲公英180g，瓜蒌120g，黄连90g，酒山茱萸180g，醋五味子120g，枸杞子240g，山药240g，薏苡仁240g,芡实240g,姜半夏120g,浮小麦240g,干姜30g,金银花120g,黄芩30g,丹参200g,当归150g,川芎120g,菊花120g,砂仁100g,炒枳壳90g,厚朴60g,炒麦芽240g,炒神曲200g,炒山楂120g,炒鸡内金120g,红花30g,芦根240g,紫苏叶60g,薄荷60g,百合180g,连翘120g,葛根200g,甘草60g, 玉竹240g,鹿角胶150g,川贝母粉30g,三七粉60g。加工成膏方,每次10mL,每日2次,饭前服用。

二诊:患者服用膏方1个月后复诊,活动后稍有胸闷憋气,偶有咳嗽,咳白痰,量少,体力较前改善,眠可。舌淡红,边有齿痕,苔薄白,脉缓。上述膏方加强健脾益气药物,嘱清淡饮食。

按语　喘证的名称、临床表现和病因病机最早记载于《黄帝内经》。明代张介宾在《景岳全书·喘促》中说:"实喘者有邪,邪气实也;虚喘者无邪,元气虚也。"指出了喘证的辨证纲领为虚实。有邪者为实,因邪壅于肺,宣降失司所致;无邪者属虚,因肺不主气,肾失摄纳引起。实喘病久伤正,由肺及肾,或虚喘复感外邪,或夹痰浊,则病情虚实错杂,每多表现为邪气壅阻于上、肾气亏虚于下的上盛下虚的证候。喘证严重者,肺肾俱虚,肺虚不助心主治节,肾阳虚无以温煦,心阳衰惫,鼓动血脉无力,血行瘀滞,可至喘脱危候。《灵枢·本神》曰"肺高则上气肩息",并提出喘证病变主要在肺、肾,但与肝、脾、心密切相关。肺为气之主,司呼吸,外合皮毛,内为五脏华盖,为气机出入升降之枢纽;肾主摄纳,有助于肺气肃降,故有"肺为气之主,肾为气之根"之说。外邪侵袭,或他脏病气上犯,皆可使肺失宣降,肺气胀满,呼吸不利而致喘;若肺虚气失所主,亦可少气不足以息而为喘;肾为气之根,与肺同司气体之出纳,故肾元不固,摄纳失常则气不归原。阴阳不相接续,亦可气逆于肺而为喘。此外,如脾虚生痰,痰浊上干;或中气虚弱,土不生金,肺气不足;或肝气上逆乘肺,升多降少,均可致肺气上逆而为喘。心主血脉,肺主治节,两者相互协调,气血运行自畅;心脉不畅,肺失治节,久而肺气亏虚,肺失宣降,加之外感邪气侵袭,发为喘证,心肺气机不畅,症见胸闷憋气、咳嗽、咳痰等症。

方中,黄芩、黄连清热;黄芪善入脾、肺经,配伍党参大补脾、肺之气;熟地黄、川芎、当归配伍鹿角胶共凑养血之功;山茱萸、枸杞子补养肝肾,固敛精气;生地黄、北沙参滋养阴血而补肝肾;麦芽、神曲、山楂健脾消食;砂仁、薏苡仁芳香化湿,醒脾和胃;茯苓甘、淡,健脾渗湿,与白术、山药相配,健脾除湿之力更强,有助于促进脾胃主受纳运化的功能;瓜蒌、熟地黄配伍蒲公英、浙贝母、川贝母泻火清热;厚朴、枳壳、半夏共奏理气之功;紫菀、款冬花、百合、玉竹润肺下气,化瘀止咳;砂仁、芡实补脾止泻除湿;菊花、薄荷配伍金银花、连翘清热;三七、丹参、红花活血散瘀,消肿止痛;浮小麦固表止汗;鸡内金健脾消食;干姜温肺化饮;紫苏叶行气和胃;熟大黄泻下之力较强;五味子收敛固涩;葛根解肌升阳止泻;桔梗载药上行,既能增强升阳之力,又补而不燥热;甘草甘、温,益气和中,调和诸药。

四、肺痿

王某某，女，52岁。

初诊：2019年2月9日。

【主诉】咳嗽、咳痰，活动后胸闷憋气反复发作5年。

【现病史】患者5年前无明显原因及诱因出现咳嗽、咳白色泡沫样痰，晨起咳嗽明显，活动后胸闷憋气，休息后可缓解，无胸痛及放射痛，无心慌汗出，无喉中哮鸣，无恶寒发热。患者曾在当地医院查胸片示肺纤维化，给予口服"泼尼松"治疗1年半，之后自行停药，继续口服中药治疗。但5年间，患者咳嗽、咳痰反复发作，仍感活动后胸闷憋气。刻下见咳嗽，咳少量白色泡沫样痰，无痰中带血，活动后胸闷憋气，周身乏力，自汗，时有潮热，无喉中哮鸣，眠可，二便调。

【既往史】否认有高血压病、冠心病、糖尿病等病史。

【体格检查】体温36.7℃，心率98次/分，脉搏18次/分，血压130/80mmHg。双肺呼吸音粗，可闻及少许湿啰音。心律齐，未闻及病理性杂音。腹平软，全腹无压痛及反跳痛，双下肢无水肿。舌暗红，舌底脉络迂曲，苔薄黄，脉弦细。

【辅助检查】胸部CT示双肺间质纤维化。

【中医诊断】肺痿。

【辨证分型】气阴两虚证。

【治则】补肺益肾，解痉平喘。

【方药】生地黄20g，玄参10g，麦冬15g，北沙参15g，法半夏15g，浙贝母30g，陈皮15g，炒紫苏子12g，炒葶苈子12g，炒白芥子12g，金银花20g，醋莪术10g，醋三棱10g，红花6g，穿山龙20g，合欢皮20g，矮地茶15g，皂角刺15g。每日1剂，水煎400mL，分早、晚两次空腹温服。

二诊：患者出院1周后复诊，活动后气短减轻，偶有咳嗽，咳少量白色泡沫样痰，眠可，二便调，舌暗红，舌底脉络迂曲，苔薄黄，脉弦细。继续口服百令胶囊，中药去莪术、三棱，加牡丹皮15g、黄芩9g、瓜蒌20g，以清肺化痰，7剂，水煎服。

按语　"肺痿"首见于张仲景《金匮要略·肺痿肺痈咳嗽上气病脉证治》，该篇奠定了后世医家肺痿辨证论治的基础。张仲景认为，肺痿病机总属"肺燥津伤""肺气虚冷"，可予甘草干姜汤温肺复气。晋代葛洪《肘后备急方》治肺痿有四方，总以益气温阳、滋阴润燥为法。隋代巢元方在《诸病源候论·咳嗽病诸候》中首提"肺气壅塞"说，明确了"邪实"在肺痿发病中的作用。肺痿总以本虚为主，但在其发展过程中，多虚实夹杂，其中，痰瘀阻络为其邪实的病机特点。气津不足，肺失所养，宣肃失常，肺络不能正常吸入清气化生宗气，而宗气贯心脉行气血，宗气不足致气虚血瘀;肺布津功能失宜,则致津停成痰;痰阻血行,痰凝气滞,气滞血瘀,血瘀津停,痰瘀互结发为肺痿。上焦虚热,熏蒸肺叶,津枯则痿而不用;若肺气虚寒,则肺叶失于温养,日久亦痿而不用。患者久病,致肺气亏虚,气不化津,日久肺部津气亏虚,肺失濡养致肺叶枯萎,出现反复咳嗽等症状;气短不足以息,导致患者出现活动后胸闷憋气以及全身乏力等症状;气虚日久可致气阴两虚,表现为舌暗红、舌底脉络迂曲、苔薄黄、脉弦细。

方中,半夏、浙贝母配伍陈皮、炒紫苏子、矮地茶具有止咳化痰平喘之功;金银花清热,可治标;生地黄、玄参配伍麦冬、北沙参有养阴生津之效;炒葶苈子、炒白芥子补肺气;三棱、莪术行气;红花活血散瘀,消肿止痛;穿山龙舒筋通络,活血止痛;合欢皮解郁安神;皂角刺消肿排脓托毒。治标的同时兼以治本,标本兼治,可提高临床疗效。

五、肺胀

李某某,男,50岁。

初诊:2018年10月30日。

【主诉】咳喘2周。

【现病史】患者2周前无明显诱因出现咳喘,活动后尤甚,甚至不能平卧,痰多、色白质黏、难咳,无发热,畏风,易出汗,怕冷,平素易感冒,纳差,大便干,小便清长。舌暗有瘀斑,舌体大,苔白腻,脉细滑数。

【既往史】有慢性支气管炎、肺气肿病史。

【中医诊断】肺胀。

【辨证分型】肺阳虚,痰浊壅肺证。

【治则】温肺阳,化痰浊。

【方药】黄芪30g,党参20g,干姜15g,白芥子6g,川贝母10g,葶苈子12g,白术12g,茯苓12g,甘草10g,当归12g,焦三仙各30g,矮地茶12g,合欢皮12g,穿山龙12g,大枣10g,细辛3g。水煎服,每日1剂。

二诊:咳喘缓解,痰多、色白、易咳,时伴口干,无发热,汗少,舌暗红,舌体胖大,苔白少津,脉滑。上方去细辛、干姜,加芦根30g、天花粉15g,续服。

三诊:无咳喘,痰少、色白、易咳,口干减轻,舌红,苔白少津,脉细。上方续服7剂巩固疗效,以益气滋阴膏方长期调理。

按语 肺胀多由久病肺虚,痰浊阻塞,肺不敛降所致,久之肺气胀满。本病基本病机为本虚标实。本虚,早期多为肺、脾气亏虚或气阴两亏,晚期多为气虚、阳虚或阴阳两亏;标实多为痰浊、水饮、血瘀并重,或错杂为患。由于肺主气,开窍于鼻,外合皮毛，司职卫外，为人身之藩篱，故外邪每多首先犯肺，导致肺的宣肃功能不利，病久则肺虚，早期多以肺气虚多见，故临床上医生多注意补肺气，却忽略补肺阳。因肺气虚日久，多损及阳，而致肺阳虚，进一步发展可病及肾、心。慢性肺系疾病相对于阴虚，在临床上肺阳虚更多见，治疗上应多注意温肺阳之药，如干姜、细辛、白芥子等药物。《金匮要略》云："病痰饮者，当以温药和之。"这不但适用于痰饮病，对肺胀、喘证等疾病均有指导意义。此外，痰浊、水饮、血瘀三者之间又相互影响和转化，痰饮久留，肺气郁闭，心脉失畅则血郁为瘀，瘀阻血脉，血不利则为水，故"痰血同源"。同时肺与大肠相表里，临床治疗慢性肺系疾病，注意活血药物的应用，当归性平缓，且对胃肠道刺激较小，既可活血化瘀，又可润肠通便，结合现代药理研究具有抗过敏的作用，故是常用之活血药。同时现代药理研究发现，矮地茶、穿山龙均具有解除支气管痉挛、抗过敏的作用，故被王老认为为抗过敏的两种要药。当然，在临床上临证加减也十分重要，如果阳虚甚，汗出肢冷，加肉桂、附子；浮肿，加苏木、泽兰、生姜皮、大腹皮；痰壅喘急不能平卧，可加葶苈子、皂角刺。

方中，黄芪、党参补益肺气，干姜、白芥子、细辛温补肺阳，两类药同用加强补肺阳、益肺气之功，同为治本。白术、茯苓、甘草补气健脾化痰；川贝母润肺化痰；葶苈子、大枣泻肺平喘；焦三仙由焦山楂、焦神曲、焦麦芽组成，为临床消食导滞之常用药对；矮地茶化痰止咳；合欢皮宁心安神；穿山龙舒筋通络，活血止痛；当归活血化瘀，润肠通便，共为治标。

第三节 脾胃疾病

一、胃痛

王某某，男，45岁。

初诊：2018年5月19日。

【主诉】胃脘部疼痛不适半年余。

【现病史】患者因饮食无度，自半年前至今胃脘部时有疼痛不适，伴有呕吐酸水，似饥而不欲食，口干口渴，消瘦，乏力，手足心热，烦躁不安，纳差，寐可，大便干结，小便可。舌质暗红，少苔，少津，舌体瘦小，脉细数。

【辅助检查】电子胃镜示慢性浅表性胃炎伴散在出血点，幽门螺杆菌阴性。

【中医诊断】胃痛。

【辨证分型】胃阴亏虚，胃失濡养证。

【治则】益胃养阴，和中止痛，止血。

【方药】北沙参20g，生地黄20g，枸杞子15g，麦冬12g，川楝子9g，当归20g，白芍20g，甘草6g，徐长卿15g，千年健15g，煅瓦楞子15g，海螵蛸15g，仙鹤草15g，白及15g，三七粉3g，九香虫6g，砂仁6g，延胡索15g，炒神曲30g，炒麦芽30g，炒山楂30g，鸡内金30g，火麻仁15g。每日1剂，水煎服。

同时给予脐灸联合中药穴位敷贴以改善患者症状。

二诊：服药10剂后，患者自觉胃脘部隐痛减轻，呕吐酸水已少，口干口渴好转，仍有乏力、手足心热，纳可，寐可，大便好转。舌暗红，少苔，脉弦细。效不更方，嘱其继服。

三诊：服药10剂后，患者自诉胃脘部隐痛明显好转，已无呕吐酸水，口干口渴减轻，活动后仍有乏力，纳可，寐佳，二便调。舌暗红，苔薄白，脉弦。前方减徐长卿、千年健、煅瓦楞子、延胡索、炒神曲、炒山楂、鸡内金，加桑寄生15g，枸杞子加至20g。

四诊：服药7剂后，患者胃脘部症状消失，饮食、起居正常，无明显不适。临床治愈。

按语　胃痛的病理因素主要有气滞、寒凝、热郁、湿阻、血瘀。其基本病机是胃气阻滞，胃失和降，不通则痛。在辨证时应辨虚实寒热，在气在血，还应辨兼夹证。胃痛早期由外邪、饮食、情志所伤者，多为实证；后期常为脾胃虚弱，但往往虚实夹杂，如脾胃虚弱夹湿、夹瘀等。胃痛的病理变化比较复杂，胃痛日久不愈，脾胃受损，可由实证转为虚证；若因寒而痛者，寒邪伤阳，脾阳不足，可成脾胃虚寒证；若因热而痛，邪热伤阴，胃阴不足，则可致阴虚胃痛。虚证胃痛又易受邪，如脾胃虚寒者易受寒邪；脾胃气虚又可致饮食停滞，出现虚实夹杂证。本案辨证为虚证，中医学认为胃为阳土，喜润恶燥，为五脏六腑之大源，主受纳腐熟水谷，其气以和降为顺，不宜郁滞。患者因饮食无节损伤脾胃，五味过极则蕴湿生热，伤碍脾胃，则有呕吐酸水；邪热日久伤阴，胃阴不足，致使胃脘不荣则痛；似饥而不欲食，口干口渴，消瘦，乏力，手足心热，烦躁不安，纳差，大便干结及舌脉表现均为阴虚之象。

本方为一贯煎合芍药甘草汤加减。北沙参、麦冬、生地黄、枸杞子益胃养阴；当归养血活血，与火麻仁合用可润肠通便；川楝子合砂仁、延胡索、九香虫理气止痛；白芍、甘草缓急止痛；徐长卿、千年健、煅瓦楞子、海螵蛸中和胃酸兼有止痛的功效；仙鹤草、白及、三七粉止血；炒神曲、炒麦芽、炒山楂、鸡内金健脾助运，共奏益胃养阴、止痛止血之功。

本方之特色在于经方与经验合理结合，徐长卿、千年健、煅瓦楞子、海螵蛸四味经验止胃酸之药在王老的类似病例中十分常见，效果每用必佳。除此之外，神阙穴是人体任脉上的要穴，是人体生命最隐秘、最关键的要害穴窍，是人体的长寿大穴。与督脉上的要穴命门，二穴前后相连，阴阳和合，灸之可补阴助阳，促进气血流通，同时可治疗腹痛、泄泻等。

二、痞满

张某，男，57 岁。

初诊：2020 年 12 月 16 日。

【主诉】胃脘部胀满不适半月。

【现病史】患者半月前出现胃脘部胀满不适感，无明显疼痛，恶心，无呕吐，胃灼热，无明显反酸，无口干口苦，怕凉，时有头晕头痛，肠鸣明显，小便调，大便稀，每日 4 或 5 次。

【既往史】1 年前行胃镜检查示慢性浅表性胃炎，幽门螺杆菌阳性。

【体格检查】体温 36.5℃，心率 65 次/分，脉搏 19 次/分，血压 125/90mmHg。神志清，精神可，唇红无绀，双肺呼吸音清，未闻及干、湿啰音。腹平软，无压痛及反跳痛，墨非氏征（±），双下肢无水肿。舌质胖大，苔厚腻，脉弦。

【中医诊断】痞满。

【辨证分型】脾胃亏虚证。

【治则】辛开苦降。

【方药】炙甘草 15g，黄芩 20g，干姜 20g，法半夏 10g，大枣 10g，黄连 10g，吴茱萸 3g。水煎服，每日 1 剂，自煎，去滓再煎。

二诊：服药 7 剂后，患者自觉诸症缓解，大便每日 1 次，但仍伴有胃部灼热感，纳食好转，眠可，二便调。舌体略大，苔厚，脉弦。将前方的黄芩改为 9g，吴茱萸改为 1.5g，继续服用。

三诊：服药 7 剂后，患者自觉诸症缓解明显，无胃部灼热感，眠可，二便调。舌苔薄黄，脉弦。将甘草泻心汤改为半夏泻心汤，即半夏 15g，黄芩、干姜、人参、炙甘草各 9g，黄连 3g，大枣 4 枚。自煎，去滓再煎。继服。

四诊：服药 7 剂后，患者自诉已无明显不适，精神、体力均佳，守三诊方配制水丸常服，巩固疗效。

按语　痞满是以自觉心下痞塞、胸膈胀满、触之无形、按之柔软、压之无痛为主要表现的病症，常伴饮食减少、得食则胀、嗳气则舒等，发病和加重常与饮食、情志、起居等诱因有关。痞满多为慢性起病，病情时轻时重，而且反复发作，缠绵难愈。现代医学认为，痞满多数为消化系统疾病，部分可由其他系统的病变引起，在临床治疗方面具有一定的复杂性。中医治疗痞满，学术源远流长，历代中医古籍中有关痞满的内容多有描述，早在《黄帝内经》中就有"痞""痞膈""痞""心下痞""痞满"等多种说法。汉代张仲景《伤寒论》中，对"心下痞"进行了多条论述，如《伤寒论》第 154 条："心下痞，按之濡，其脉关上浮者，大黄黄连泻心汤主之"；第 155 条："心下痞,而复恶寒汗出者,附子泻心汤主之";第157条:"伤寒汗出解之后,胃中不和,心下痞硬……生姜泻心汤主之""其痞益甚,此非结热,但以胃中虚,客气上逆,故使硬也,甘草泻心汤主之"。《万病回春》中记载:"夫痞满者,非痞块之痞也,乃胸腹饱闷而不舒畅也。有气虚中满,有血虚中满,有食积中满,有脾泄中满,有痰膈中满,皆是七情内伤,六淫外侵,或醉饱饥饿失节,房劳过度,则脾土虚而受伤,转输之官失职,胃虽受谷,不能运化,故阳自升而阴自降,而成天地不交之痞不通泰也。"龚廷贤在《万病回春》中详细地概括了痞满的病因病机。张景岳在《景岳全书》中以"痞满"之名立专篇,将痞满分为实痞与虚痞。后世医家有的单称其为痞证,有的称其为心下痞,明清以后则以称痞满者为主。脾胃同居中焦,脾主升清,胃主降浊,共司水谷的纳运和吸收,清升浊降,纳运如常,则胃气调畅。若因表邪内陷入里,饮食不节,痰湿阻滞,情志失调,或脾胃虚弱等各种原因导致脾胃损伤,升降失司,胃气壅塞,即可发生痞满。痞满的主要治疗原则是调理脾胃升降,行气消痞。实者分别施以泻热、消食、化痰、理气,虚者则重在补益脾胃或养阴益胃。对于虚实并见之候,治疗宜攻补兼施,补消并用。

甘草泻心汤和胃补中,消痞止利。本案之方即甘草泻心汤加吴茱萸组成。炙甘草甘、平,甘缓补中,健脾益胃,为主药;大枣甘、温,助炙甘草补益脾胃,甘缓急迫;干姜、半夏温中散寒,降逆止呕,开结消痞;吴茱萸散寒止痛,降逆止呕;黄芩、黄连苦寒清泻中焦热壅。诸药相合,仍属寒热并用、消补兼施、辛开苦降之剂,但以甘缓补中为主。

第四节　肝胆疾病

一、眩晕

病案一

李某,男,69岁。

初诊:2020年8月19日。

【主诉】头晕头痛1年余,加重3天。

【现病史】1年前患者自觉头晕头痛,被诊断为高血压,长期服降压药后,血压降至正常,但仍觉头晕。3天前加重,伴有恶心,未见呕吐。情绪变化后头晕头痛加重,性情急躁易怒,面红口苦,喉中似有异物,乏力易疲劳,腰膝酸软,手足心热,纳可,寐差,便秘,小便黄。舌暗红,苔黄腻,脉弦。血压160/100mmHg。

【中医诊断】眩晕。

【辨证分型】肝阳上亢，肾虚火旺证。

【治则】平肝潜阳，滋阴强肾。

【方药】珍珠母 30g，石决明 30g，磁石 15g，天麻 9g，龙胆草 10g，夏枯草 15g，牡丹皮 15g，黄芩 15g，菊花 15g，川牛膝 15g，盐杜仲 12g，桑寄生 15g，枸杞子 20g，白芍 15g，竹茹 10g，益母草 20g，生地黄 20g，麦冬 15g，玄参 15g，合欢花 20g，夜交藤 20g，酒大黄 9g，厚朴 9g，甘草 6g。水煎，每日 1 剂，分早、晚两次饭后温服。

同时给予耳尖放血，隔日 1 次。

二诊：服药 15 剂后，患者头晕头痛减轻，情绪好转，口苦减轻，咽喉不适好转，乏力等亦有好转，纳可，寐可，二便较之以前好转，舌暗红，苔薄黄，脉弦。血压 140/85mmHg。效不更方，嘱其继服。

三诊：服药 10 剂后，诸症见轻，予初诊方去龙胆草、酒大黄、厚朴，加柿蒂 10g、木蝴蝶 3g 以利咽。

四诊：服药 15 剂后，患者精神佳，食欲、睡眠明显好转，二便调，身体无明显不适。临床治愈。

按语　眩晕的病理变化不外虚、实两端。虚者为髓海不足或气血亏虚，清窍失养；实者为风、火、痰、瘀扰乱清空。本病的病位在头窍，其病变脏腑与肝、脾、肾三脏相关。肝乃风木之脏，其性主动主升，若肝肾阴亏，水不涵木，阴不维阳，阳亢于上，或气火暴升，上扰头目，则发为眩晕。脾为后天之本，气血生化之源，若脾胃虚弱，气血亏虚，清窍失养，或脾失健运，痰浊中阻，或风阳夹痰，上扰清空，均可发为眩晕。肾主骨生髓，脑为髓海，肾精亏虚，髓海失充，亦可发为眩晕。眩晕的病性以虚者居多，气血亏虚、髓海亏虚、肝肾不足所导致的眩晕多属虚证；因痰浊中阻、瘀血阻络、肝阳上亢所导致的眩晕属实证或本虚标实证。风、火、痰、瘀是眩晕的常见病理因素。在眩晕的病变过程中，各个证候之间可以相互兼夹或转化，故临床常形成虚实夹杂之证候。本案即为虚实夹杂之证候，患者忧郁恼怒太过，肝失条达，肝气郁结，气郁化火，肝阴耗伤，风阳易动，上扰头目，发为眩晕头痛；性情急躁易怒，面红口苦，喉中异物为肝阳上亢之兼症；肝阳过剩而伤阴，精亏则髓海不足，可致乏力、腰膝酸软、手足心热；阴阳不调可致寐差；二便及舌脉表现均为肝阳上亢、肾虚火旺之象。

方中，珍珠母、石决明、磁石、天麻平肝潜阳；龙胆草、牡丹皮、夏枯草清火除燥；黄芩、菊花清肝泻火，清利头目；川牛膝、盐杜仲、桑寄生、枸杞子补益肝肾，填精壮腰；白芍柔肝滋阴；竹茹、生地黄、麦冬、玄参滋阴；现代研究益母草有降压的作用，为经验用药；合欢花、夜交藤可改善睡眠；酒大黄、厚朴取小承气汤之意；柿蒂、木蝴蝶为王老师治疗咽中不适之常用对药，亦为本方特色；甘草调和诸药。耳尖放血作为辅助疗法，可清热凉血、祛瘀生新，以协助药物治疗。

病案二

李某某，男，66岁。

初诊：2020年11月13日。

【主诉】反复头晕4年，加重3天。

【现病史】患者4年前无明显诱因出现反复发作性眩晕不适，无头痛头胀，无晕厥、黑矇及肢体活动不利，无胸闷胸痛，无心慌气短，倦怠乏力，被诊断为椎基底动脉供血不足、高血压病，平素自服阿司匹林、尼莫地平、倍他司汀等药物治疗，自述上述症状反复发作，时轻时重，近3天无诱因自觉上述症状加重，伴面部红热感，双下肢乏力、怕冷，眠差，盗汗。

【既往史】有高血压病史20余年。

【体格检查】血压152/80mmHg，双肺呼吸音清，未闻及干、湿啰音。心率62次/分，心音低钝，心律齐，各瓣膜听诊区未闻及杂音。腹平软，无明显压痛及反跳痛，双下肢未见凹陷性水肿。舌红，舌体胖，舌底脉络迂曲，苔薄白，脉细涩。

【中医诊断】眩晕。

【辨证分型】下寒上热证。

【治则】温下清上。

【方药】乌梅丸加酸枣仁30g，柏子仁9g，莲子心9g。每日1剂，水煎400mL，分早、晚两次餐后温服。

二诊：一周后复诊，诸症缓解，失眠改善明显，予上方去柏子仁，莲子心改为3g，予7剂继续服用，后诸症好转。

按语　眩晕是以目眩与头晕为主要表现的病症。轻者闭目即止，重者如坐车船，旋转不定不能站立，或伴有恶心、呕吐、汗出，甚则仆倒等症状。有关眩晕的论述始见于《黄帝内经》，称之为"眩冒""眩"。《灵枢·海论》曰："髓海不足，则脑转耳鸣，胫酸眩冒。"《素问·至真要大论》云："诸风掉眩，皆属于肝。"朱丹溪在《丹溪心法·头眩》中力倡"无痰则不作眩"之说，并提出当"治痰为先"。张景岳在《景岳全书·眩运》指出："眩运一证，虚者居其八九，而兼火兼痰者，不过十中一二耳。"他强调"无虚不能作眩"，治疗上"当以治虚为主"。眩晕病性有虚、实两端，临床以虚证居多。脾胃不足，肾虚髓空，皆可导致脑窍失养而作眩，是为虚证；若痰浊上蒙清窍，或瘀血痹阻经脉，导致清窍不利而作眩，是为实证。患者久病体虚，伤及脾胃，致中焦宣通气机功能失调，使人体上下阳气不相汇接，致上热下寒，出现面部红热感、双下肢乏力和怕冷等症状。

乌梅丸为厥阴经用药，治疗寒热错杂，并引阳入阴，加强阴阳之顺接，对失眠者犹佳。其中,乌梅酸涩,瓜蒌、黄柏苦寒,能清热燥湿止痢;附子、干姜、桂枝、川椒、细辛皆温热之品,可温肾暖脾而助运化;人参、当归益气补虚而扶正。诸药相合,具有温中补虚、清热燥湿之功。因此,对于寒热错杂可奏效。加以酸枣仁、柏子仁、莲子心养心安神,可达到标本兼治的作用。

二、头痛

张某某,女,40岁。

初诊:2017年4月5日。

【主诉】头痛6年余。

【现病史】患者头顶及脑后阵发性胀痛已6年,经多方医治无效。近来每逢月经周期前头痛加剧,痛如锥刺,痛势难忍,月经量少,色紫暗,有小血块,经止痛减,面色无华,少气懒言,食欲欠佳,二便正常。舌质紫暗,苔薄黄,脉沉弦。

【中医诊断】头痛。

【辨证分型】瘀血阻络证。

【治则】活血化瘀,行气通络。

【方药】血府逐瘀汤加味,即桃仁10g,红花10g,川芎10g,当归10g,生地黄10g,桔梗10g,柴胡10g,枳壳10g,牛膝10g,独活10g,藁本10g,甘草6g。

二诊:连服21剂后,患者头痛基本消失。情绪紧张时仍有头痛,但时间较短。此属气血亏虚,将上方桃仁减量,重用当归、川芎,加党参、黄芪双补气血。

三诊:连服8剂后,患者头痛消失。

4年间随访4次,均未见复发。

按语　脑为髓之海,主要依赖肝肾精血濡养及脾胃运化水谷精微,输布气血上充于脑,故内伤头痛发病原因与肝、脾、肾三脏有关。因于肝者,一因情志所伤,肝失疏泄,郁而化火,上扰清空,而为头痛;二因火盛伤阴,肝失濡养或肾水不足,水不涵木,导致肝肾阴亏,肝阳上亢,上扰清空而致头痛。因于肾者,多由禀赋不足,肾精久亏,脑髓空虚而致头痛;亦可阴损及阳,肾阳衰微,清阳不展,而为头痛。因于脾者,多系饥饱劳倦,或病后、产后体虚,脾胃虚弱,生化不足,或失血之后,营血亏虚,不能上荣于脑髓脉络,而致头痛;或饮食不节,嗜酒肥甘,脾失健运,痰湿内生,上蒙清空,阻遏清阳而致头痛。本患者初诊时为气虚血瘀,首服方剂后血瘀减轻,再将方药重点改为补充气血,从本论治。

方中,当归、川芎、桃仁、红花活血化瘀;牛膝祛瘀血,通血脉,引瘀血下行。柴胡疏肝解郁,升达清阳;桔梗开宣肺气,载药上行,与枳壳一升一降,使气行则血行;独活、藁本二者均能祛风散寒,除湿止痛;生地黄凉血清热,与当归又能养阴润燥,使祛瘀而不伤阴血;甘草调和诸药。

第五节 肢体经络疾病

一、痹病

张某,女,30岁。

初诊:2018年10月15日。

【主诉】关节疼痛10余年。

【现病史】患者自诉患风湿性关节炎10余年,每年冬秋季节,周身大关节游走性疼痛,交令必犯,关节活动困难,周围有许多暗红色结节,触之刺痛,近热痛减。舌体胖大、有齿痕,苔薄白,脉沉。

【中医诊断】痹病。

【辨证分型】肾阳虚衰,寒湿内停证。

【治则】温阳化湿,通经活络。

【方药】真武汤加味,即茯苓20g,白芍20g,生姜20g,炮附子(先煎)15g,白术15g,川乌12g,地龙9g,乳香9g,没药9g。7剂,水煎,每日1剂,早、晚分服,配合足浴。

二诊:风湿结节有所减少,痛止。将上方的生姜改为干姜10g,加党参20g、桂枝10g,继服。

三诊:无特殊不适,予以二诊方加工成水丸巩固。随访3年未发。

按语　根据受邪的季节、气候、痹痛的部位及症状、体征的不同,《素问·痹论》把痹病分为了五类,即"骨痹""筋痹""脉痹""肌痹""皮痹"。《素问·评热病论》中曾经提出,"风雨寒热,不得虚,邪不能独伤人"。而《类证治裁·痹病》中更是明确指出:"诸痹……良由营卫先虚,腠理不密,风寒湿乘虚而袭,正气为邪所阻,不能宣行,因为留滞,久血凝涩,久而成痹。"《素问·痹论》认为痹病是由风、寒、湿邪共同作用所致,而风、寒、湿邪是人体出现风湿痹病的主要外部因素,明确指出风湿痹病的出现主要是人体在内因以及外部因素的共同作用下出现的。本案证候为肾阳虚衰、寒湿内停。患者患风湿性关节炎10余年,久病及肾,致使肾阳亏虚、卫外不固,加之风寒湿邪侵袭,导致经络闭阻,气血运行不畅,引起关节活动困难及周身游走性疼痛,舌、脉表现均符合肾阳虚衰、寒湿内停的证候。治疗当以温阳化湿、通经活络为主。

方用炮附子为君,温肾助阳,以化气行水,兼暖脾土,以温运水湿。白术、茯苓健脾益气,利水渗湿,使水邪从小便而去,共为臣药。生姜宣肺暖胃,既助附子温阳化气以行水，又助白术、茯苓健脾以化湿；白芍酸甘缓急以治腹痛，并能兼制附子、生姜辛热伤阴之弊，共为佐药。诸药合用，有温阳利水之功。患者疼痛明显，予以川乌通络止痛；有结节且刺痛，予以地龙、乳香、没药活血散瘀止痛。

二、痿证

赵某，男，54岁。

初诊：2020年1月14日。

【主诉】双下肢痿软无力1周。

【现病史】双下肢痿软无力1周，逐渐加重，活动受限，有麻木感，偶觉心慌，腹胀，面浮苍白，气短，神疲乏力，纳差，眠一般，便溏。患者之前多次出现低钾血症，经补钾治疗后症状消失。舌淡红，舌体胖大，苔薄白，脉沉细。

【中医诊断】痿证。

【辨证分型】脾胃亏虚，精微不运证。

【治则】补脾益气，健运升清。

【方药】参苓白术散加味，即党参20g，茯苓20g，炒白术20g，山药10g，白扁豆10g，莲子10g，薏苡仁30g，砂仁15g，淫羊藿30g，干姜6g，黄芪20g，橘红15g，桔梗10g，炙甘草6g。7剂，水煎，每日1剂，早、晚分服。

二诊：痿软感减轻，麻木感消失，检查示血钾结果正常，将上方的党参减为10g，黄芪加至30g，加芡实20g。继服15剂。

三诊：复查钾含量正常，无特殊不适，将二诊方加工成水丸，每次10g，每日3次，长期服用，随访1年未发。

按语 痿证是以肢体痿软不能随意运动为主要表现的一种疾病，《黄帝内经》对痿证的记载颇为详细，在《素问·痿论》篇中作为专题论述，指出本病主要病理为“肺热叶焦”，肺燥不能输精于五脏，因而五体失养，产生痿软的证候。并根据其病因、证候的不同，将痿证分为皮、脉、筋、肉、骨五痿。事实上，五痿不能机械区分，但确实有浅深、轻重之异，在治则上，《素问·痿论》篇提出“治痿者独取阳明”之说。同时在《素问·生气通天论》篇又有：“因于湿，首如裹；湿热不攘，大筋软短，小筋弛长，软短为拘，迟长为痿。”这说明湿热也是痿证的发病原因之一。不论内伤、情志，还是外感湿热、劳倦、色欲都能损伤内脏精气，导致筋脉失养，产生痿证。正如《证治准绳·痿》所说：“若会通八十一篇言，便见五劳五志尽得成五脏之热以为痿也。”

方中，党参、黄芪、白术、茯苓益气健脾渗湿，为君药。配伍山药、淫羊藿、干姜、芡实、莲子助君药以健脾益气，兼能止泻；并用白扁豆、薏苡仁助白术、茯苓以健脾渗湿，均为臣药。更用砂仁配伍橘红醒脾和胃，行气化滞，是为佐药。桔梗宣肺利气，通调水道，又能载药上行，培土生金；炙甘草健脾和中，调和诸药，共为佐使。综观全方，补中气，渗湿浊，行气滞，使脾气健运，湿邪得去，则诸症自除。若兼有食积不运，加谷芽、麦芽、山楂、神曲。若兼有湿热，佐以渗湿清热之品。治疗总宜扶脾益胃以振奋后天本源，这也是“治痿独取阳明”的体现。

（杨伟伟　郭文静　李志章）

参考文献

[1] 孙振杰. 加味血府逐瘀丸治疗胸痹气滞血瘀证的临床研究[J]. 中西医结合心血管病电子杂志,2018,6(14):156－157.

[2] 肖艳平,彭桂元. 冠心病中医辨证分型客观化的研究进展[J]. 中医临床研究,2017,9(17):135－137.

[3] 邱敏,孙科,陶劲,等.《金匮要略》胸痹"阳微阴弦"病机探微[J]. 中国中医基础医学杂志,2017,23(2):151－152.

[4] 刘元. 浅述冠心病若干中医理论的研究[J]. 江西中医药,1995(4):49－51.

[5] 高涛,薛一涛. 冠心病危险因素的中医病因病机研究进展[J]. 中西医结合心脑血管病杂志,2019,17(22):3521－3524.

[6] 吴焕林,阮新民,杨小波,等. 319 例冠心病患者证候分布规律分析[J]. 中国中西医结合杂志,2007(6):498－500.

[7] 傅颖颖. 耳尖放血治疗肝阳上亢证高血压临床效果研究[J]. 中国全科医学,2021,24(S2):188－190.

[8] 刘巍,熊兴江,王阶. 高血压前期的中医认识及治疗[J]. 中国中药杂志,2013,38(14):2416－2420.

[9] 李剑,史亚飞,严灿,等. 原发性高血压中医病机及其从痰瘀论治的机理探讨[J]. 江西中医药,2003(5):11－12.

[10] 李佳卓,张鸿婷,邹国良,等. 益气温阳、活血利水法治疗慢性心力衰竭的临床观察[J]. 中医药学报,2021,49(10):81－85.

[11] 黎鹏程,卢丽丽,胡秀清,等. 基于"血不利则为水"论治冠心病心力衰竭[J]. 中华中医药杂志,2020,35(4):1872－1875.

[12] 陈可冀,李连达,翁维良. 血瘀证与活血化瘀研究[J]. 中西医结合心脑血管杂志,2005,3(1):1－2.

[13] 程伟,徐伟建. 慢性房颤应重视长期活血化瘀,防止"血瘀至风"——从中医药防治房颤的组方分析后的思考[C]. 2011 年第五次全国中医药防治血栓病学

术交流会暨中华中医药学会血栓病分会换届改选工作会议,2011:182－183.
[14] 黄煌.张仲景50味药证[M].4版.北京:人民卫生出版社,2020.
[15] 姜瑞雪.心悸的中医病因病机源流探析[J].光明中医,2007,22(9):15－18.
[16] 徐良.王翘楚治不寐学术思想初探[J].中医文献杂志,2002(4):42－43.
[17] 刘迅,吴智兵.从五脏虚损论治眩晕探析[J].江苏中医药,2019,51(6):9－11.
[18] 仪凡,张根明,王诗源.《伤寒杂病论》眩晕辨治规律探析[J].山东中医药大学学报,2019,43(3):235－238.
[19] 谢婷婷,魏岩,姜丽红.冠心病中医体质研究进展[J].中国中医基础医学杂志,2020,26(10):1570－1573.
[20] 付达,郝晓丹,马晔清.刘真教授运用膏方辨治冠心病支架术后心绞痛经验拾零[J].亚太传统医药,2022,18(7):118－122.
[21] 胡大一.让"双心医学"服务模式落地——充分重视精神心理问题的医生教育和科普[J].中国全科医学,2019,22(18):2150－2151.
[22] 杨晓丽,蔡益民,吴贤琳,等.八段锦对冠心病患者心脏康复干预效果的Meta分析[J].医学信息,2019,32(4):70－74.
[23] 王蔚,江云东,江燕,等.中医五音疗法及其作用机制探析[J].中国民间疗法,2019,27(1):99－101.
[24] 华浩明.膏方历史源流及现代进展概要[J].江苏中医药,2006(11):1－2.
[25] 桂沛君,谢瑛,吴坚,等.急性心肌梗死患者急诊经皮冠状动脉介入治疗后行早期心脏康复的安全性研究[J].实用心脑肺血管病杂志,2022,30(9):8－11.

常见慢性病

治疗预防康复保健手册

魏　峥　徐义明　白跃宏　主编

时代出版传媒股份有限公司
安徽科学技术出版社

图书在版编目(CIP)数据

常见慢性病治疗预防康复保健手册 / 魏峥,徐义明,白跃宏主编. --合肥:安徽科学技术出版社,2023.6(2023.10 重印)
ISBN 978-7-5337-8700-4

Ⅰ.①常… Ⅱ.①魏…②徐…③白… Ⅲ.①常见病-慢性病-防治-手册②常见病-慢性病-康复-手册 Ⅳ.①R4-62

中国版本图书馆 CIP 数据核字(2022)第 254918 号

常见慢性病治疗预防康复保健手册 魏 峥 徐义明 白跃宏 主编

出 版 人:王筱文 选题策划:李志成 责任编辑:李志成
责任校对:廖小青 责任印制:梁东兵 装帧设计:王 艳
出版发行:安徽科学技术出版社 http://www.ahstp.net
(合肥市政务文化新区翡翠路 1118 号出版传媒广场,邮编:230071)
电话:(0551)63533330
印 制:合肥华云印务有限责任公司 电 话:(0551)63418899
(如发现印装质量问题,影响阅读,请与印刷厂商联系调换)

开本:710×1010 1/16 印张:14.75 字数:231 千
版次:2023 年 6 月第 1 版 印次:2023 年 10 月第 2 次印刷

ISBN 978-7-5337-8700-4 定价:99.00 元